傅山医药手稿研究

编著 张兴元 郭文平 刘润兰

中国中医药出版社
·北京·

图书在版编目（CIP）数据

傅山医药手稿研究 / 张兴元，郭文平，刘润兰编著 .—北京：中国中医药出版社，2019.11
ISBN 978 – 7 – 5132 – 5273 – 7

Ⅰ . ①傅…　Ⅱ . ①张…　②郭…　③刘…　Ⅲ . ①中医临床—研究—中国—清代
Ⅳ . ① R24

中国版本图书馆 CIP 数据核字（2018）第 237964 号

中国中医药出版社出版
北京经济技术开发区科创十三街 31 号院二区 8 号楼
邮政编码　100176
传真　010 – 64405750
保定市中画美凯印刷有限公司印刷
各地新华书店经销

开本 880 × 1230　1/16　印张 17.5　字数 453 千字
2019 年 11 月第 1 版　2019 年 11 月第 1 次印刷
书号　ISBN 978 – 7 – 5132 – 5273 – 7

定价　298.00 元
网址　www.cptcm.com

社 长 热 线　010–64405720
购 书 热 线　010–89535836
维 权 打 假　010–64405753

微信服务号　zgzyycbs
微商城网址　https://kdt.im/LIdUGr
官 方 微 博　http://e.weibo.com/cptcm
天猫旗舰店网址　https://zgzyycbs.tmall.com

如有印装质量问题请与本社出版部联系（010 – 64405510）

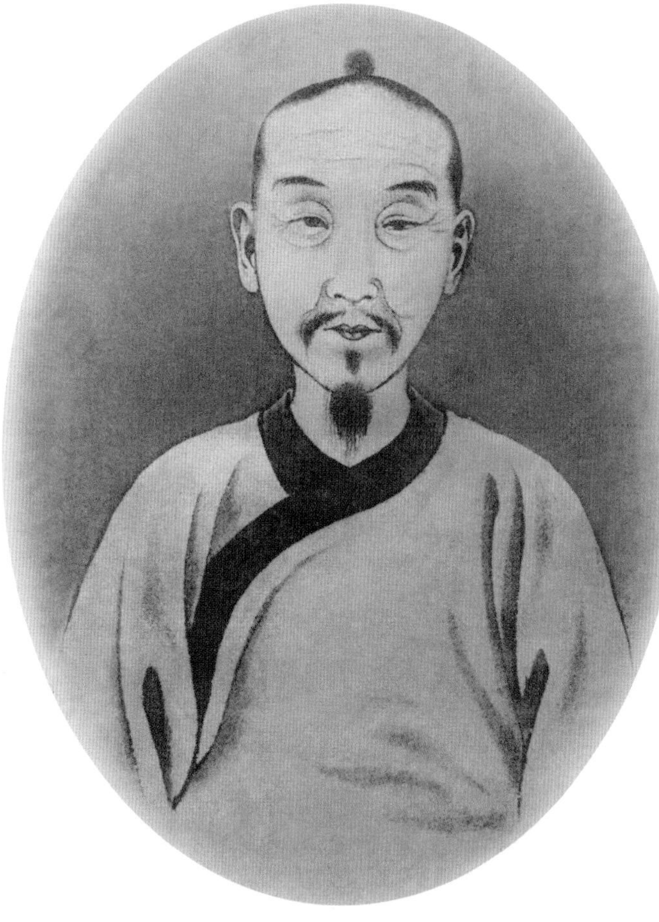

傅山像
55岁时谢彬作

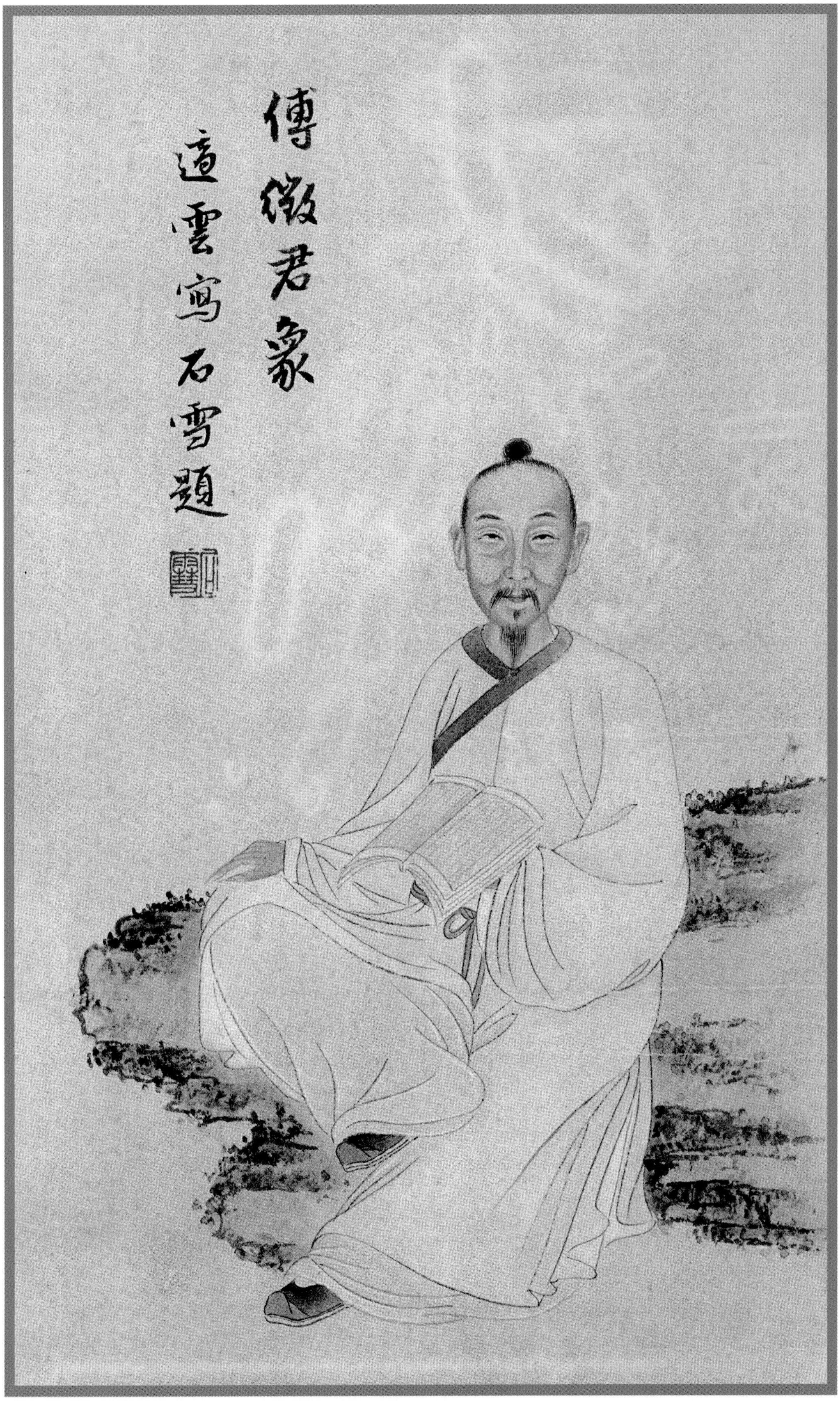

傅山像

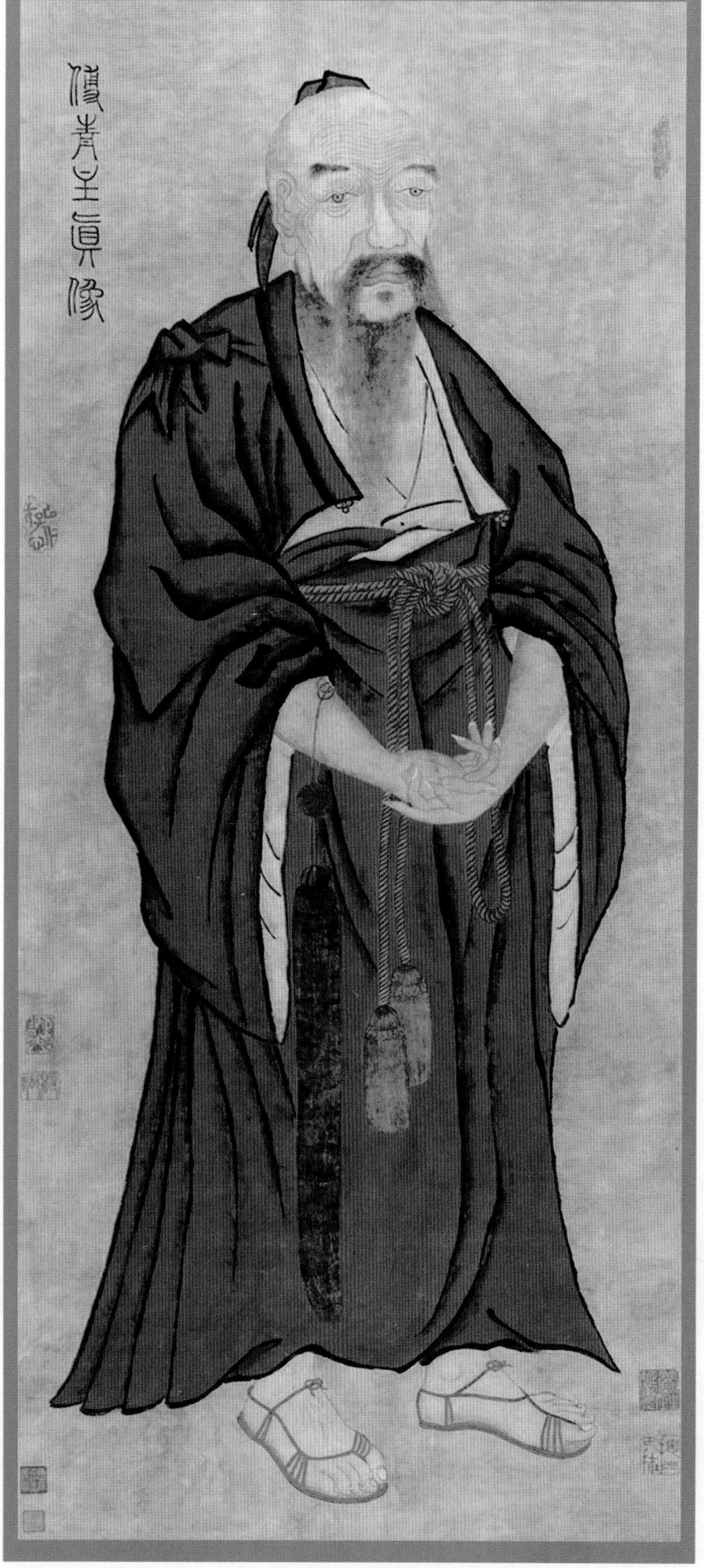

傅青主真像

作者佚名。画像中傅山着道袍。39岁时，即崇祯十七年（1644）秋天，傅山拜寿阳县五峰山龙泉寺道士郭静中为师，被赐号“真山”，开始着朱衣黄冠。从画像看已是七旬左右的老人。画像中有钤印计8枚，右侧3枚，左侧5枚。落款章因模糊而不可识，8枚印章中应多为收藏者所钤。其中4枚可识：右侧下边两枚分别是“养性延寿”“掬水月在手”，左侧上边的两枚分别是“以仁存心”“何陋有之”。

序

傅山先生是中国17世纪具有影响力的著名历史文化名人之一。同时，还是我国明末清初一位“士而未仕”“隐而未隐”的杰出的传奇式人物。有关傅山先生的学识、思想，以及他在诗文艺术、书法绘画、医学、武术、膳食养生等诸多领域的成就，早已深深地印刻在中华文明成千上万的史籍典册中，有些还流布到世界各国。在民间，有关傅山传说的许多奇闻逸事，至今还口口相传，并被人们津津乐道。

2007年，自中共太原市委、市政府举办规模盛大的纪念傅山先生诞辰400周年系列活动以来，国内外的专家、学者和社会各界又对傅山先生的文化遗产从多方面进行了挖掘整理，陆续增补了不少有价值的资料和实物，并通过多场次的学术研讨，推出了一批富有创意的研究成果和文艺作品。

素以传承中华优秀传统文化、致力培养时代新人著称的山西中医药大学，更是把传习傅山中医药文化作为学科建设的重要举措来抓。该校的教学、科研工作者，不仅从多方面深入研究，推出了一批学术成果，而且还把傅山医学思想和实践成果应用到临床治疗当中，受到了人民群众的好评，从而使该校成为传承中医药文化的重要阵地。这当中由张兴元、郭文平、刘润兰组成的团队，选择了一个前人很少涉猎的研究课题，经过多年的辛勤努力，收集到了很多傅山医药手稿，在此基础上又进行了认真考证和研究，形成了《傅山医药手稿研究》一书，为深入研究傅山医学和书法艺术增添了浓墨重彩的篇章。这本书的问世又恰逢纪念傅山先生诞辰412周年之际，真可谓“天作之作”，可喜可贺。

《傅山医药手稿研究》一书包含“傅山医药、书论手稿”35件（其中处方手稿10余件）；“傅山医学女科手稿”墨迹37件；山东蓬莱慕湘藏《傅青主手书墨迹》处方42件，共计墨迹手稿114件。能把这么多医药手稿收集到一起，合为一集，实属不易。难度更大的是，在此基础上，研究者对其中一部分墨迹涉及的人物、时间、内容等进行了详实的考证，为后人继续研究提供了重要线索。

《傅山医药手稿研究》一书提供的大量傅山医学中准确的图片资料，弥补了研究者研究傅山医学苦于缺乏实物资料的不足；精致的制作、细节的展示让我们目睹了傅山的医学手稿，开创了用医学观照书法、用书法映衬医学的研究新方法，相信读者能够从中受到启迪。

作为傅山学社的社长，我除了对几位老师的艰辛劳作表达感谢之外，更期望致力于传承傅山文化的同道朋友有新的佳作问世。让我们共同努力，为中华民族的伟大复兴再做新的贡献！

中共太原市委原常委、宣传部部长，太原市人民政府原副市长　范世康

2019 年 3 月 26 日

前言

傅山（1607 ～ 1684）为明清之际道家、思想家、书法家、医学家。初名鼎臣，改名山；原字青竹，改字青主，又有真山、浊翁、石人等别名。

傅山生于明万历三十五年闰六月十九日（1607 年 7 月 23 日）太原府阳曲县西村（今太原市尖草坪区向阳镇），卒于康熙二十三年六月十二日（1684 年 7 月 23 日）。跨越了两个朝代，顽强地生活了 78 年。

傅山的六世祖傅天锡以春秋明经任临泉王府教授，从大同迁居忻州城北 25 里的顿村。

明正德十五年（1520），傅山的曾祖傅朝宣被“抢新郎”做了宁化王府的仪宾、承务郎。可能因此傅家从忻州顿村迁居阳曲。从时间是推算，傅朝宣被“抢新郎”，应是朱知烊任第八任晋王晋端王时。朱知烊（1487—1533），从弘治十六年（1503）至嘉靖十二年（1533）薨在位，在位 31 年。

曾祖父傅朝宣侧室殷太宜生三子：霖、震、霈。傅山的祖父为傅霖，字应期，嘉靖四十一年（1562）壬戌科进士。历官直隶寿州知州、河南佥事（佥事：佥为办公室，佥事为办公室主管，初为五品官）、山东辽海参议。平度知州，升湖广西道。

父亲傅之谟，为贡生（被选送入太学的生员）。字檀孟，自号离垢先生。终身未仕，在乡里授徒教学。

傅山世出官宦书香之家，先祖连续七八代治诸子或《左传》《汉书》。傅山少时，即受到严格的家庭教育，博闻强记，读书数遍，即能背诵。15 岁补博士弟子员（秀才的别称），20 岁试高等廪饩（为享受国家伙食补助的优秀秀才）。后就读于三立书院，受到山西提学袁继咸的指导和教诲，是袁氏颇为青睐的弟子之一。

傅山是一位传奇人物，人生跌宕起伏，悲愤交接，壮志未酬。傅山一生中主要经历了四件大事：

一是30岁，组织100多名学生进京“伏阙讼冤”，为袁继咸案申冤，最终获胜，震惊朝野。

二是38岁，明亡，傅山出家为道。

三是48岁，涉“朱衣道人案”，入狱一年零三十九天。

四是73岁，清廷开博学鸿词科取士，傅山被迫进京，不参加殿试，仍特授中书舍人，不谢恩。

傅山作为一代名医，在当时就享有很高的声望，被赞誉为“仙医”。他身后留下了大量的医药学著作，至今作为重要的医学遗产仍影响着中医学的理论和实践；同时又作为一代书法大师影响着书法爱好者的理论滋养和技法实践。但是傅山留传下来的这些医药学专著，没有一本明确标明为傅山所著，皆疑系后人托名之作。

关于傅山书法的出版物数不胜数，版本、制式花样繁多，然傅山的医药书法，特别是处方书法，则很少见到。截至目前，研究傅山医学文献的文章和书籍不少，其中也有一些散在的插图，但因为是以文字为主，故插图一般尺寸较小，或受时代、条件的局限，制作和印刷均不够精致，不能很好地反映傅山医药书法的艺术美和其悲天悯人、以天下为己任的抱负和情怀。

考虑到许多读者都想欣赏到傅山医学、医药方面的手稿，目睹一代医学、书法大师的医药手稿风采，于是笔者产生了收集和整理傅山医药手稿特别是处方书法的想法。在收集、整理王羲之、王献之墨迹的同时，傅山的医药资料也成为收集的一个重要内容。在《王羲之王献之墨迹全集解读》丛书（全四册）出版后，我们便着手《傅山医药手稿研究》的整理。为了使研究工作顺利进行，在山西中医药大学郭文平的主持下组建了张兴元、郭文平、刘润兰研究团队。研究团队不辞劳苦，将多年来各种出版物中散在的傅山医药手稿加以整理，最终形成此书。这是一次将医药学、书法学、史学糅合在一起进行研究的有益尝试。

本书充分利用现代的制作手段，在尽可能保留墨迹原貌的基础上，取墨迹中的精华部分加以放大，置于墨迹旁，为读者提供墨迹鉴赏细节，以满足读者进一步研究的愿望。

能够为热爱和研究傅山医药和书法者提供一些资料，并得到读者喜爱，是我们十分欣慰的事情。

由于能力和条件有限，对傅山医药手稿的收集和整理还远远不够，所研究的内容也显肤浅，不足和错误之处恳请同道指正。

本书整理过程中得到王丽娜、王长安、邵玉宝、葛蒲生的帮助，在此一并表示感谢。

编著者于山西太原

2018 年 11 月 19 日

目 录

第二章　傅山医药、书论手稿释义

第一章

傅山医药、书论手稿

1. 蒺藜子（傅山《药方手稿》，25cm × 11cm）

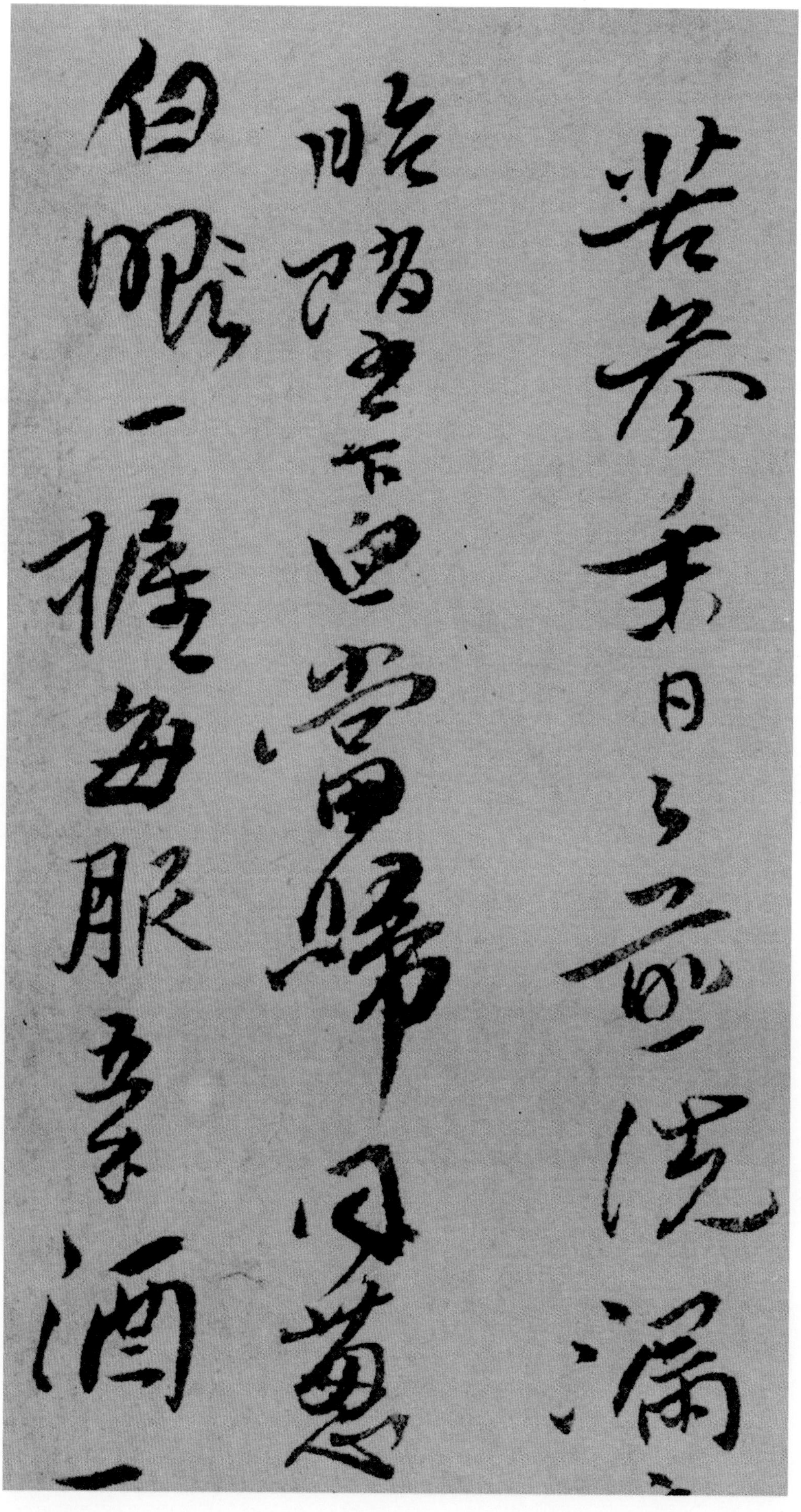

蒺藜子同贝母末服，催生，堕胎胞，下胎衣。麦鞠煎水服，磨胎。黄色柿饼，焙干研细末，吃三钱，去痔漏。苦参末，日日煎洗漏疮，试效。

胎堕下血，当归同葱白服。当归焙一两，葱白一握，每服五钱，酒一盏半，煎八分，温服。

菟絲子同貝母末服
催生墮胎胞下胎衣

麥麴煎水服落胎

黄色柿餅焙乾研細末作二下去痔漏

苦參末日日煎洗漏瘡試效

胎陷至下但當歸同蔥白服當歸焙一兩蔥

白服一撮每服黄酒一盞半煎八分温服

2. 荜麻子（傅山《药方手稿》）

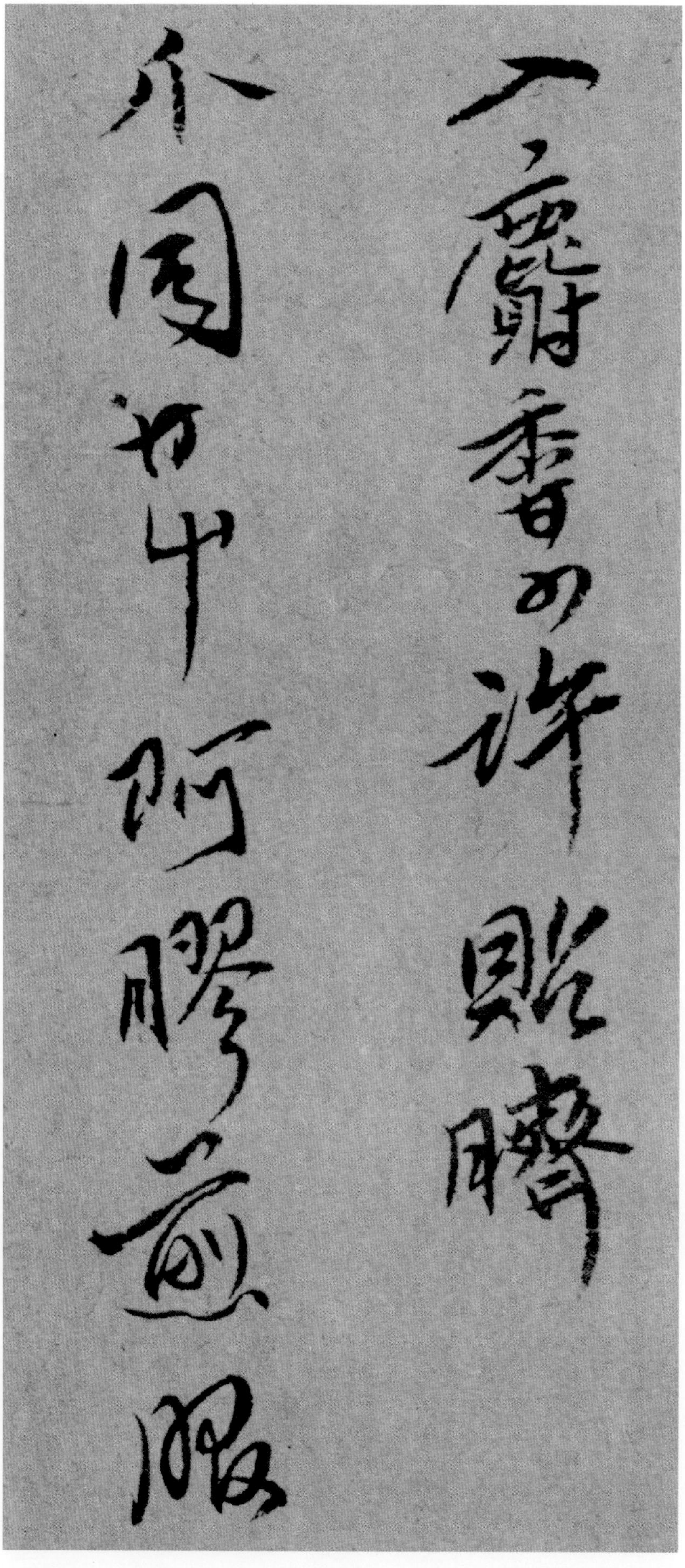

荜麻子四枚，巴豆三枚，入麝香少许，贴脐。蟹爪，同甘草、阿胶煎服。

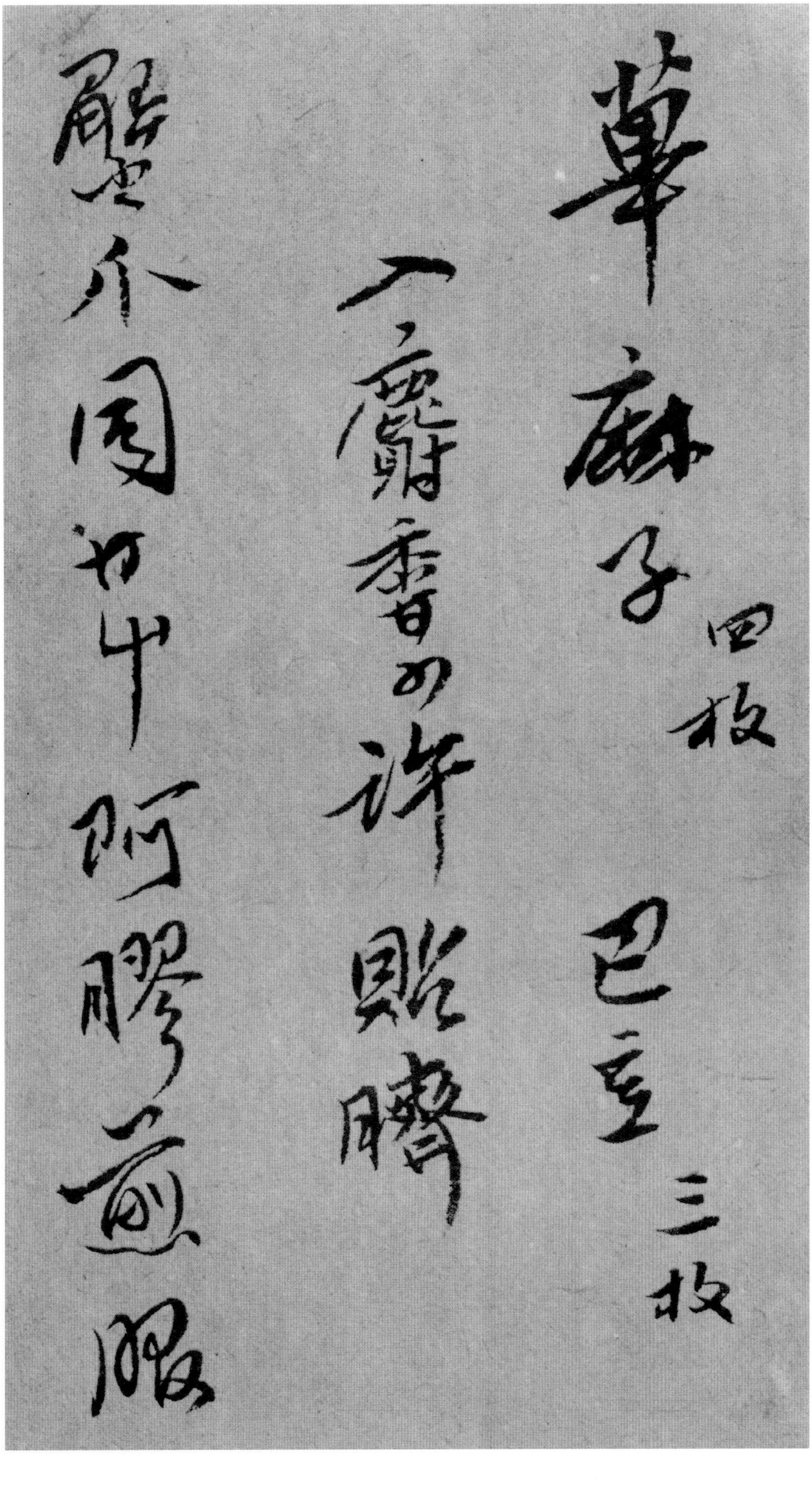
萆麻子 四枚 巴豆 三枚
入麝香少许贴脐

3. 老人加瘦（傅山《致戴廷栻的药方手稿》，高 22.8cm）

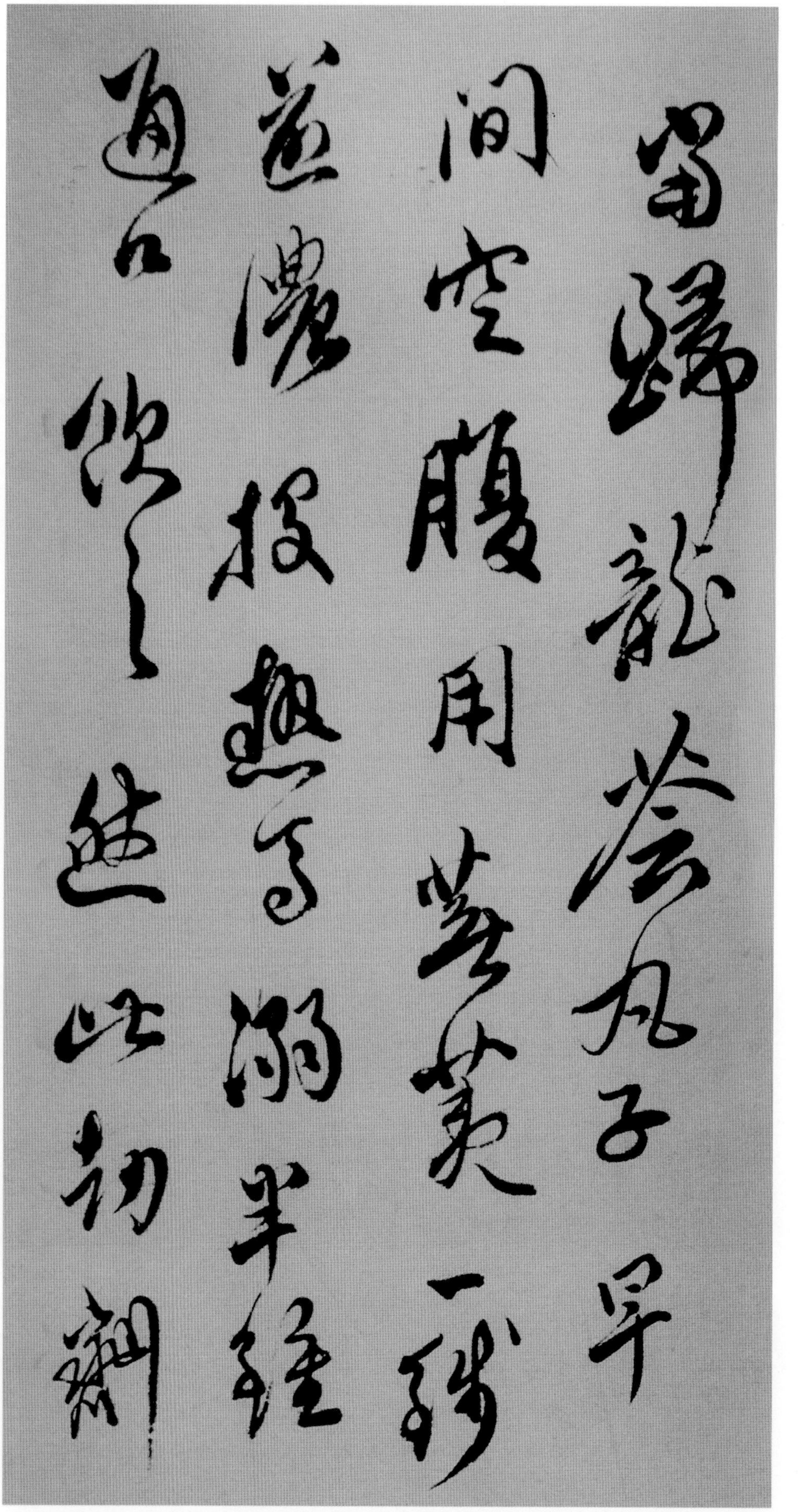

老人加瘦，针灸皆非所能任。天突、膻中皆是正治，恐不胜耳。若大深造时，晚上可少服当归龙荟丸子，早间空腹，用芜荑一钱，煎浓，投热马溺半钟，通口饮之。然此劫剂。

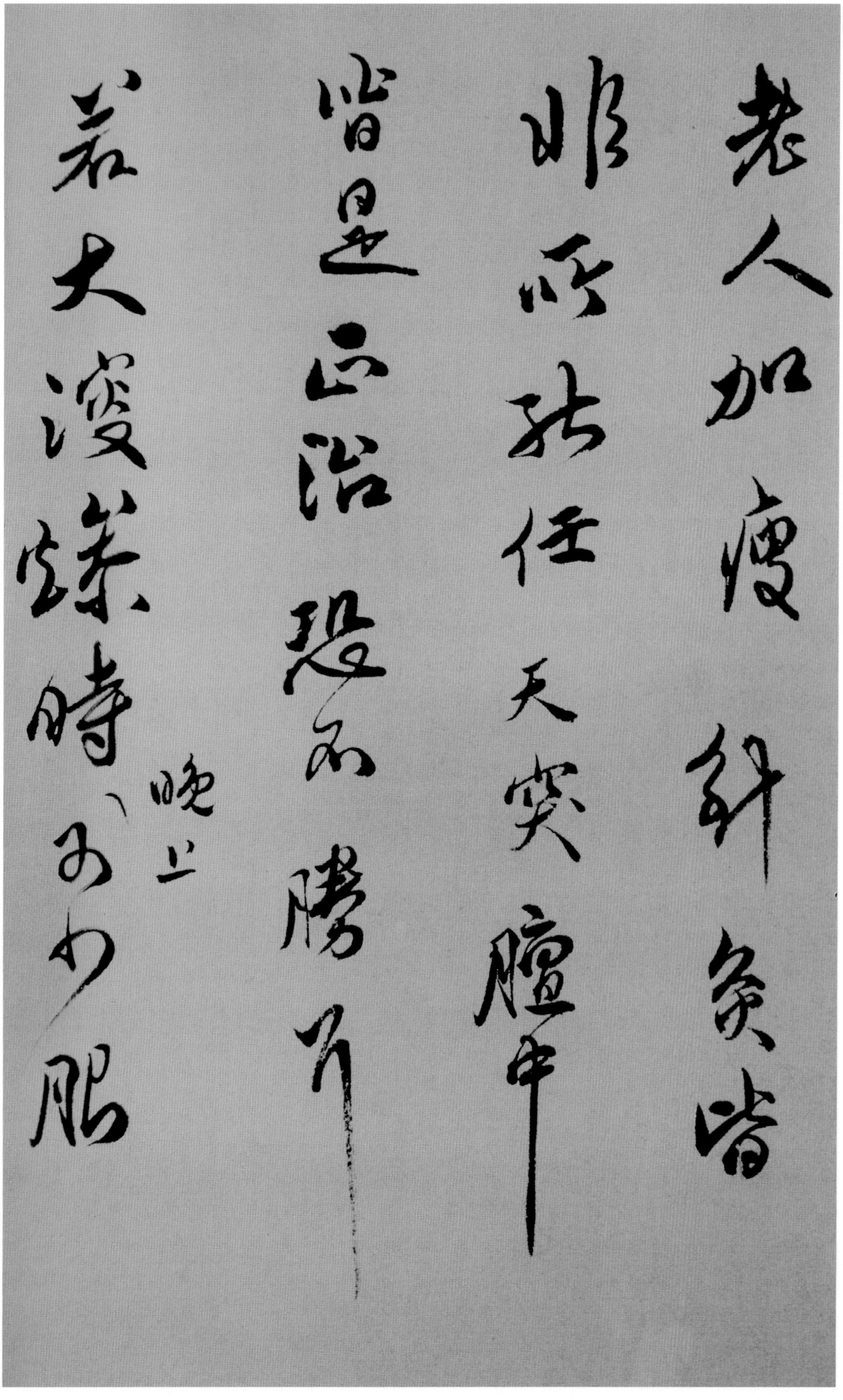
老人加瘦针灸皆
非所能任天实膻中
皆是正治瘦不胜者
晚上
若大溲结时不可服

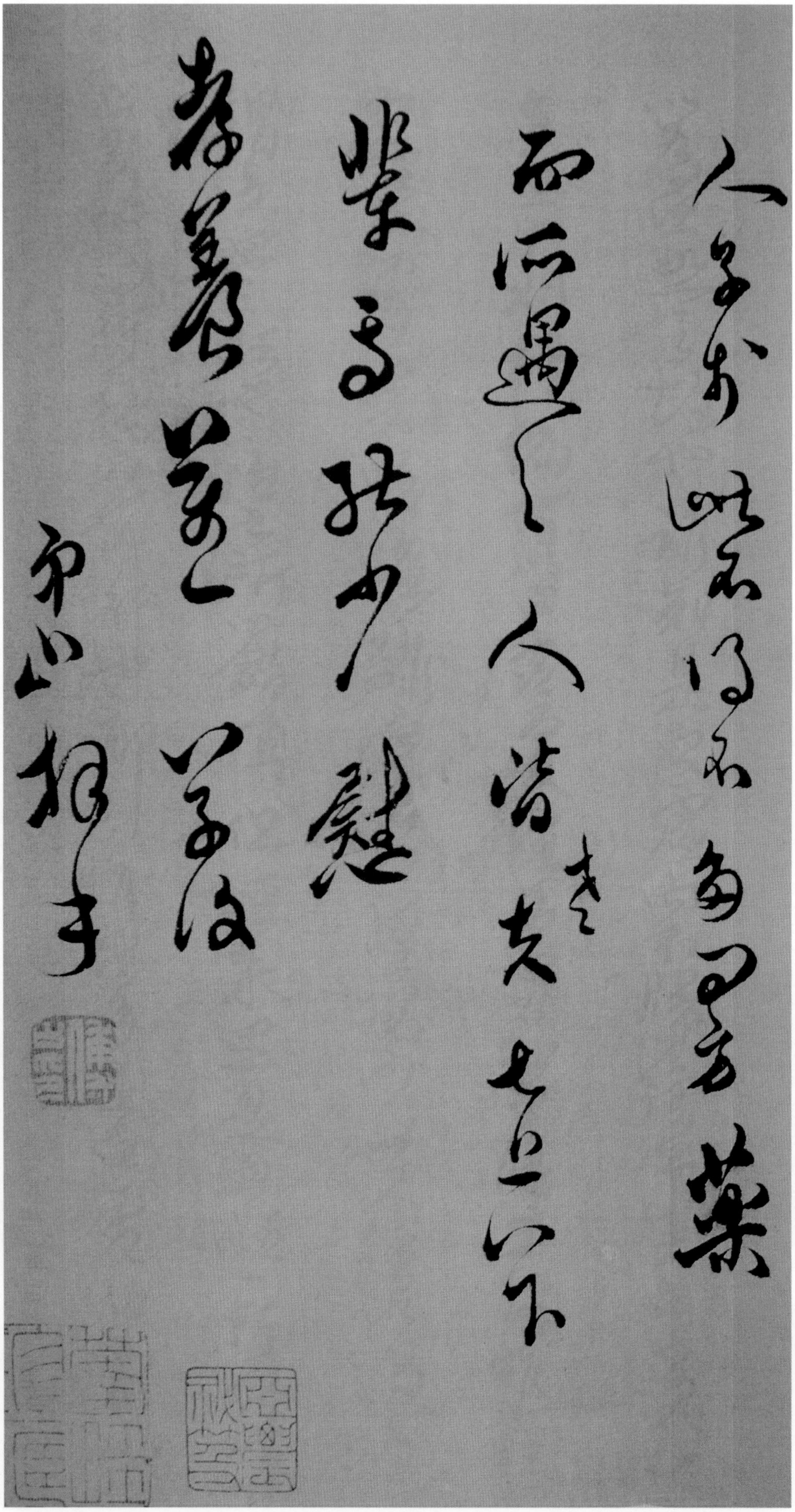

即少通耳，复作其常也。若少通后，即用竹沥一钟，生姜二大片，下上好人参一两，煎浓，细细呷之。总不能全复如初。人子于此，不得不多问方药，而所遇之人，皆老夫七上八下辈，焉能少慰孝养万一。草复。

弟山拜手

即少更丁没作其炒

若少更咬即用竹瀝

一疑生姜二大片下上好

大参两盏澄細絹帥

不總又能全復如初

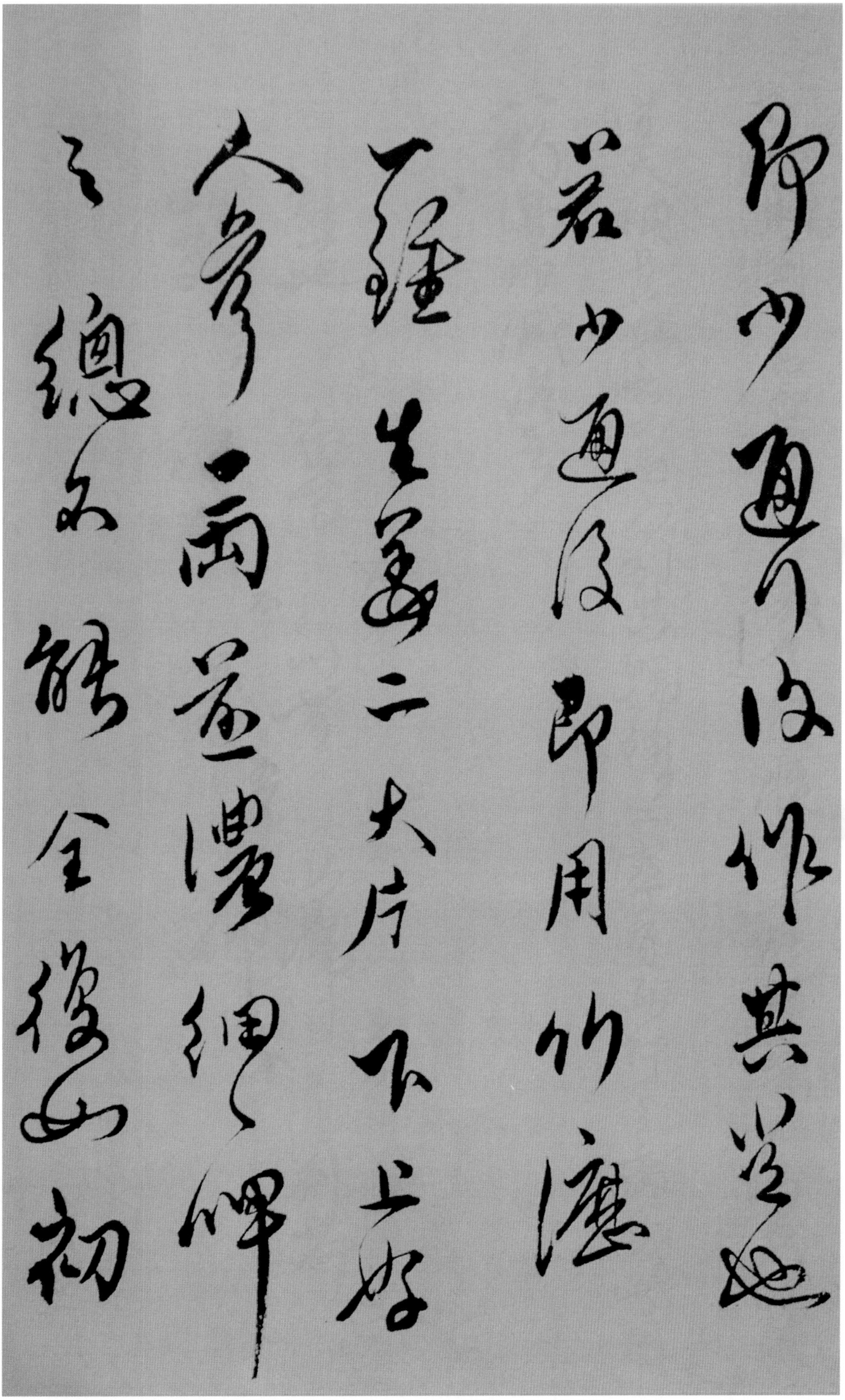

4. 熟半夏（傅山《致戴廷栻的药方手稿》，高 22cm）

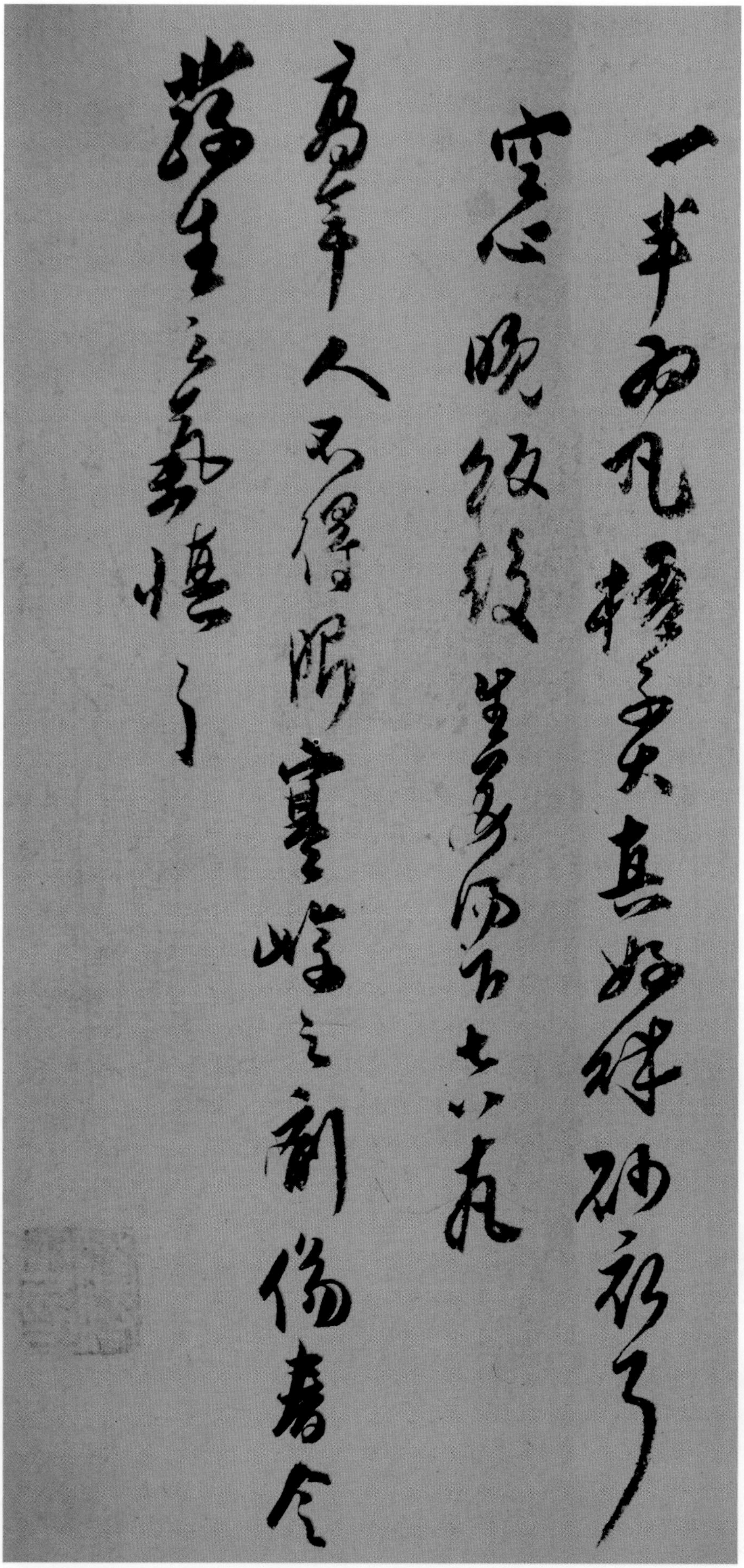

熟半夏四两，大白萝卜一个（打碎）共煮成煳，人参二两，姜黄一两，射干（酒大炒）一两，共细末；用石榴油一半，牛沫涎一半为丸，梧子大，真好朱砂衣耳。空心，晚饭后生姜汤下七八十丸。

高年人不得服寒峻之剂，伤春令发生之气，慎之。

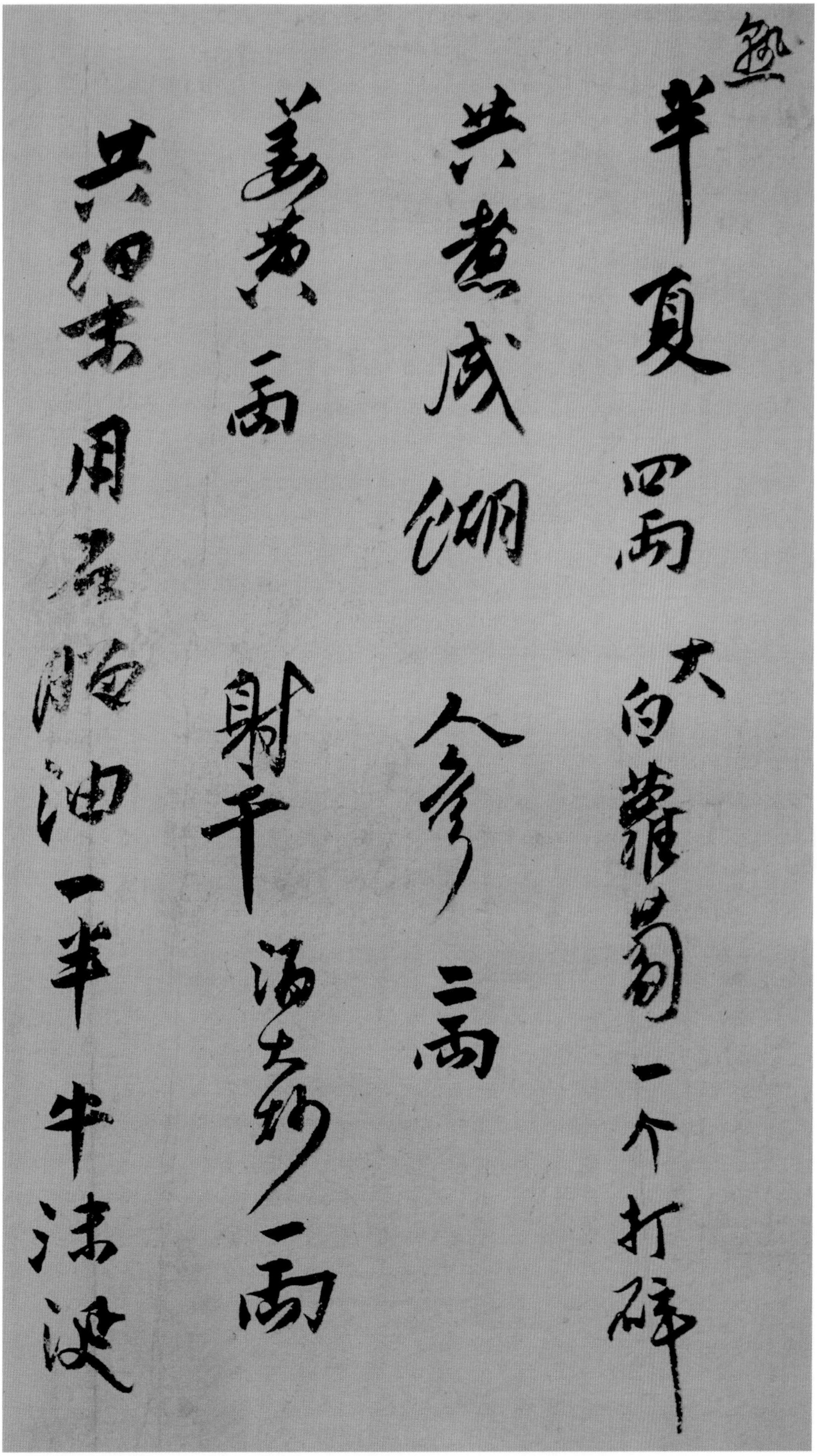

熬 半夏四两 大白萝卜一个打碎 共煮成糊 人参二两 姜黄八两 射干 海藻一两 共细末 用石脂油一半 牛津浸

5. 滚痰丸（傅山《致戴廷栻的药方手稿》，高 22.cm）

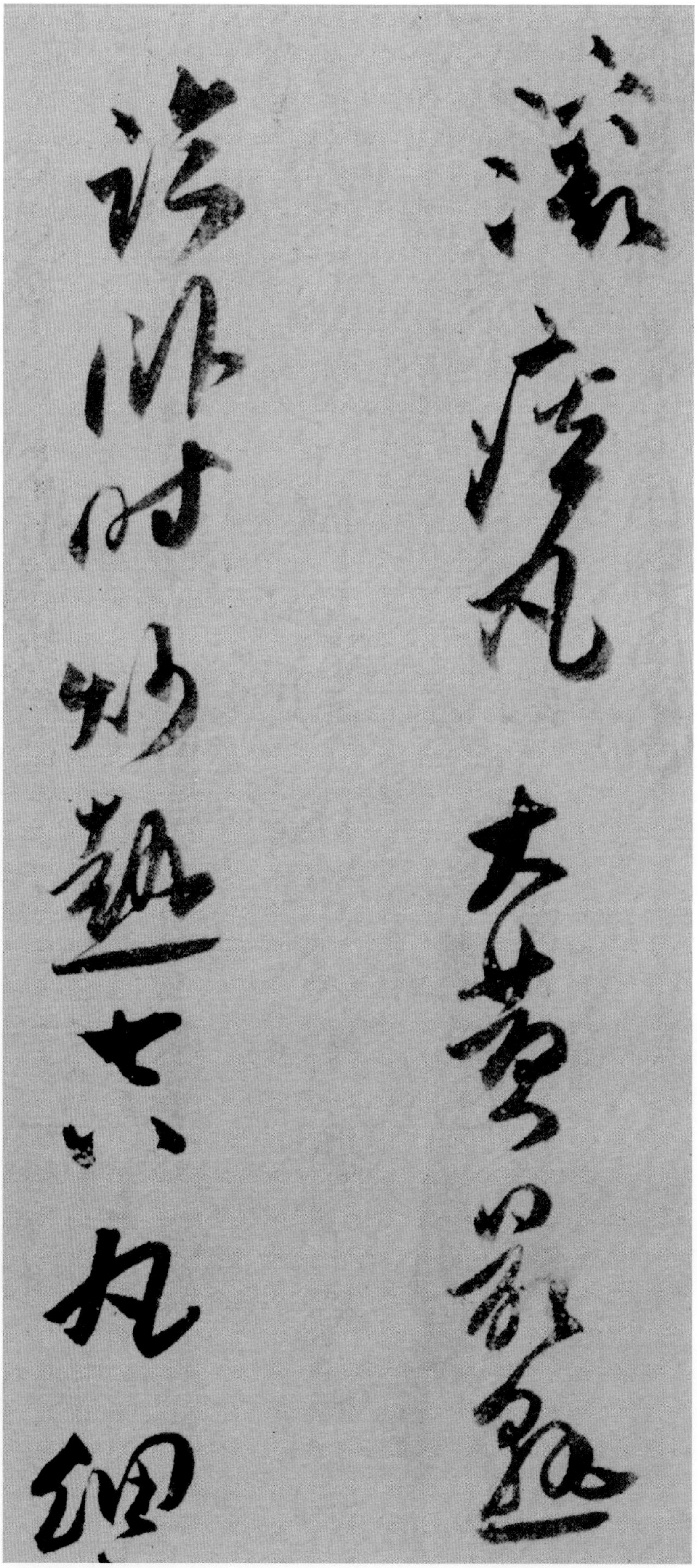

滚痰丸，大黄最熟，礞石煅。到临卧时，炒热七八丸，细辛五钱，煎汤下。

滋癆丸　大黄□□□　礞石□□ 新

諸□時□熱□□丸 □辛五分□□□

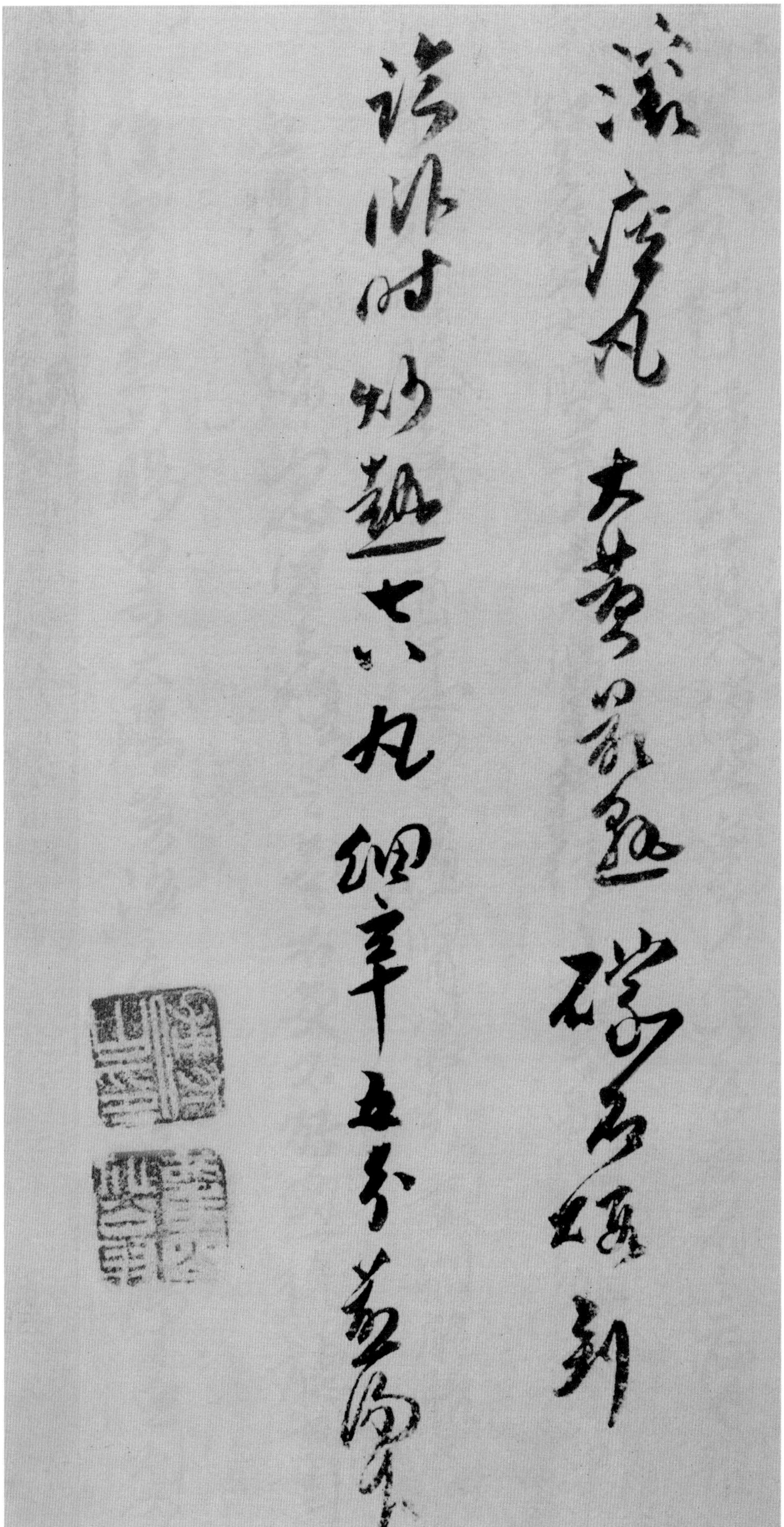

6. 消导药（傅山《致戴廷栻的手札》，高 22.8cm）

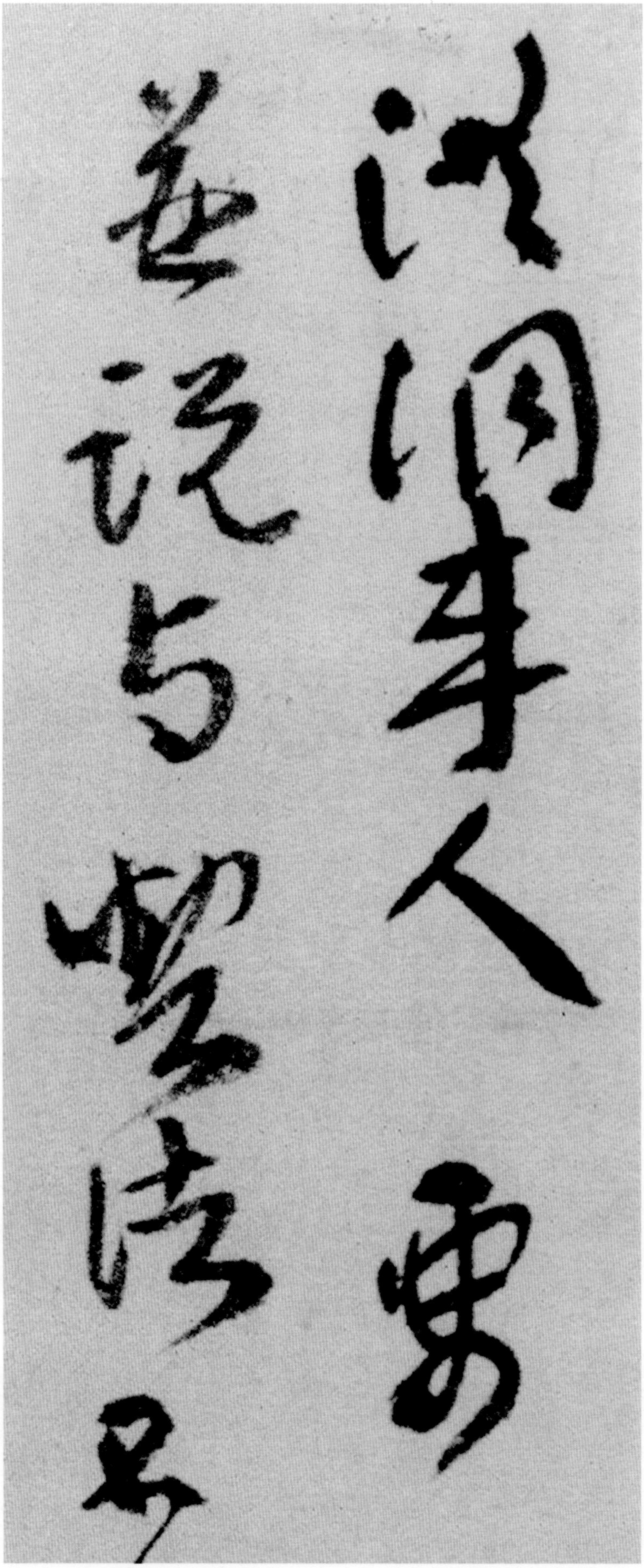

洪洞来人，要消导药吃，可与枣灵丹，并说与吃法，不得多服也。

汾洞年人要酒等荨罾
姜况与覧清只得匆服也
不已書雲丹

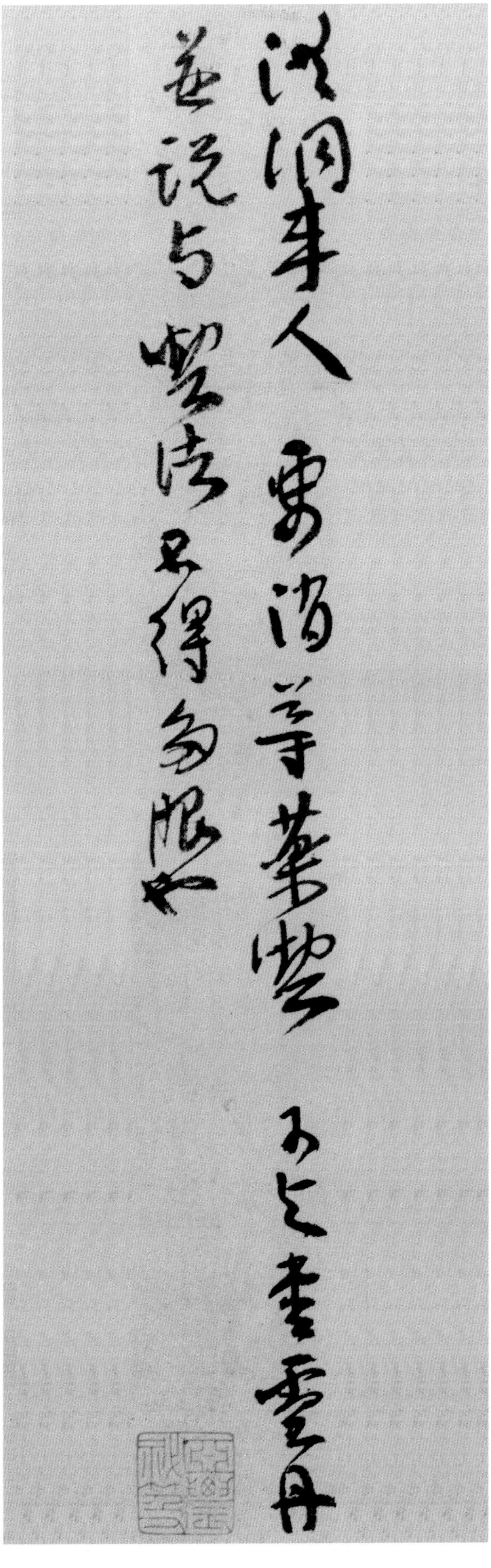

7. 人参（傅山《药方手稿》）

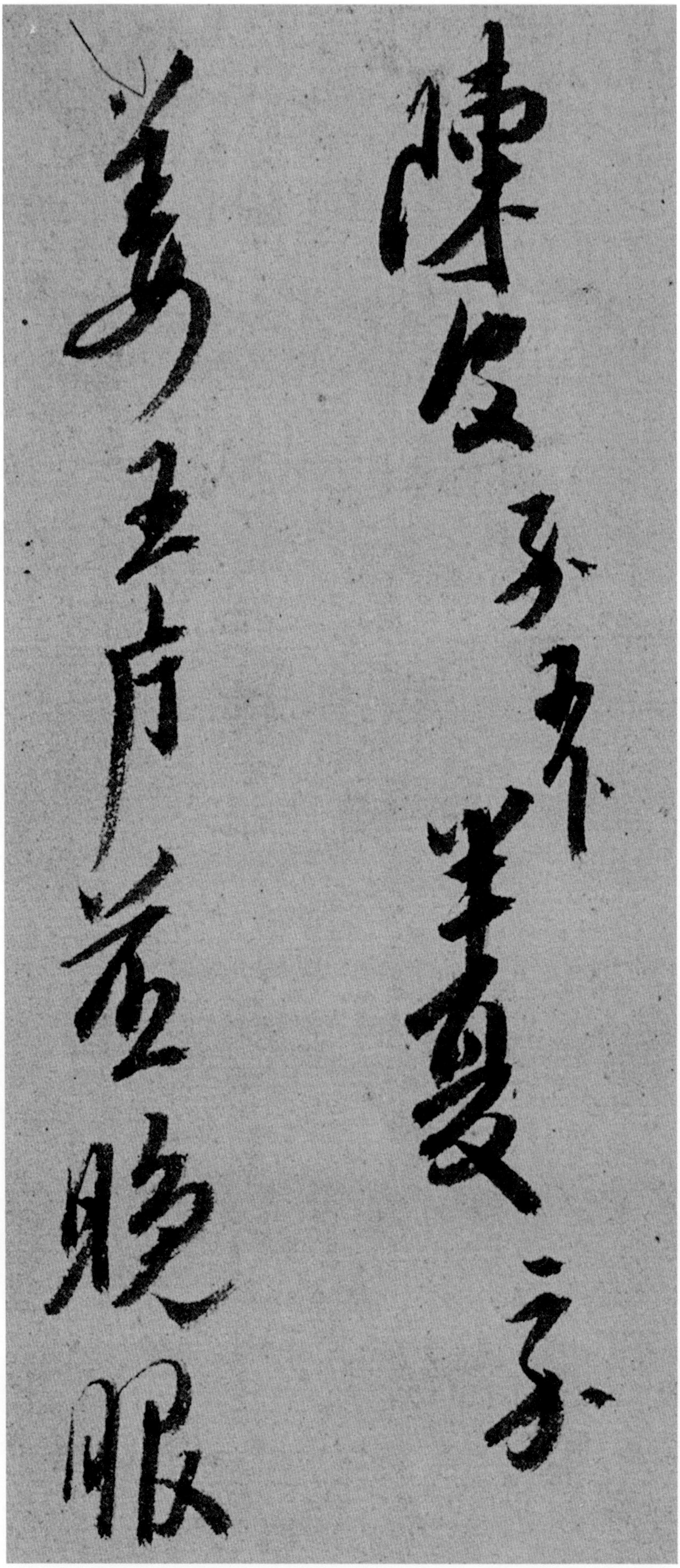

人参一钱，白术一钱，茯苓一钱，甘草五分，陈皮一钱五分，半夏两钱，姜五片煎，晚服。空心服虎潜丸，五十丸加至八十丸。

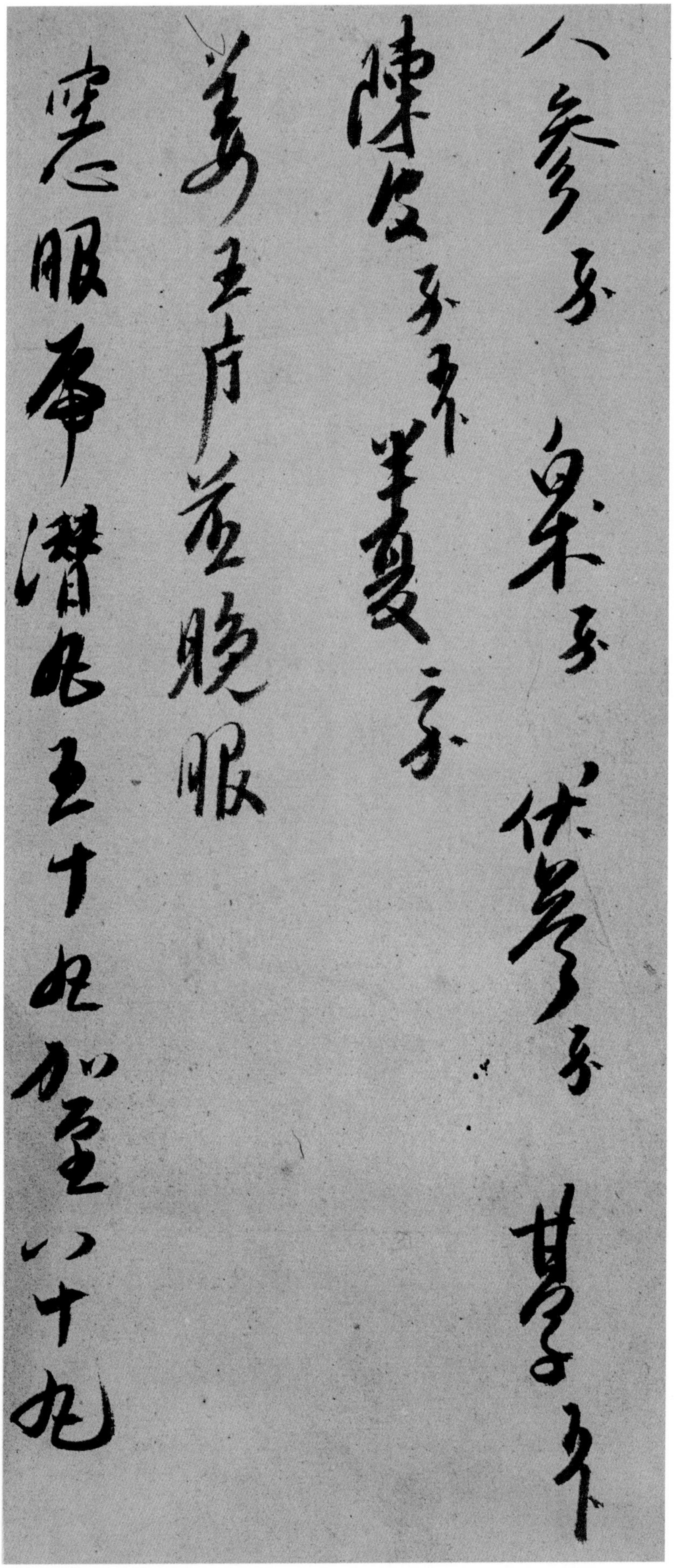
人参钱 白术钱 茯苓钱 甘草钱半
陈皮钱半 半夏钱
姜五片 煎 晚服
空心服再潜服五十丸加至八十丸

8. 干漆

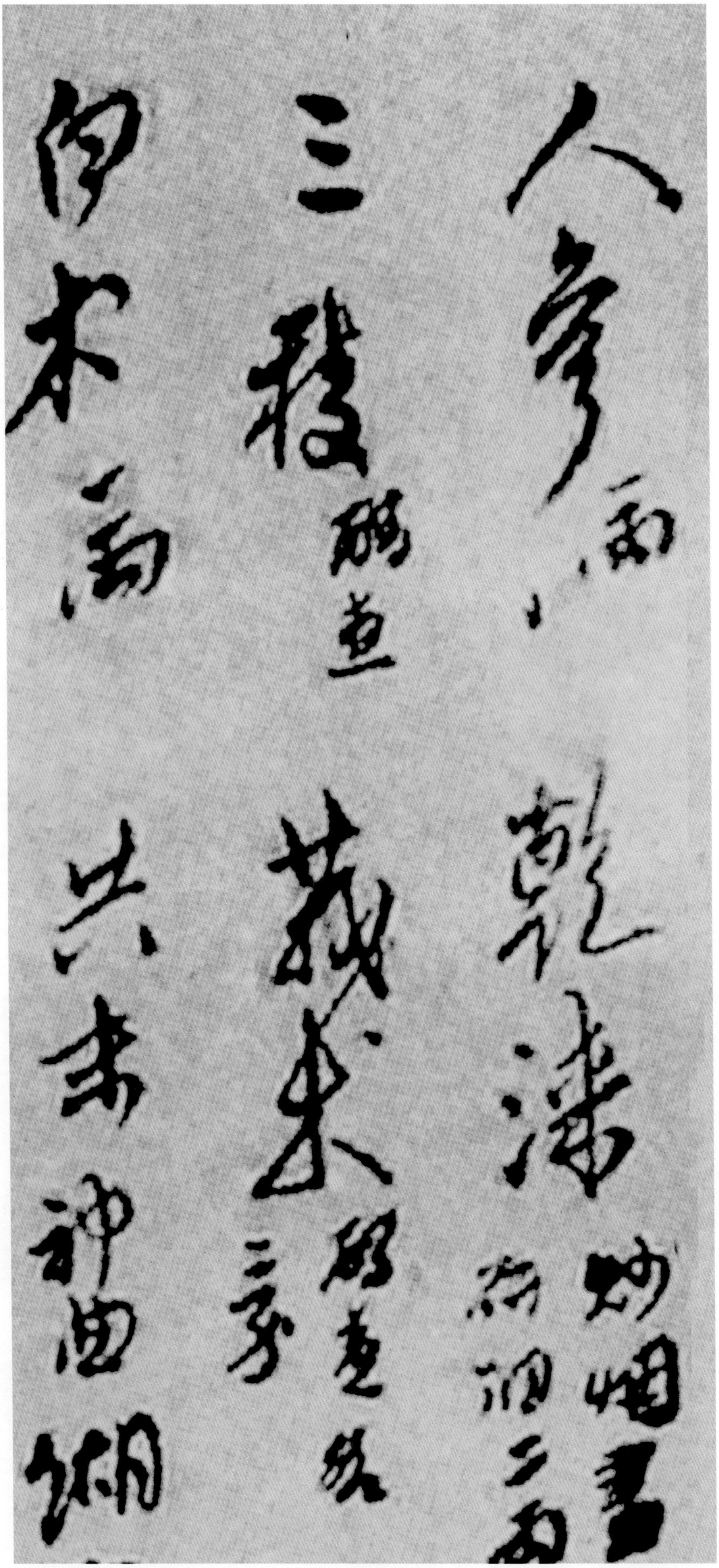

人参一两，干漆（炒烟尽，研细）二两，抚芎（酒泡一日夜）三钱，三棱（醋煮）、莪术（醋煮）各三钱，射干（酒泡炒）三钱，白术一两。共末，神曲糊为丸，梧子大，空心米汤下三五十丸。此不得常服。服前丸数日了，服此数服，再隔数日服。

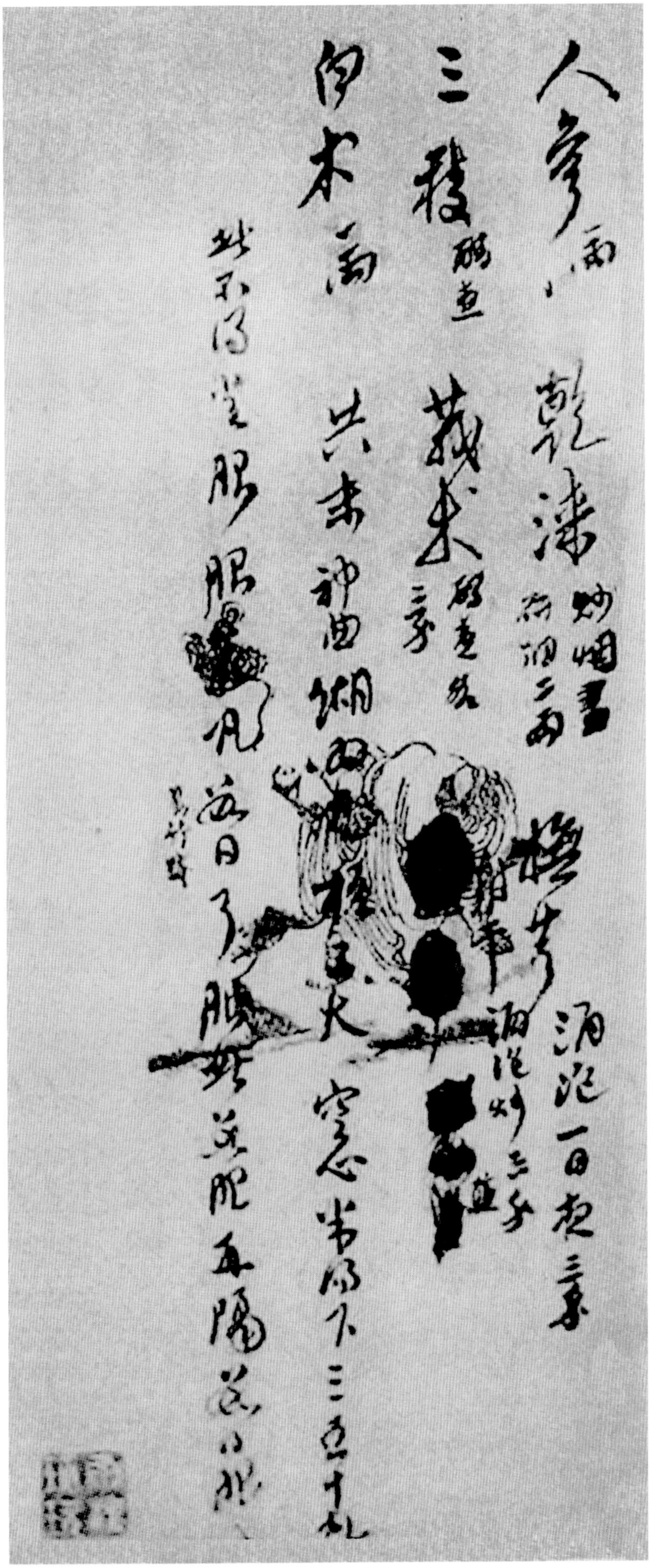

9. 香砂六君子汤

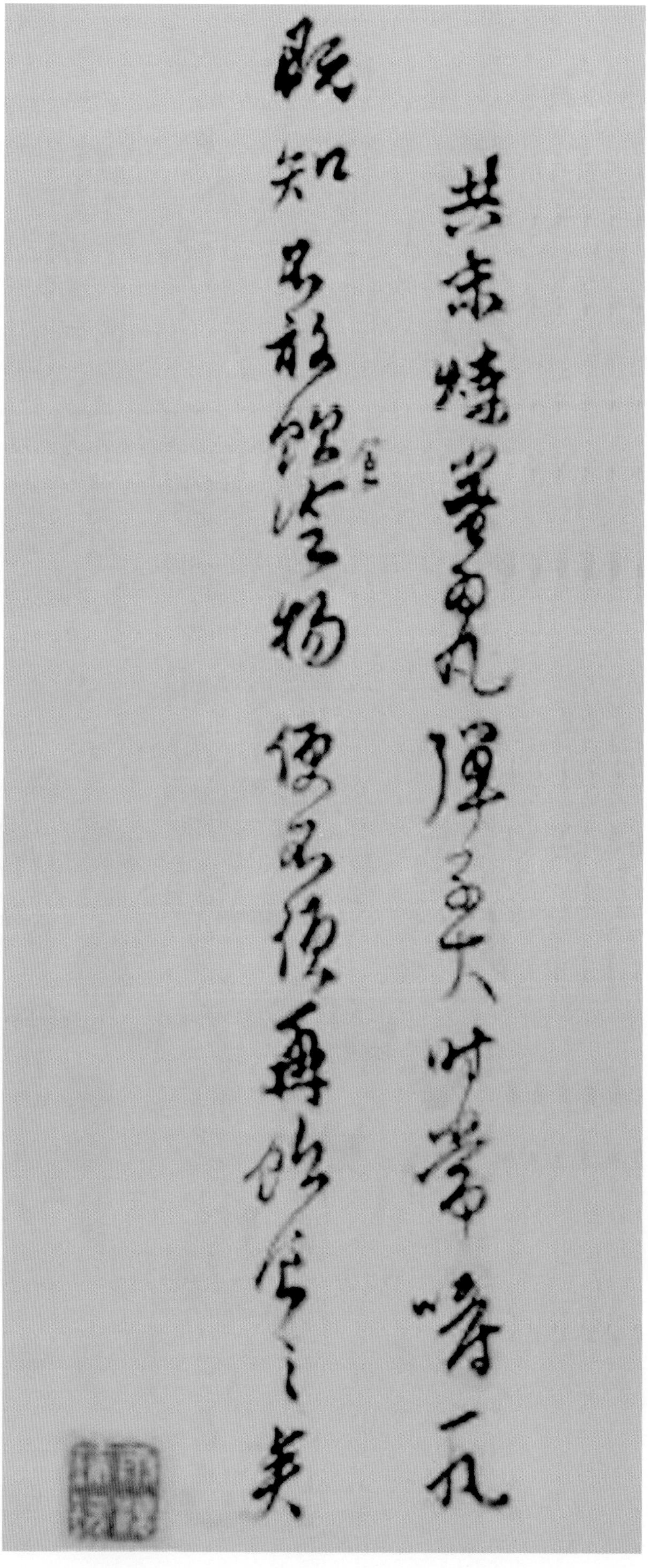

白术（陈黄土炒）一两，陈皮八钱，半夏八钱，厚朴三钱，白蔻二钱，砂仁二钱，炒萝卜子一两，人参量力用之，槟榔十个，木香五钱，茯苓（与干姜共泡一日夜）一两，干姜五钱，苦瓠子（炒微焦）二钱。若在夏天有苦壶芦了，只尝苦底，即以酒浸炒之，用一二钱上下。共末，炼蜜为丸，弹子大，时常嚼一丸，既知不敢饮食冷物，便不须再饮食之矣。

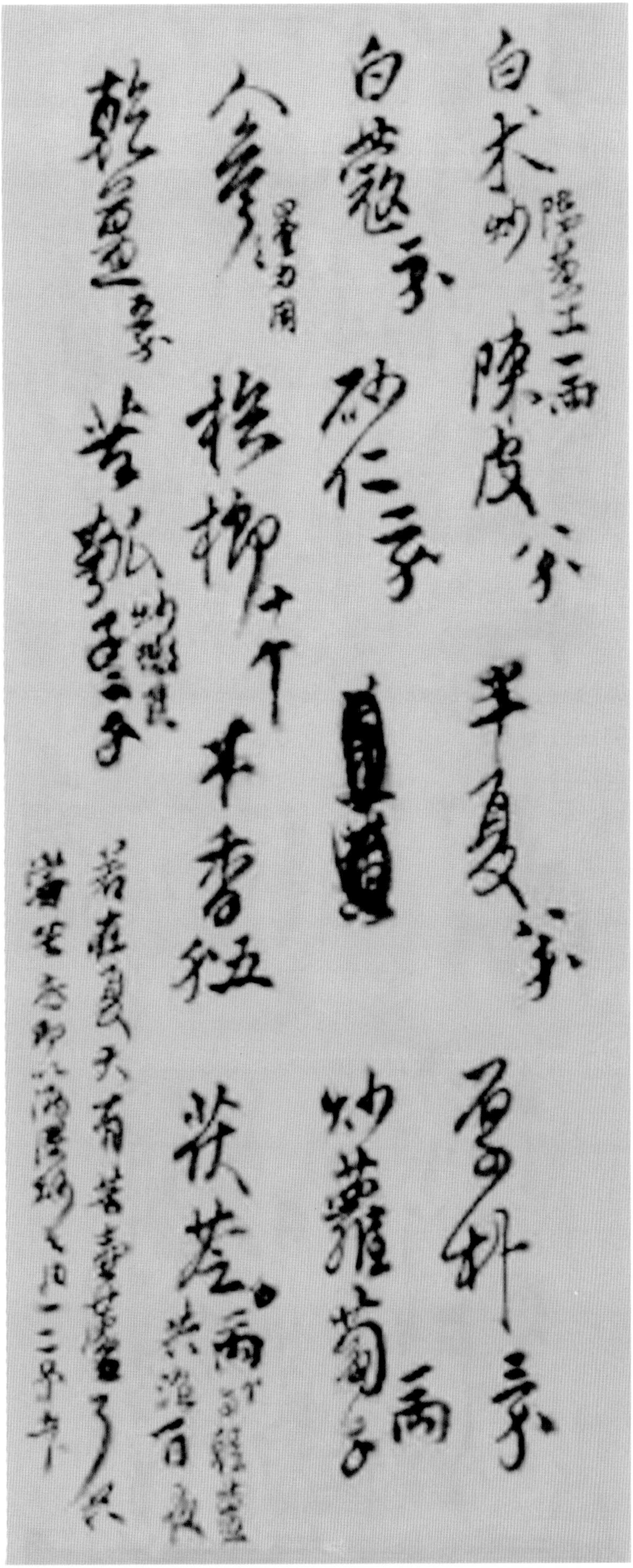
白术
陈皮八分
半夏八分
厚朴八分
白茯苓八分
砂仁八分
人参
槟榔
木香五钱
茯苓一两

10. 三垣兄方（傅山《药方手稿》）

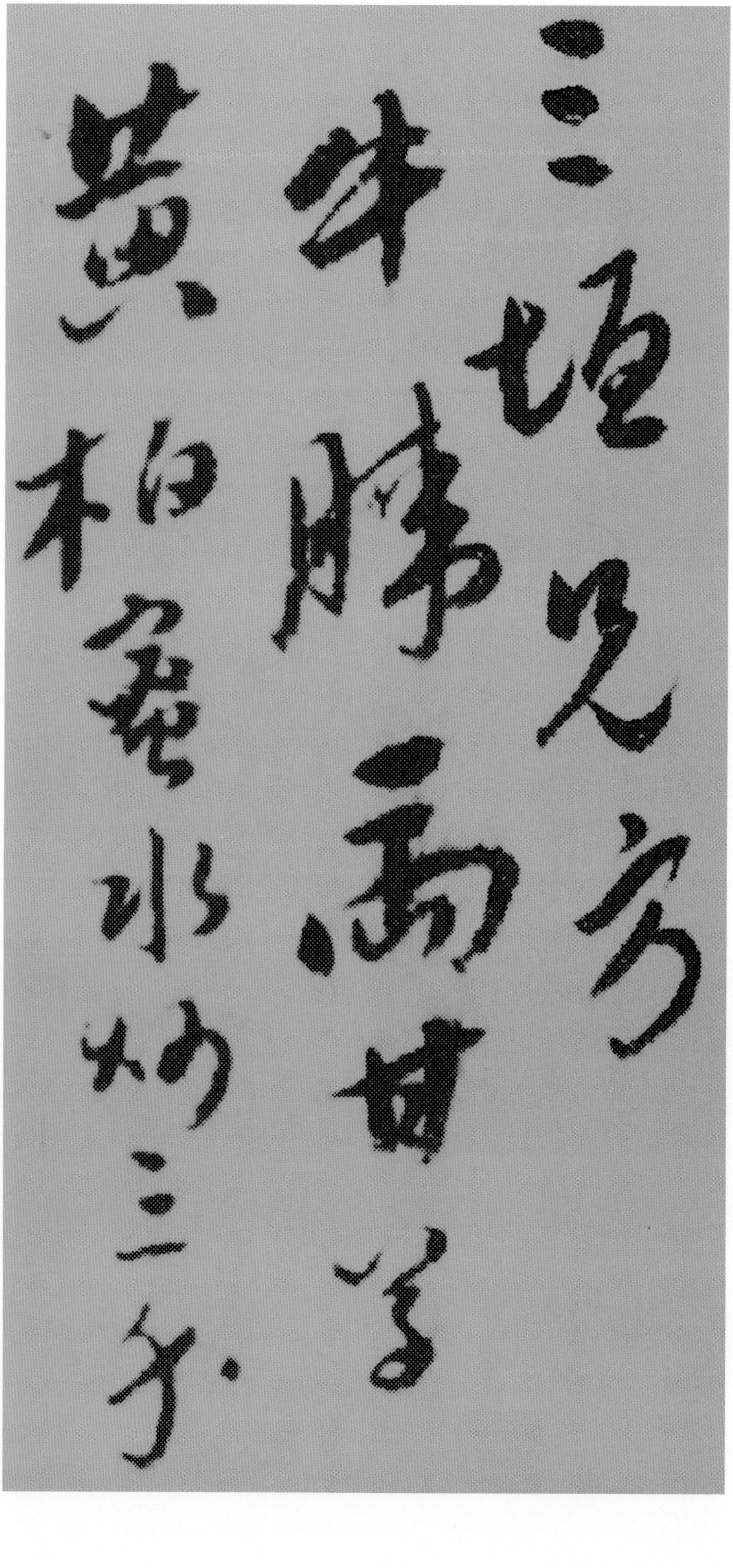

三垣兄方

牛膝一两，甘草梢子三钱，黄柏（蜜水炒）三钱，灯心一大撮，水两碗，泡透煎一碗，空心极热饮。

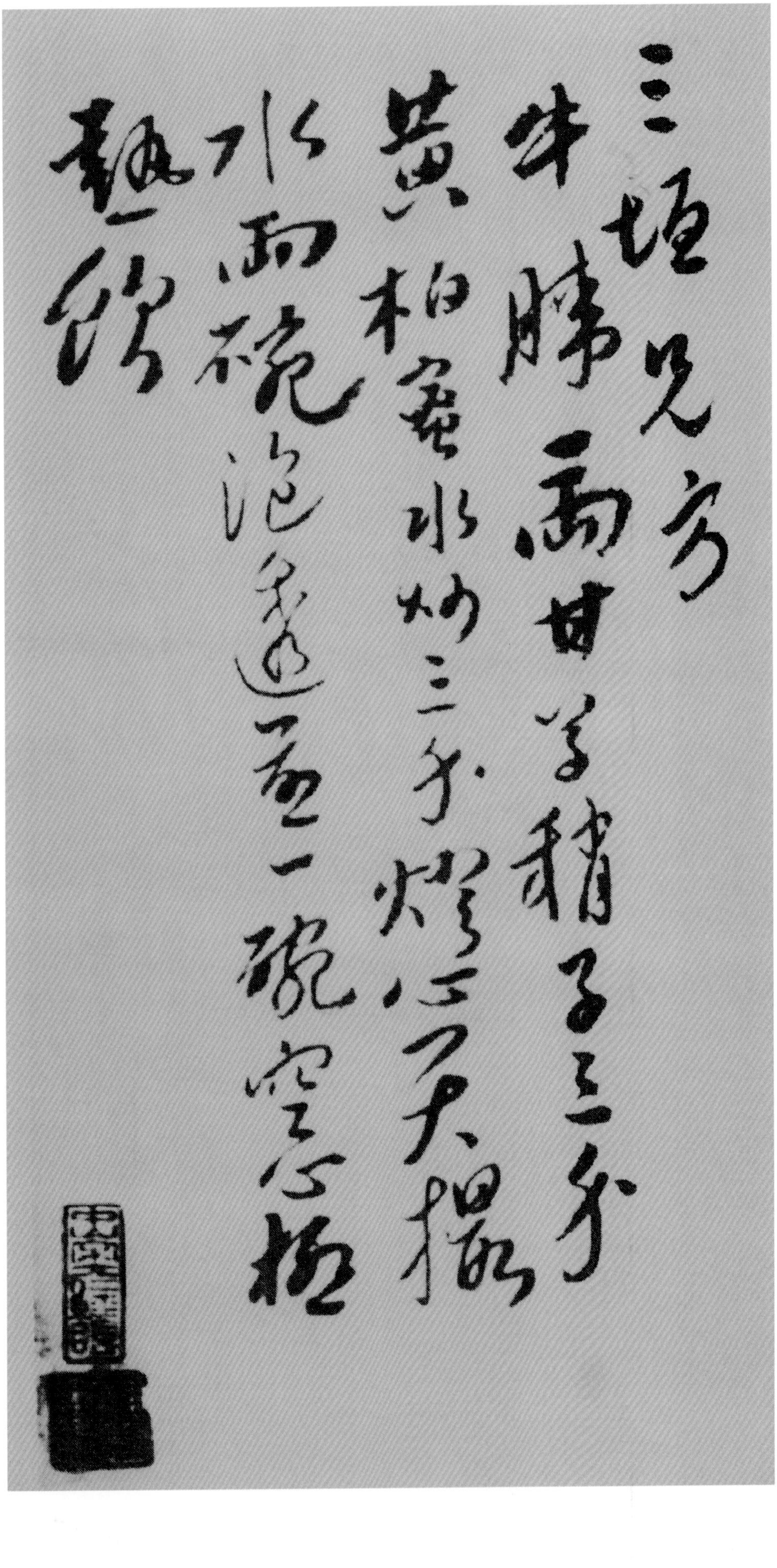

11. 余弟疮甫（《草书与枫仲等人手札册页》）

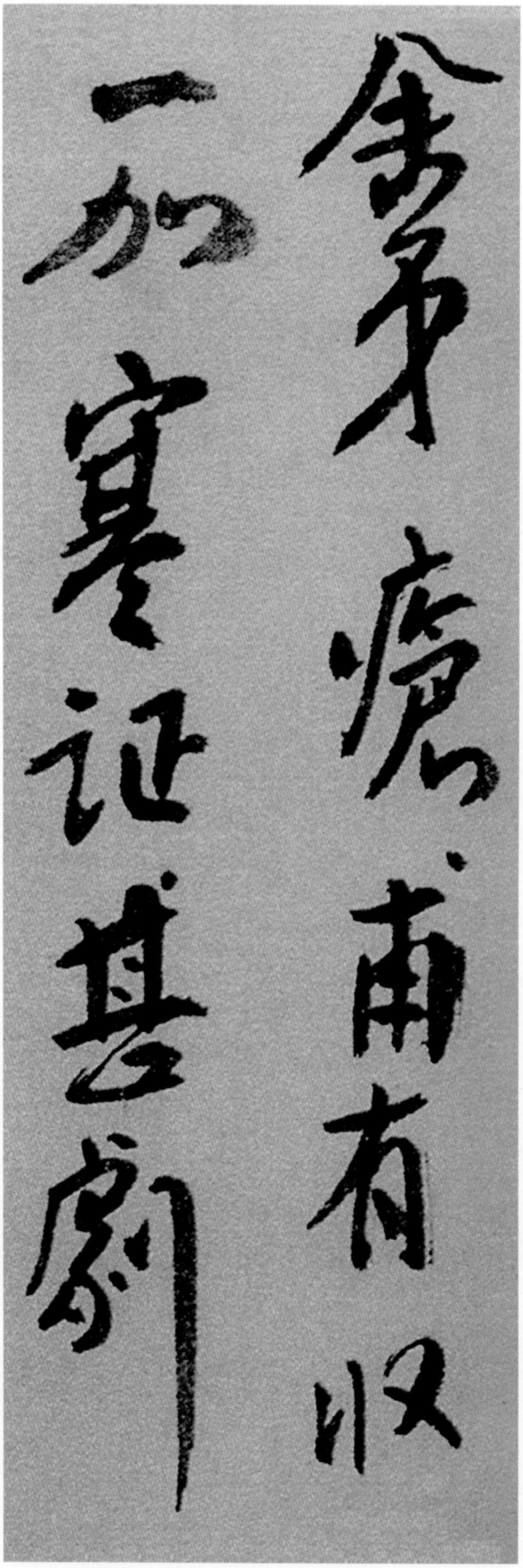

余弟疮甫有收长意，似可无虑。而暴一加寒证甚剧，日日为理之，甚焦愁人，不知当如何也。草草附闻。枫老仁丈。

弟山

月半之约，且当愆期。须弟病渐有起色，始得遄赴。目下危疑之急。

余弟瘥、甫有收长、遂似可无虑而暑

一而寒证甚剧、日、药理之甚隽笃人不

知苟如旦以　子、附闭

枫老行文

弟山

月半之约且药怒期限予病渐有起色犹虑病端又起

目下危殆之虑

六朝鸱章

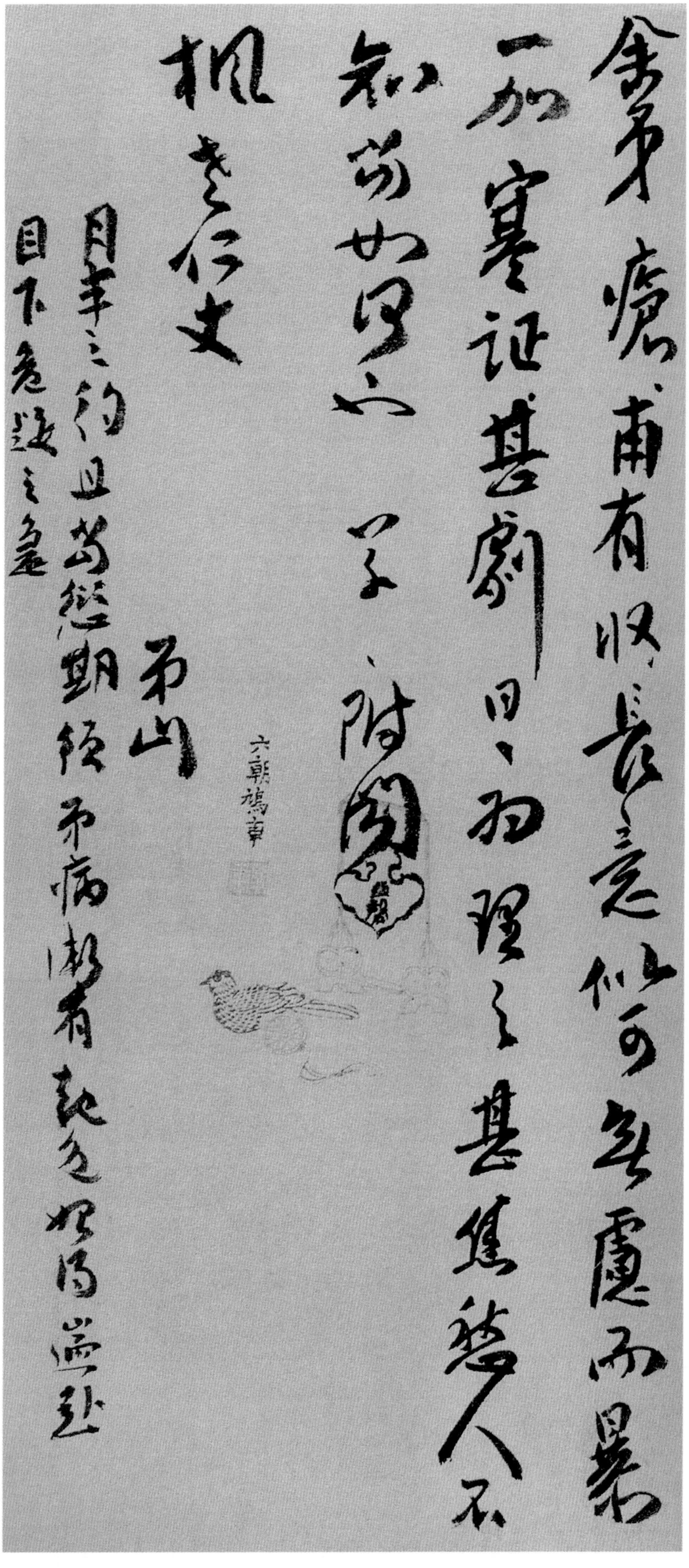

12. 切贤仲脉（《傅山致戴廷栻魏一鳌手札》）

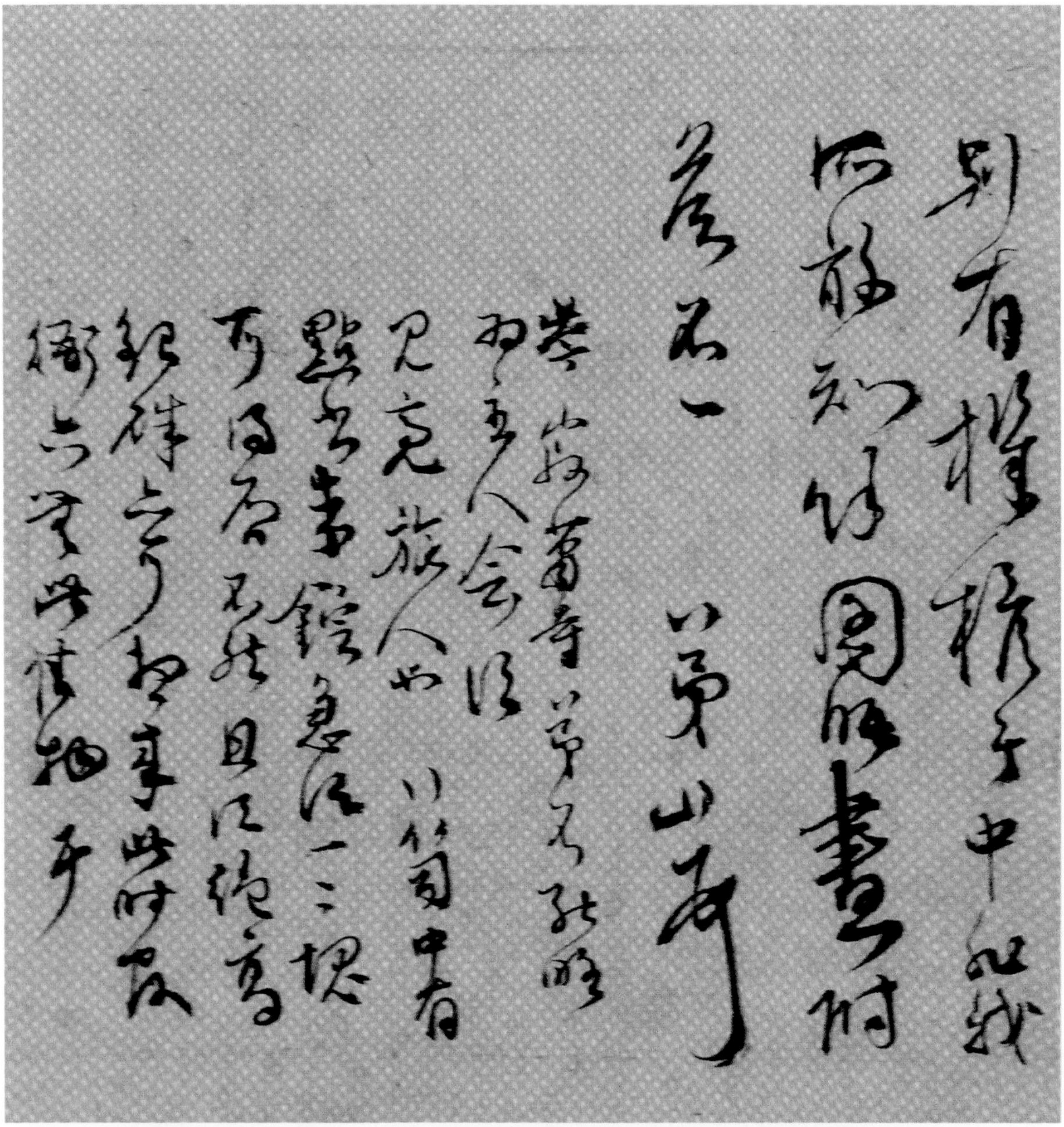

岑寂萧寺，弟不能略为主人，会须见亮旅人也，行笥中有点书朱锭，急需一二块，可得否？不然，且须绝高银朱亦可。想来此时官衙亦无此佳物耳。

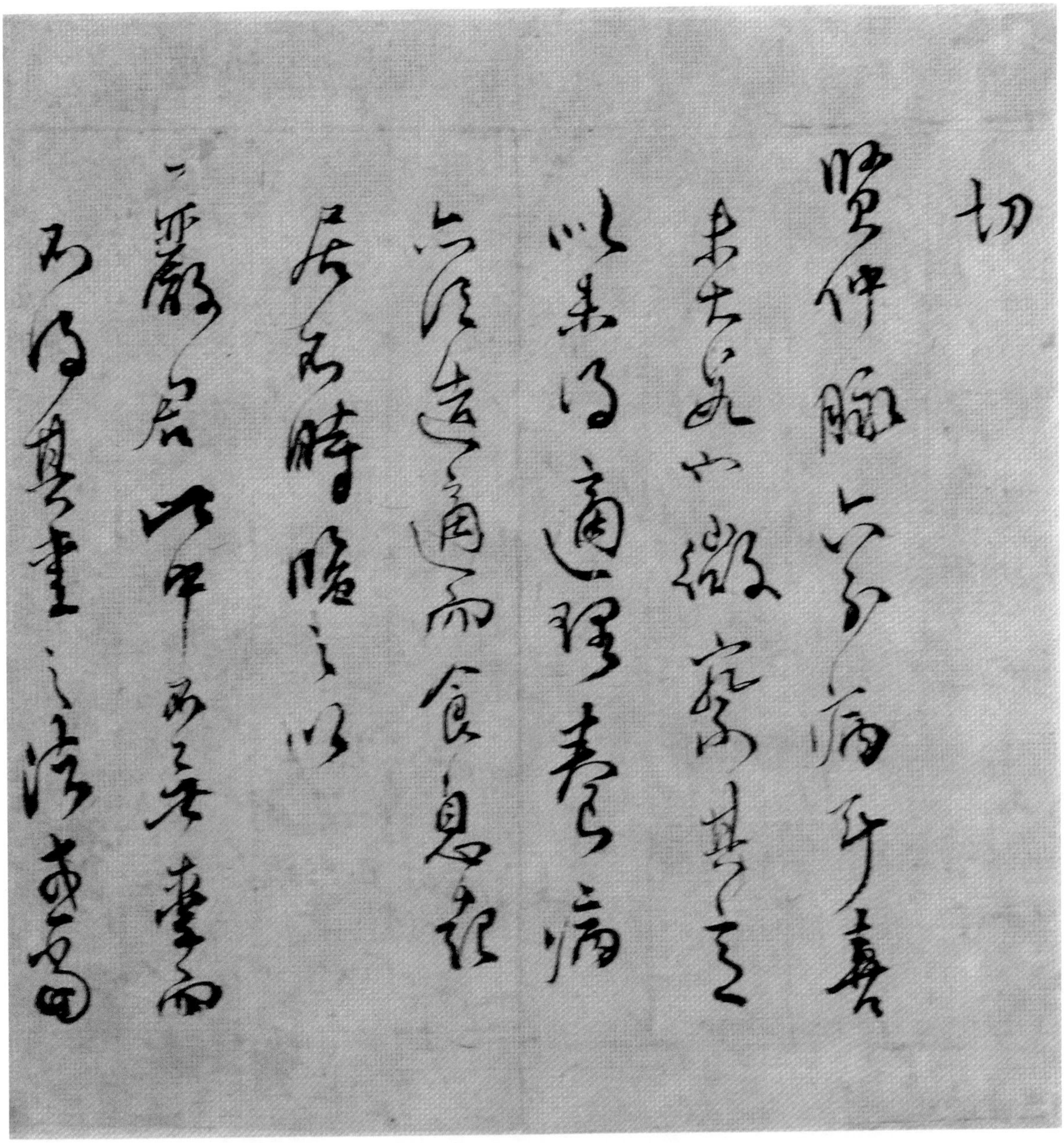

切

贤仲脉，六分病耳，喜未大数也。微察其意，以未得适理。养病亦须造适，而食息起居不时，监之以一严君，此中不无爱而不得其爱之法，或当别有机权于中，非我所敢知，余图晤尽，附后不一。

弟山顿首

13. 火病之药（《傅山致戴廷栻魏一鳌手札》）

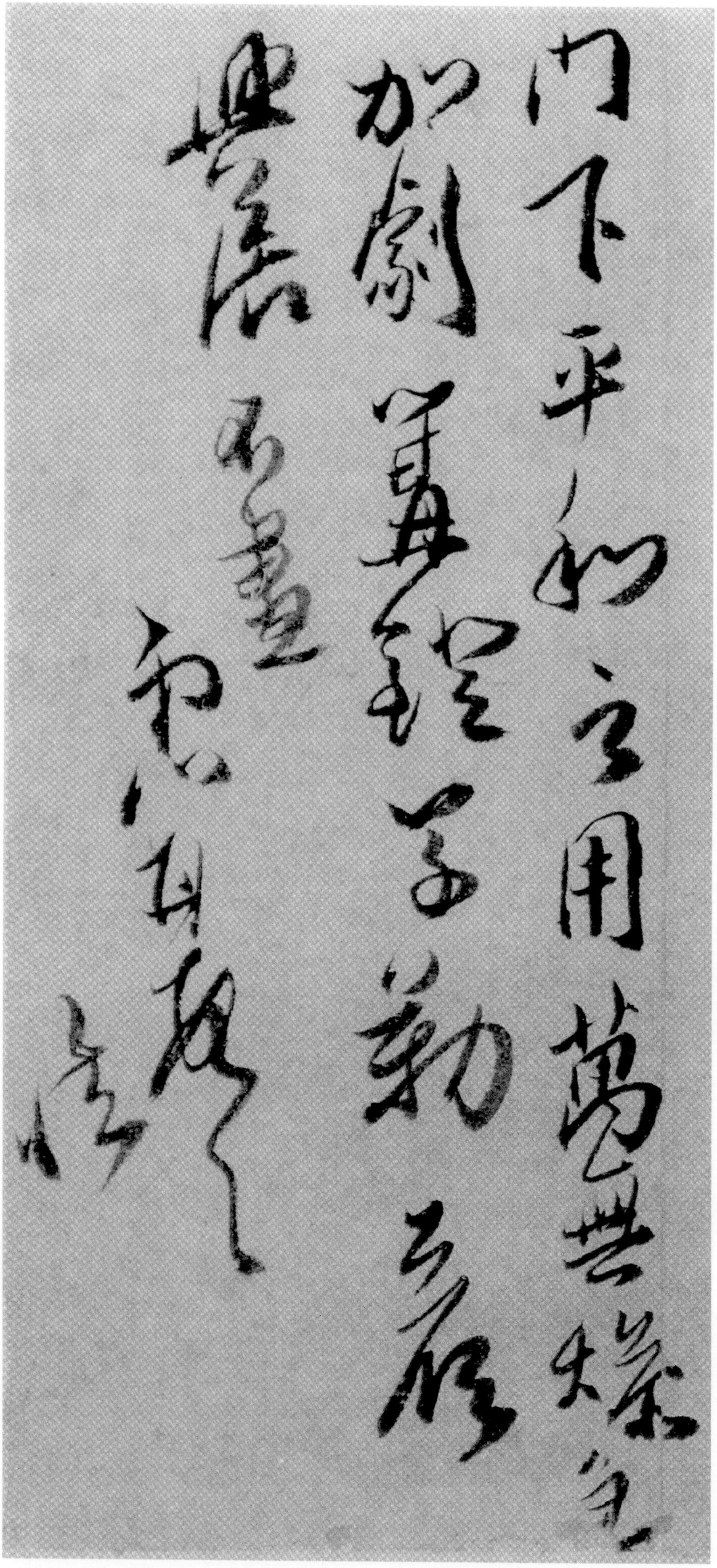

火病之药，无过平心。春肝用事，君焰易张，听政之时，切忌暴怒。待弟至，再一切之，可斟酌一常服丸方，济门下平和之用，万无燥急加剧。篝镫草勒，一候兴居，不尽。

弟山再顿首 慎

小病甚無過平心春間事君瀡易張聽药之時杨忌冒怒待切至再一切之更酌酒常服光方涌

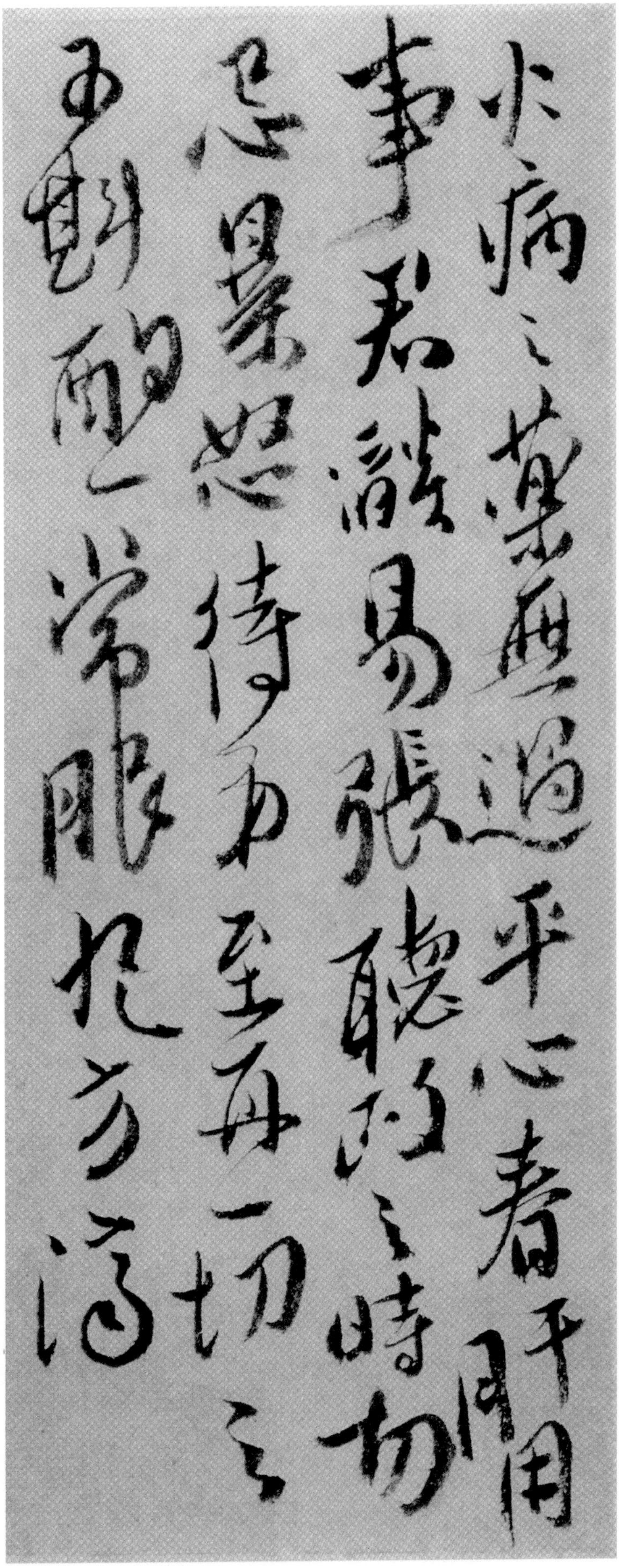

14. 向药肆取之（傅山《致玄翁等人的手札》，高 22.8cm）

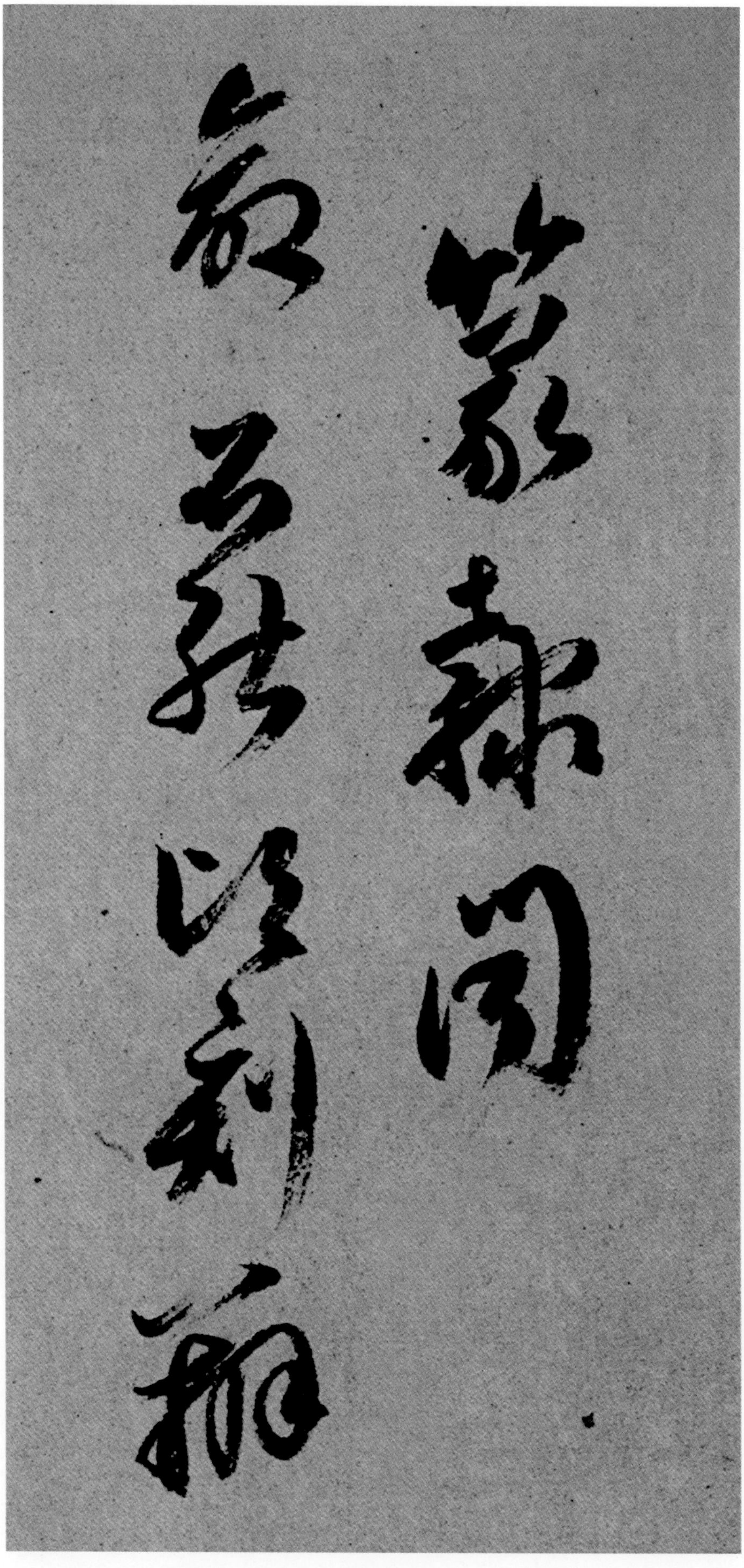

篆隶闻命，不能顷刻办。一二日内，可向药肆取也。丹翁道兄。

弟山顿首

蒙寄同

前五桂以利

痈二日内子向药野

稍也

再四言之

傅山

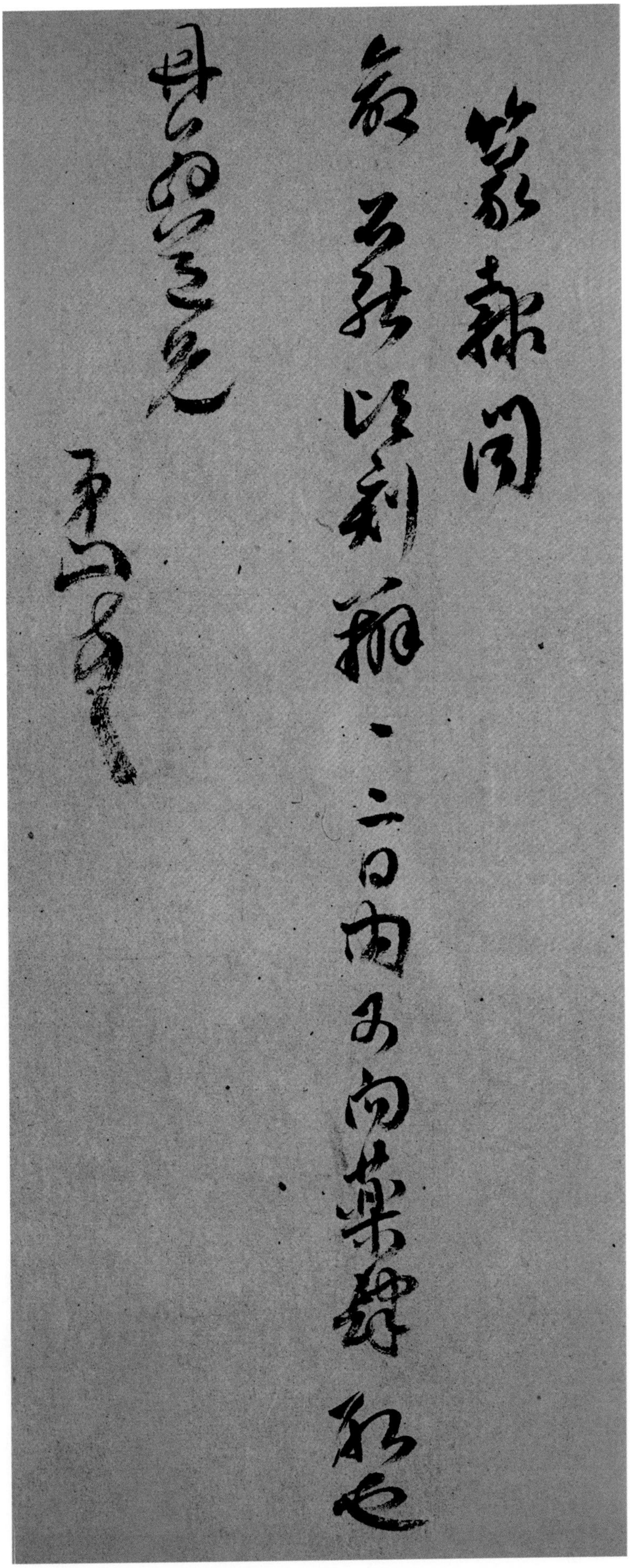

15. 茯苓酥

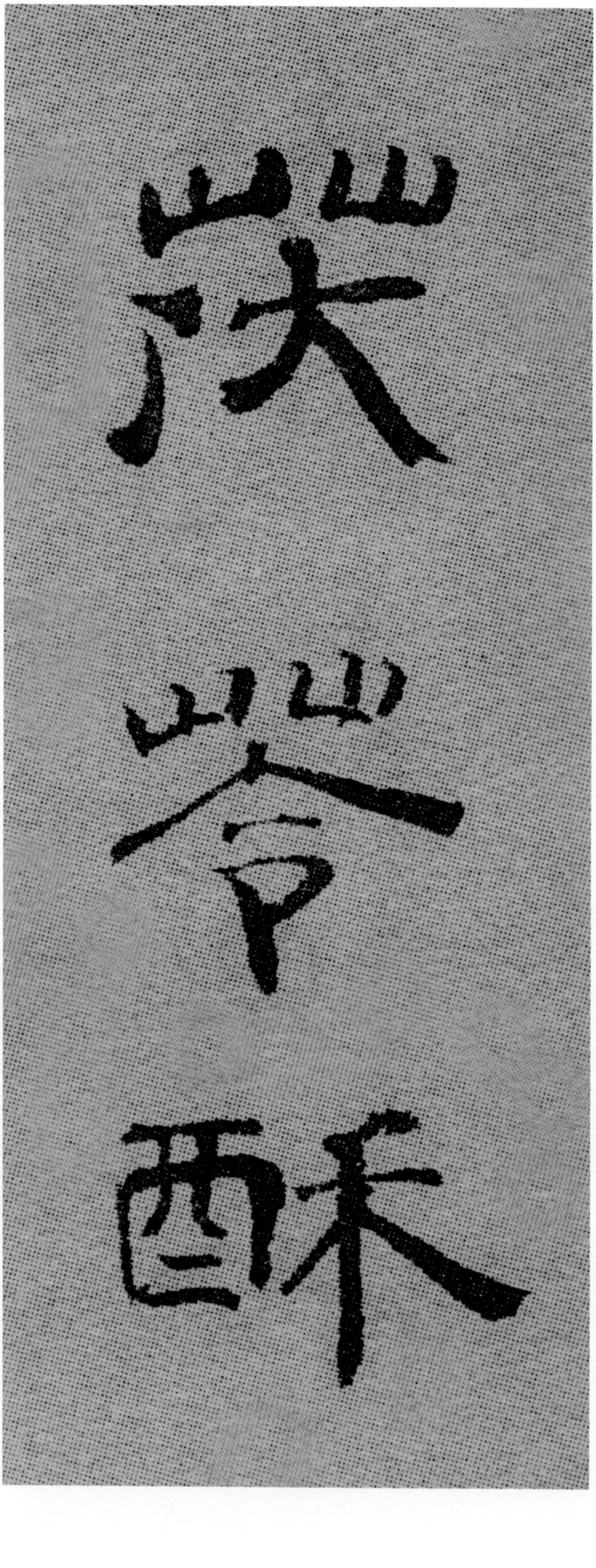

茯苓酥　白茯苓三十斤，山之阳者甘美，山之阴者味苦，去皮薄切，曝干蒸之。以汤淋去苦味，淋之不止，其汁当甜。乃曝干筛末，用酒三石、蜜三升相和，置大瓮中，搅之百匝，密封勿泄气。冬五十日，夏二十五日，酥自浮出酒上。掠取，其味极甘美。作掌大块，空室中阴干，色赤如枣。饥时食一枚，酒送之，终日不食。名神仙度世之法。

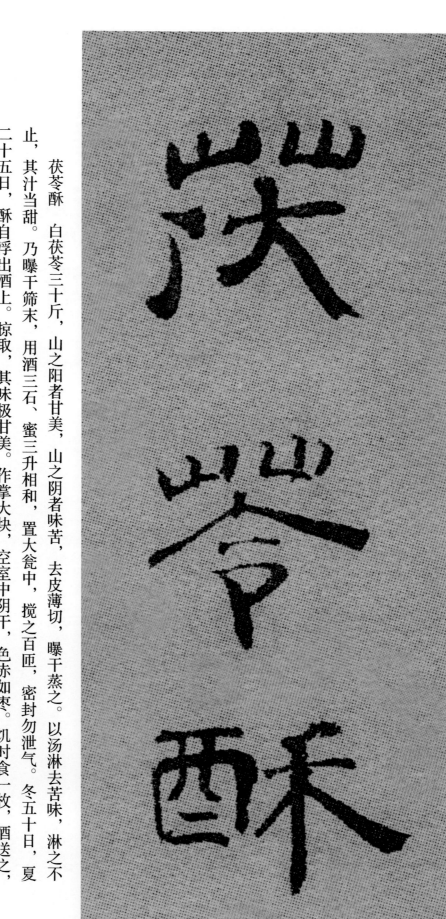

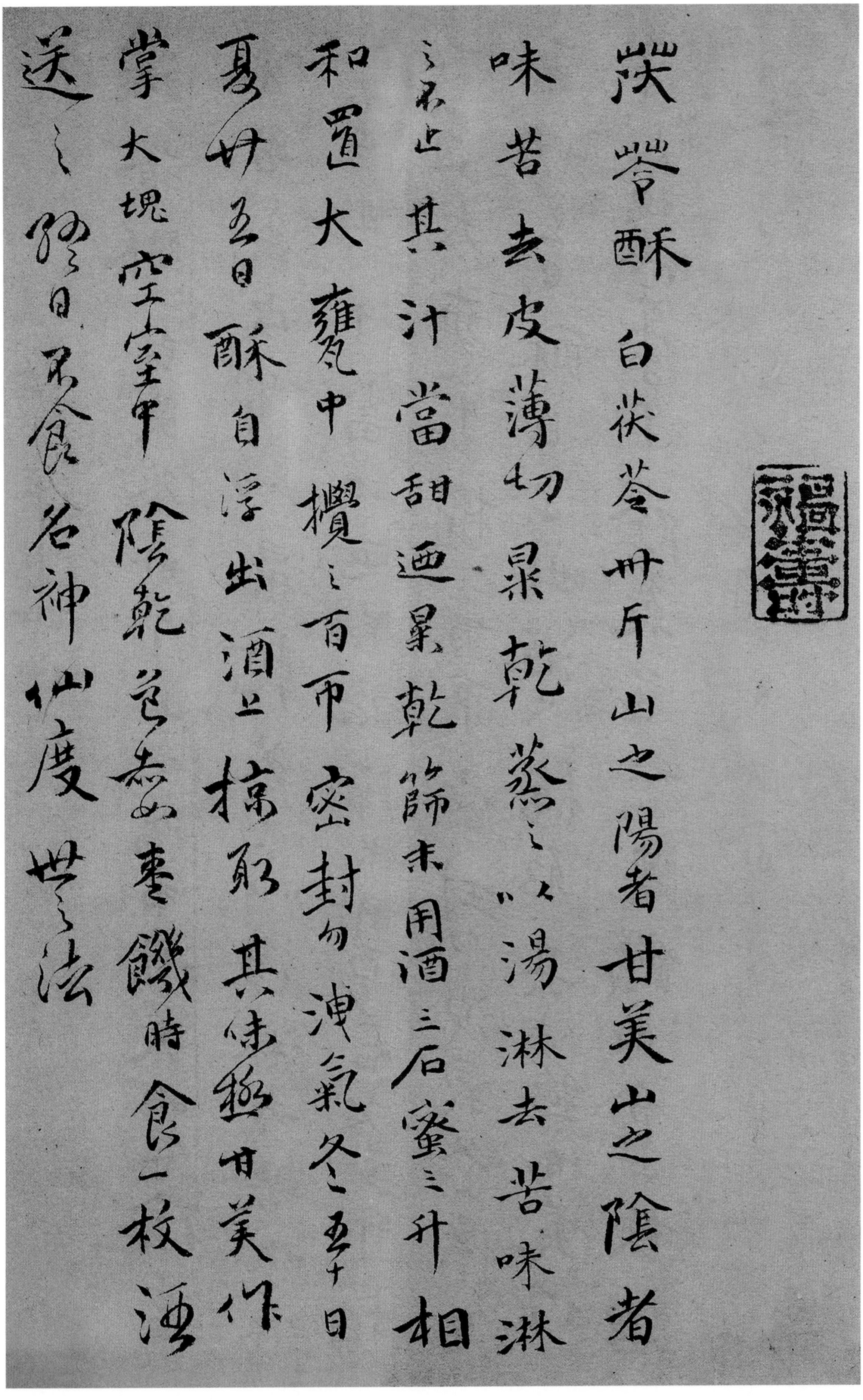
茯苓酥 白茯苓卅斤山之陽者甘美山之陰者
味苦去皮薄切暴乾蒸之以湯淋去苦味淋
之不止其汁當甜迺暴乾篩末用酒三石蜜三升相
和置大甕中攪之百帀密封勿洩氣冬之五十日
夏卅五日酥自浮出酒上掠取其味極甘美作
掌大塊空室中陰乾色赤如棗饑時食一枚酒
送之終日不食名神仙度世之法

16. 药性大纲（何高明《傅山医学手稿》，附）

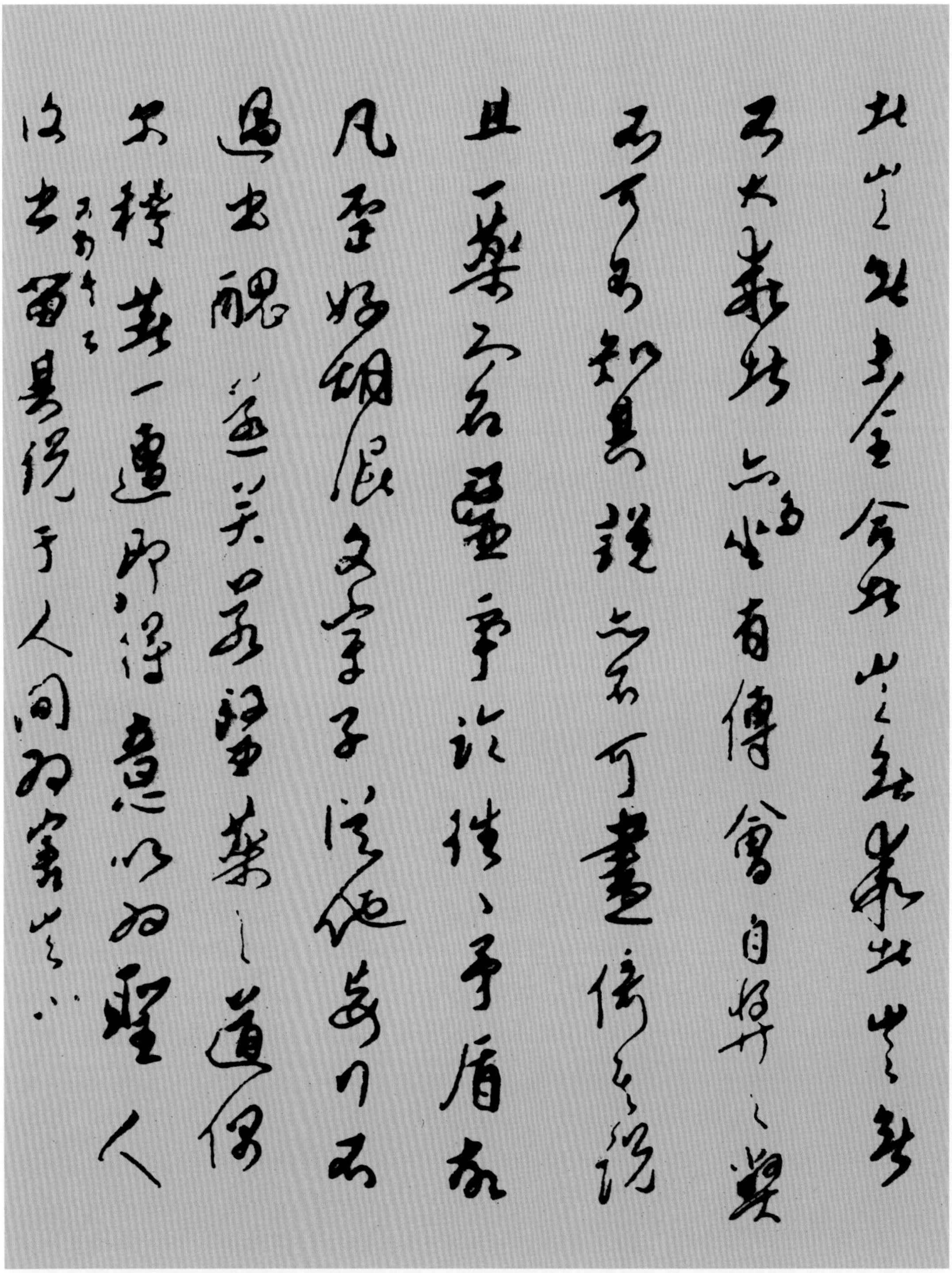

者？岂无未全合者？岂无乖者？岂无不大乖者？亦多坐有傅会自弊之类，不可不知其说，亦不可尽倚其说。且一药而名医争论往往矛盾，故凡歪好胡混文章，子从他妄行，不过出丑惹笑。若医药之道，偶尔撞着一遭，即得意以为圣人复出，不易吾言。留其说于人间，为害岂小。

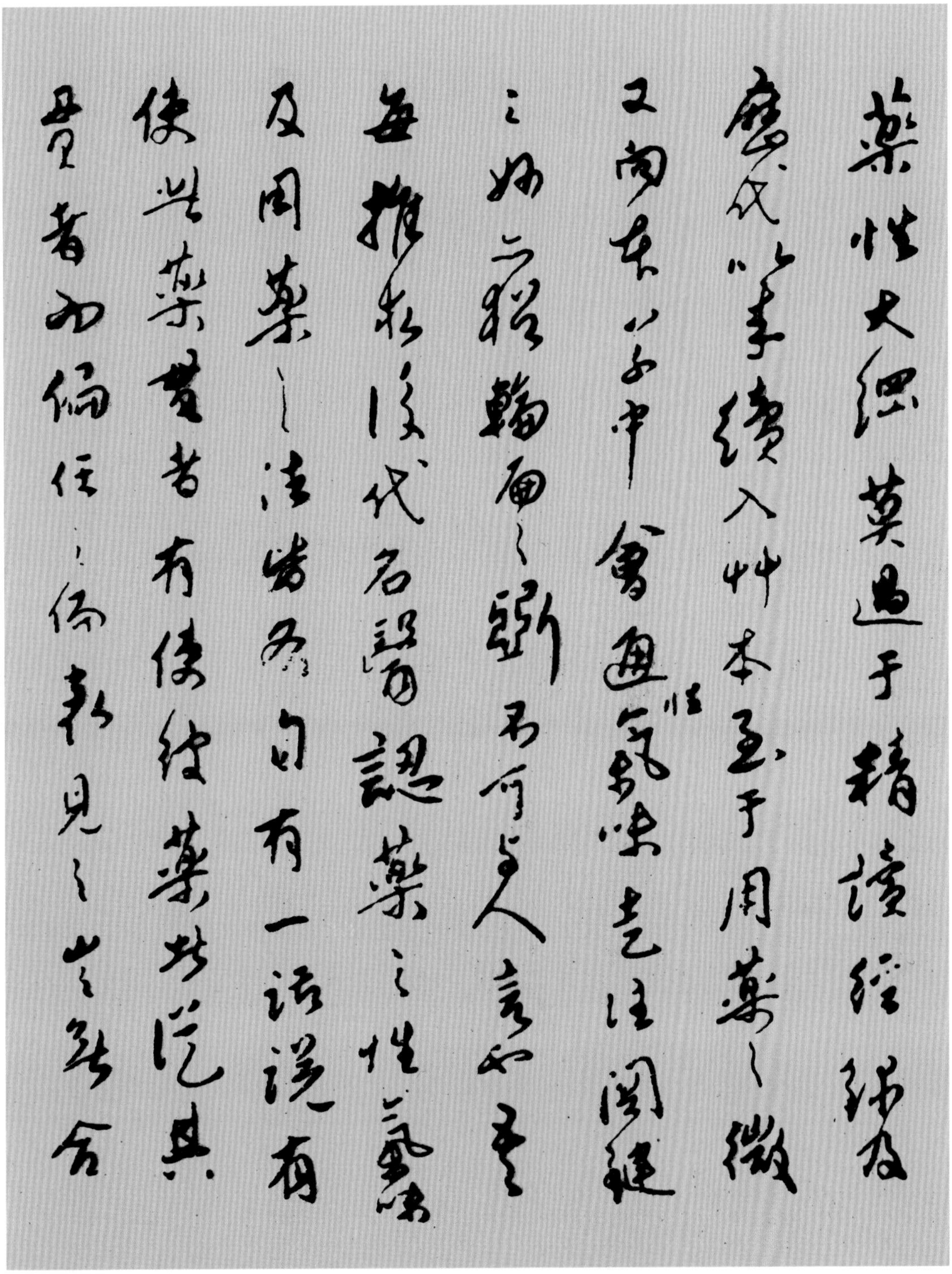

药性大纲，莫过于精读《经》《录》，及历代以来续入《草本》。至于用药之微，又向《本草》中会通性、气、味、走、注，关键之妙，亦犹轮扁之斫，不可与人言也。吾每推求后代名医认药之性、气、味及用药之法，皆各自有一话说。有使此药贯者，有使彼药者。从其贯者而偏任之，偏表见之，岂无合

17. 医犹兵也（傅山《太原段帖残稿册页》，高 26.5cm）

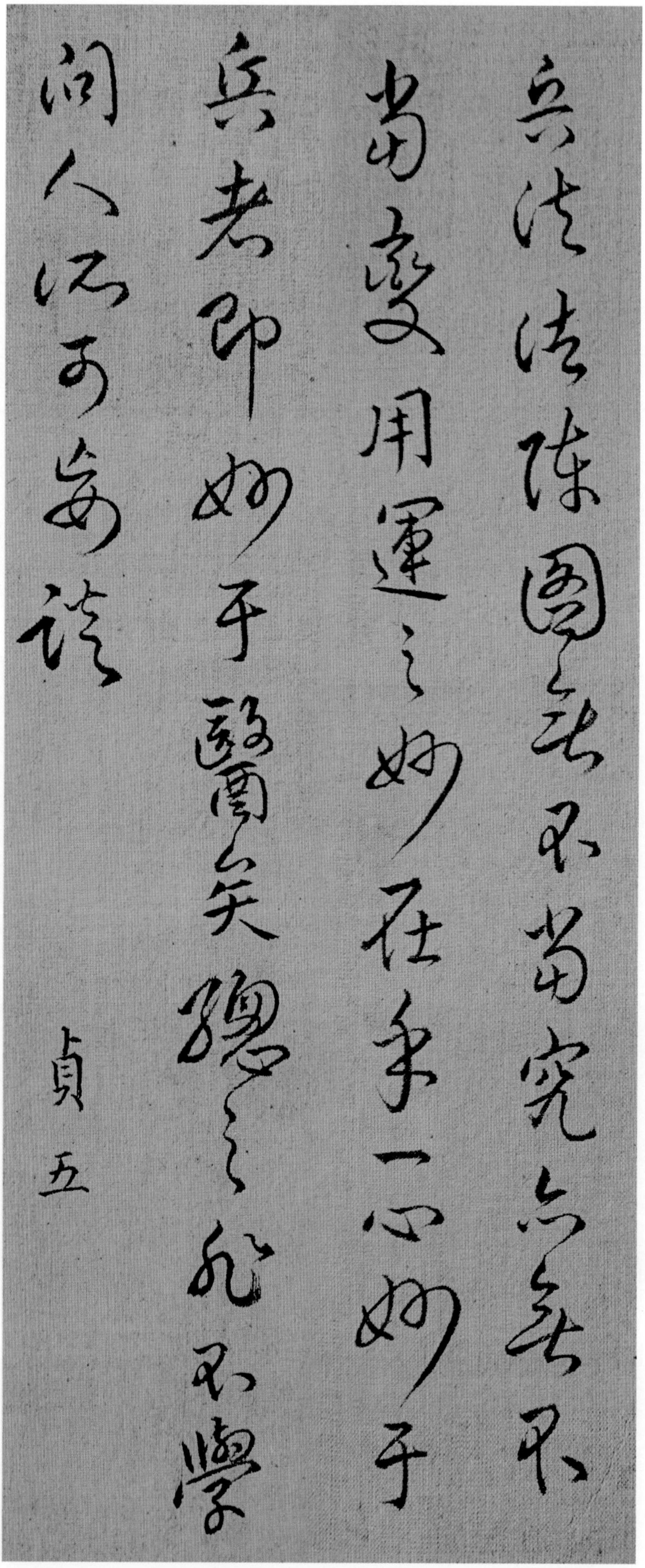

《南阳活人书一百一问》，非不精细，吾亦不无二三则疑之。来星海多所拨辨。唯太阴腹痛一条，柱杖芍药加大黄汤，最得长沙奥旨，不可思议耶！医犹兵也，古兵法法阵图，无不当究，亦无不当变。用运之妙，在乎一心。妙于兵者，即妙于医矣。总之，非不学问人所可妄谈。

贞五

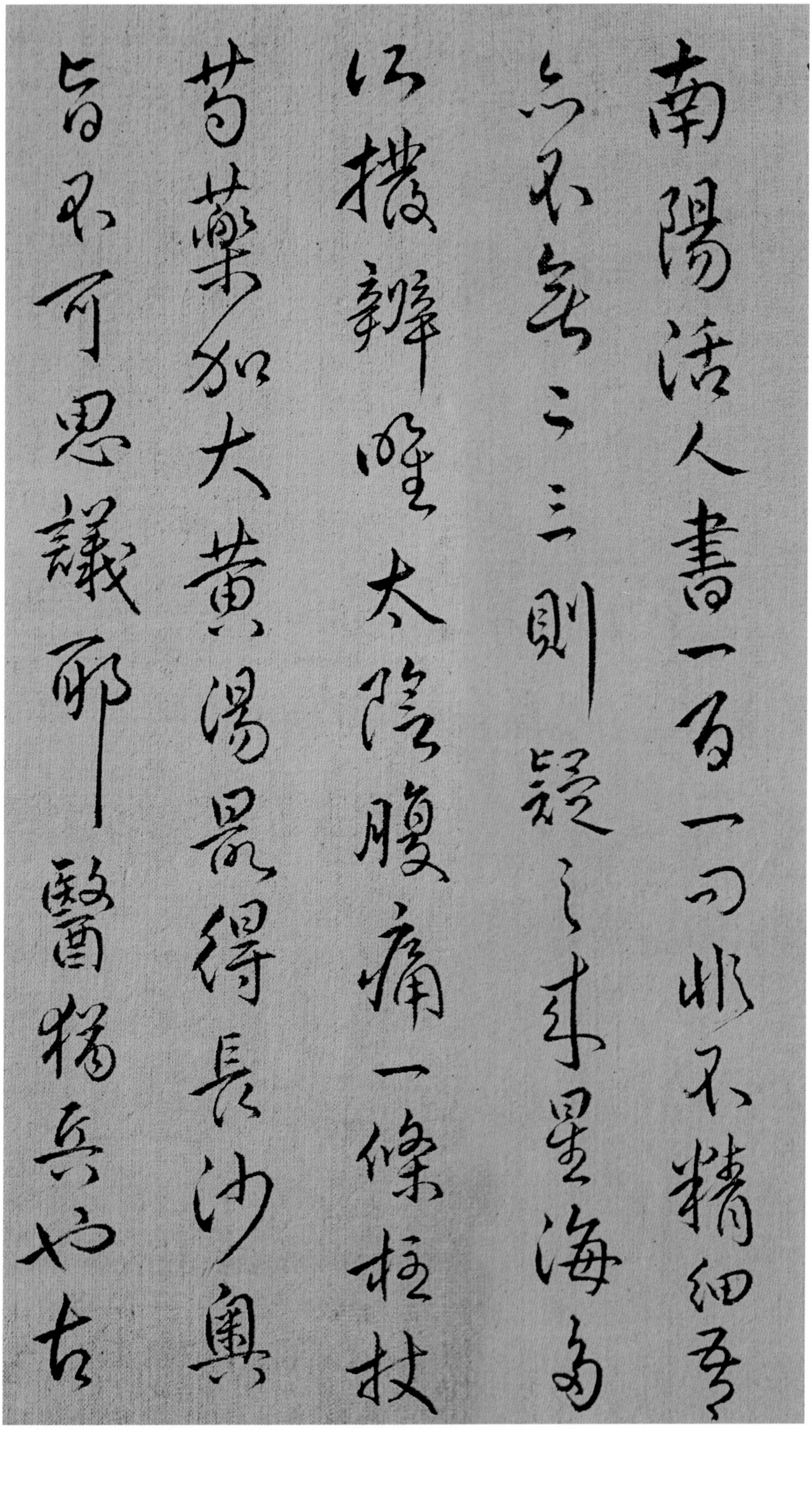
南陽活人書一百一問非不精細吾亦未嘗不三三則疑之未果海角以撥辨唯太陰腹痛一條桂枝芍藥加大黃湯最得長沙奧旨不可思議耶——醫精矣也古

18. 胃虚火动（《傅青主先生真迹》处方，字芯高 11cm）

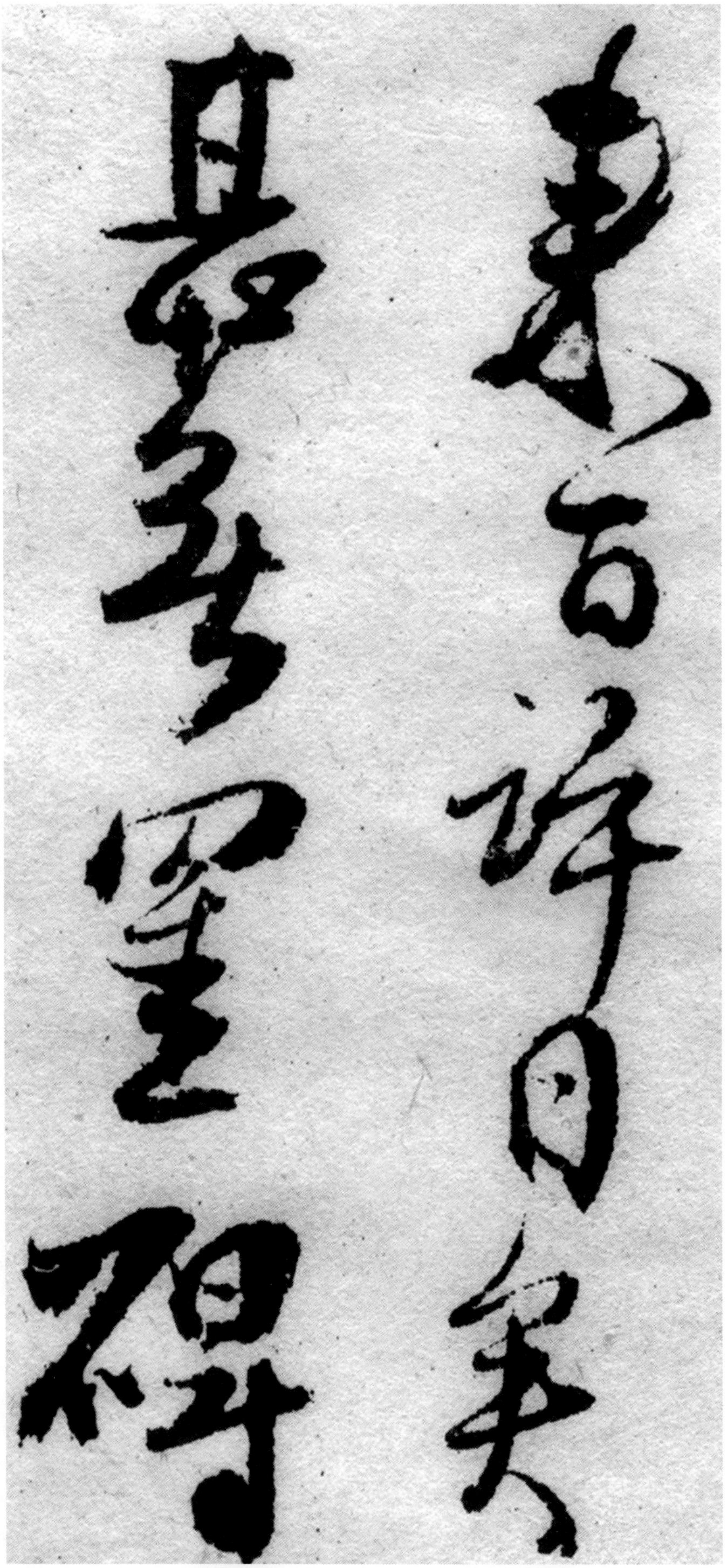

局部放大图

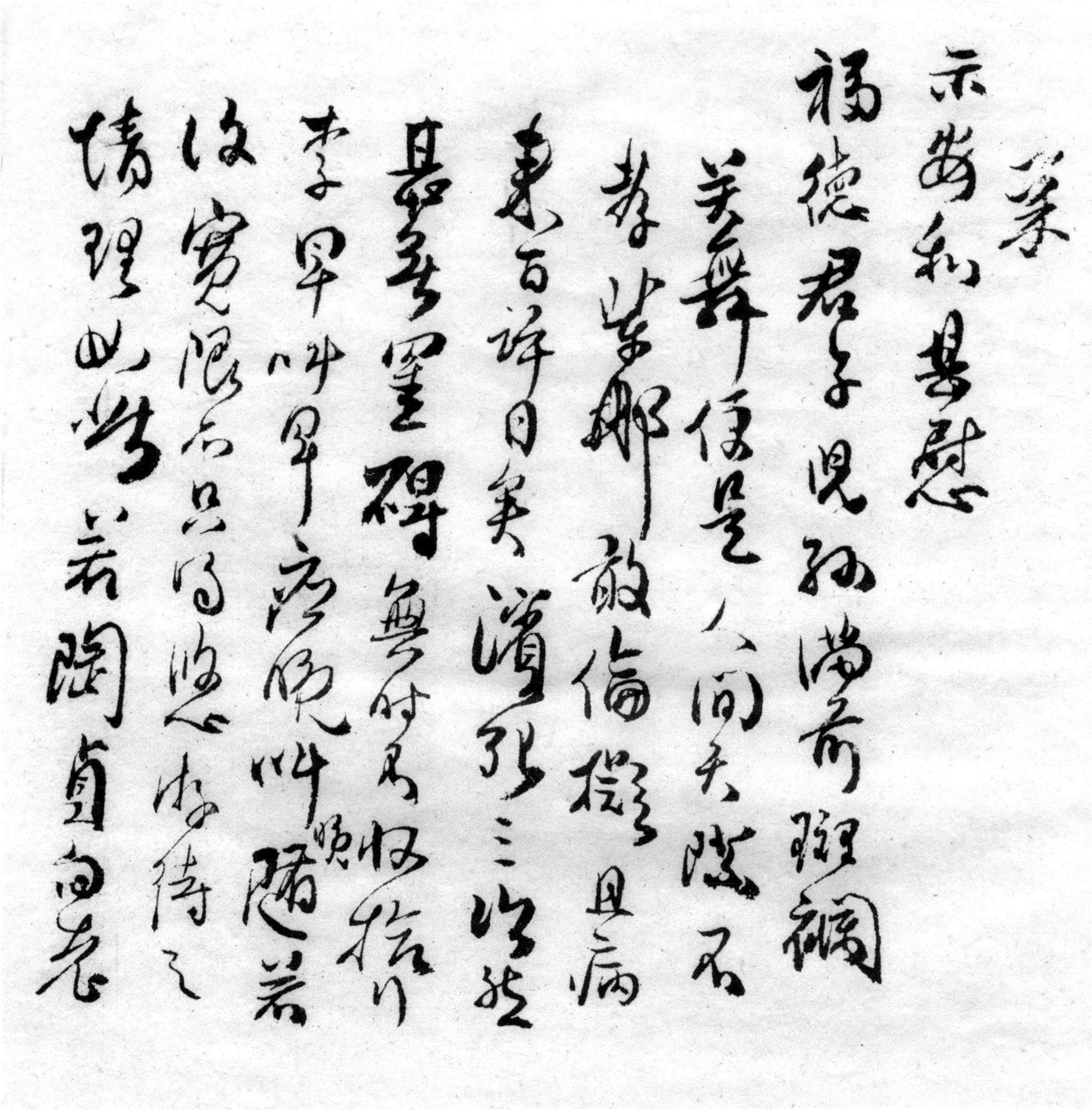

冞

示安和甚慰

福德君子儿孙满前，斑斓笑舞，便是人间天际不孝辈哪敢伦拟。且病来百许日矣，滨死三次然甚无挂碍，无时不收拾行李，早叫早应，晚叫晚随。若复宽限，亦只得悠游待之，情理如此。若陶贞向老

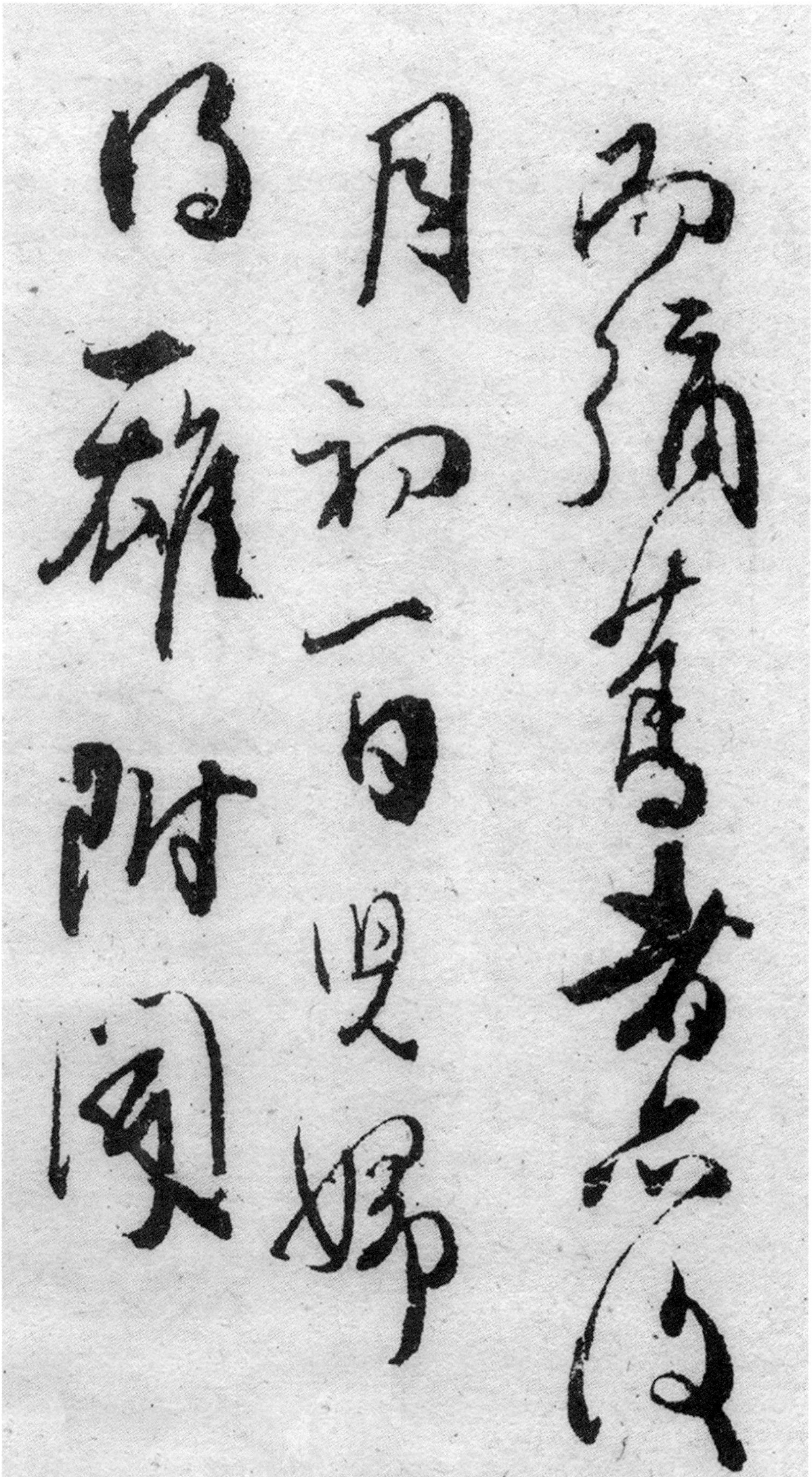

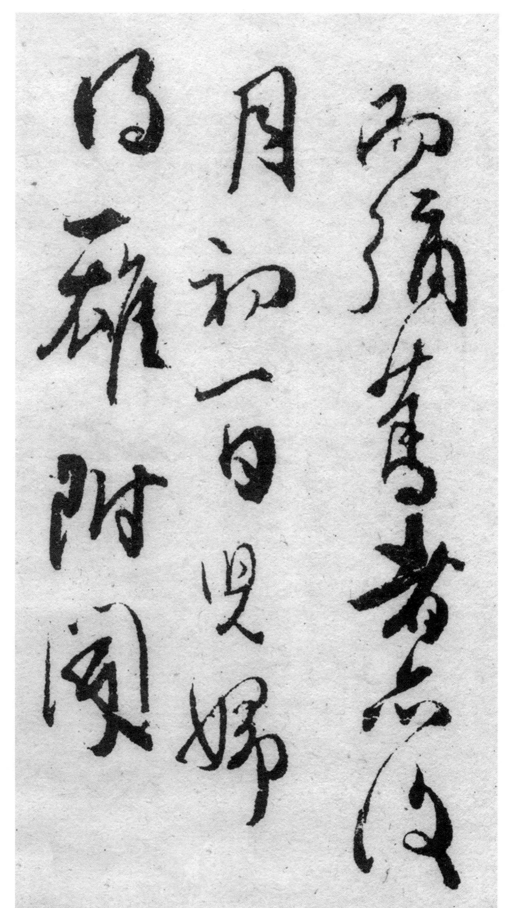

局部放大图

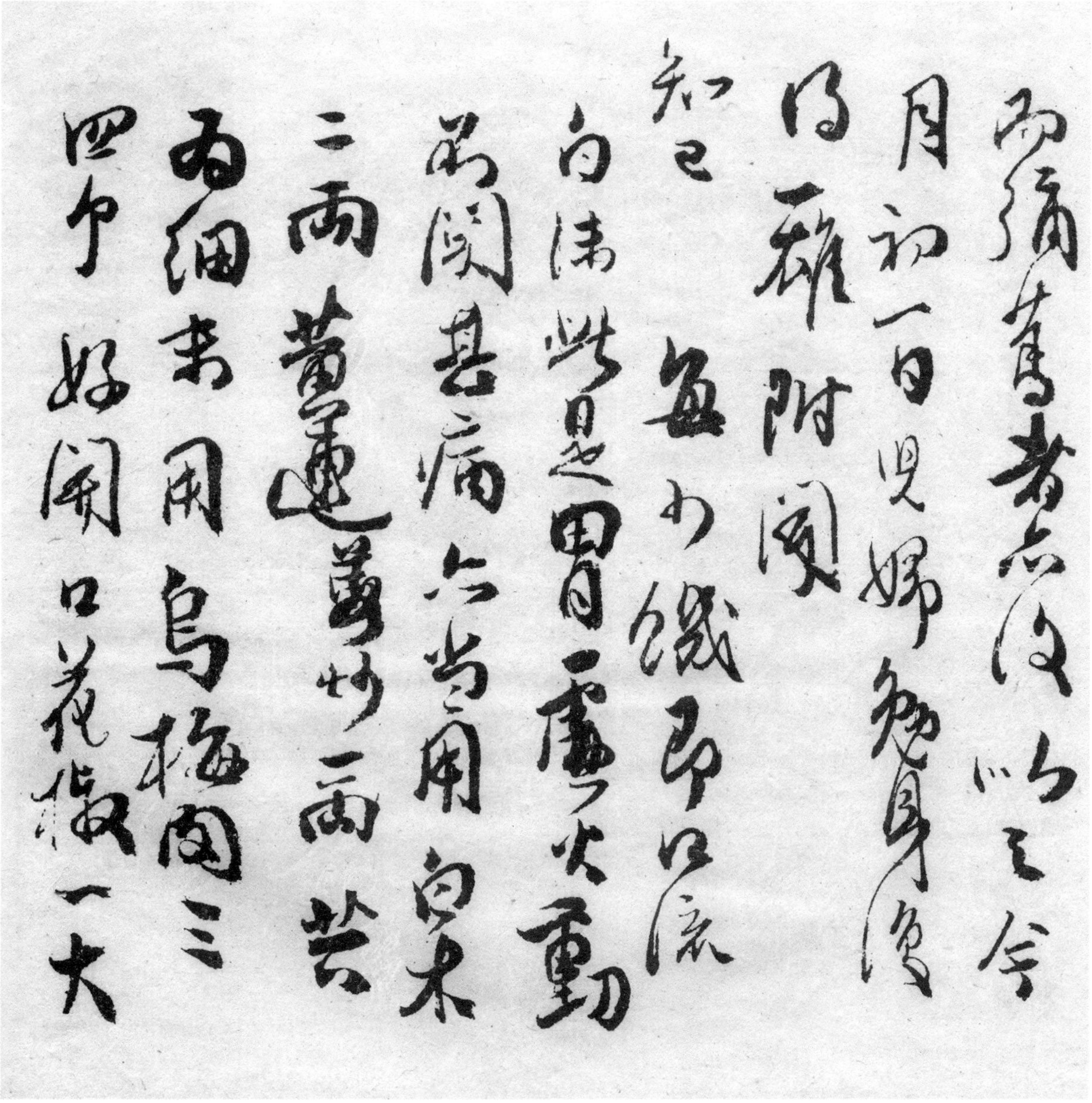

而弥笃者，亦
复似于今月初
一日，儿妇勉
身复得一雄
附闻。知已。
每少饥即口流
白沫，此是胃
虚火动，不关
甚病，亦当用
白术二两，黄
连（姜炒）一
两，共为细
末，用乌梅肉
三四个，好开
口花椒一大

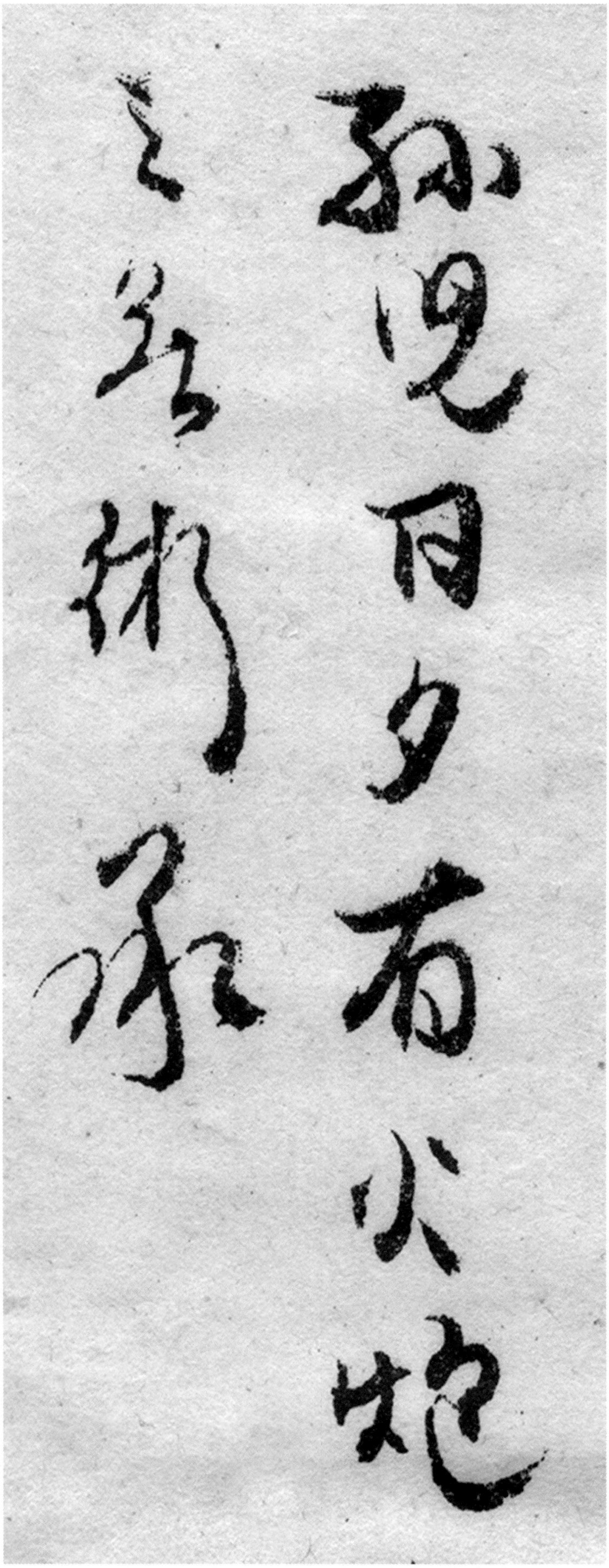

局部放大图

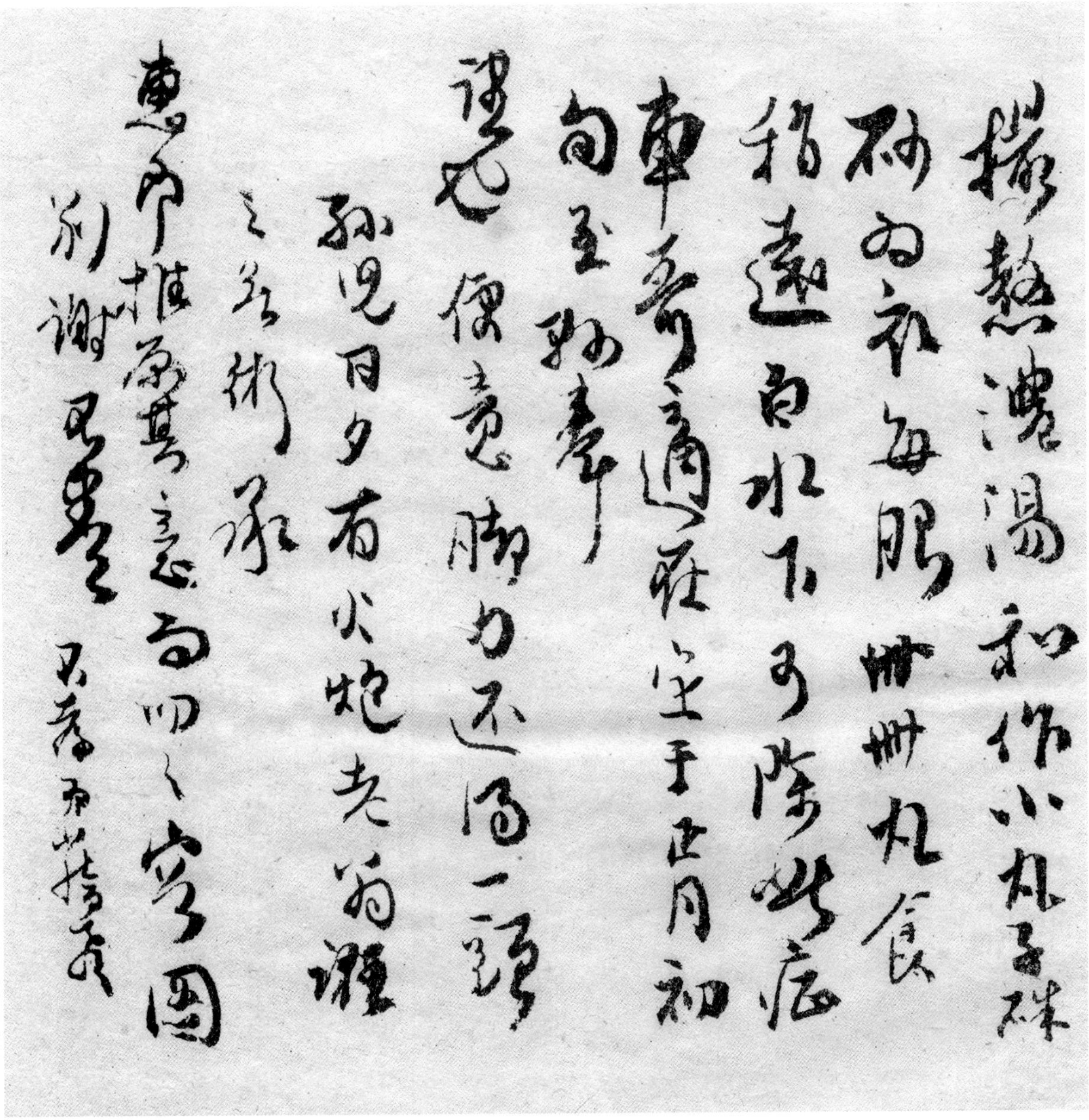

撮，熬浓汤和作小丸子，朱砂为衣，每服三四十丸，食稍远白水下，可除此症。车寿适在，定于正月初旬至县奉。谓也，便意脚力还得一头。孙儿日夕有火炮，老翁洒之若术承。惠即推原其意，而问之容图别谢不爱。不孝弟山稽拜

19. 饮食消息静摄（《傅青主先生真迹》处方，字芯高 11cm）

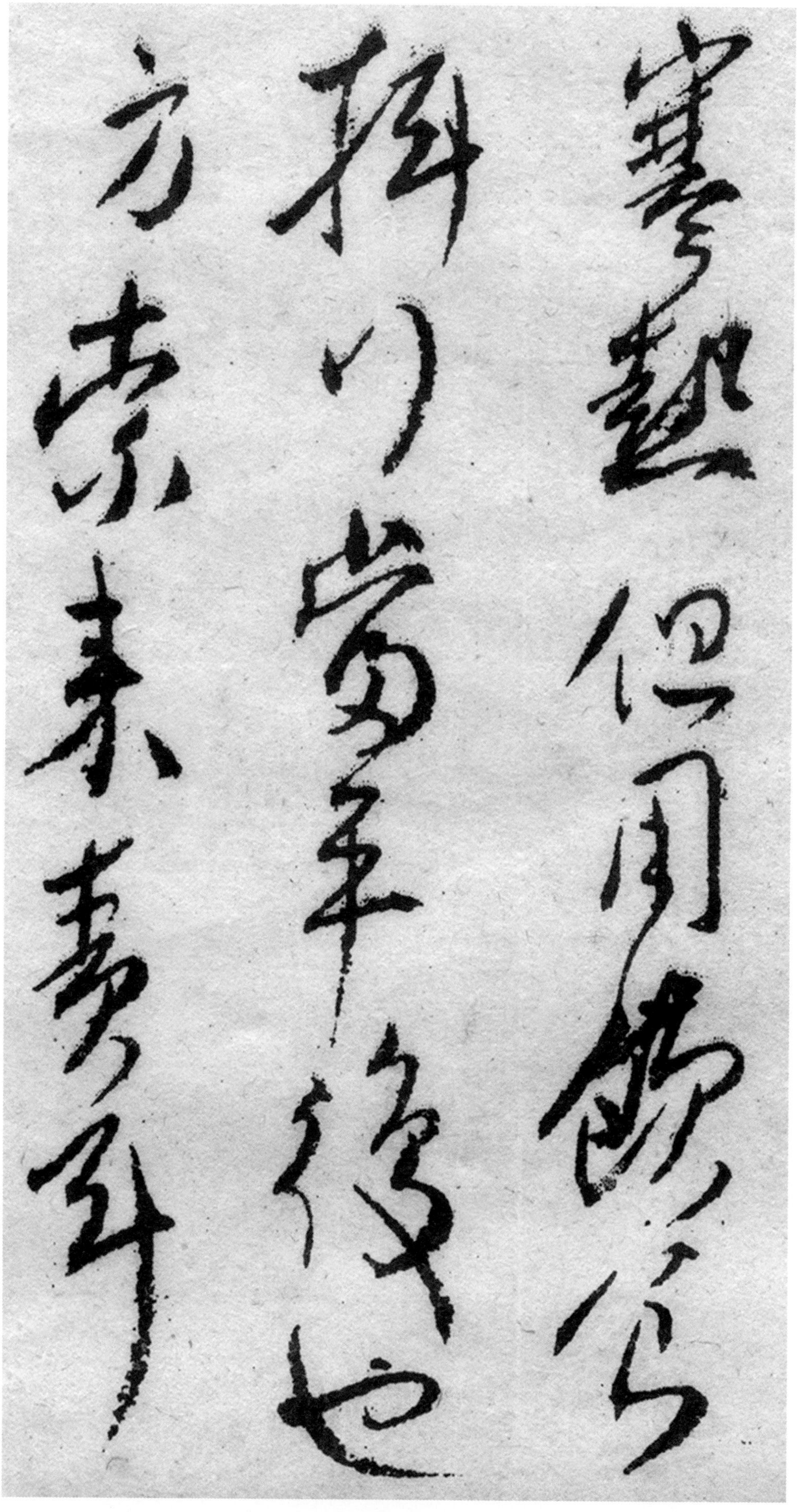

局部放大图

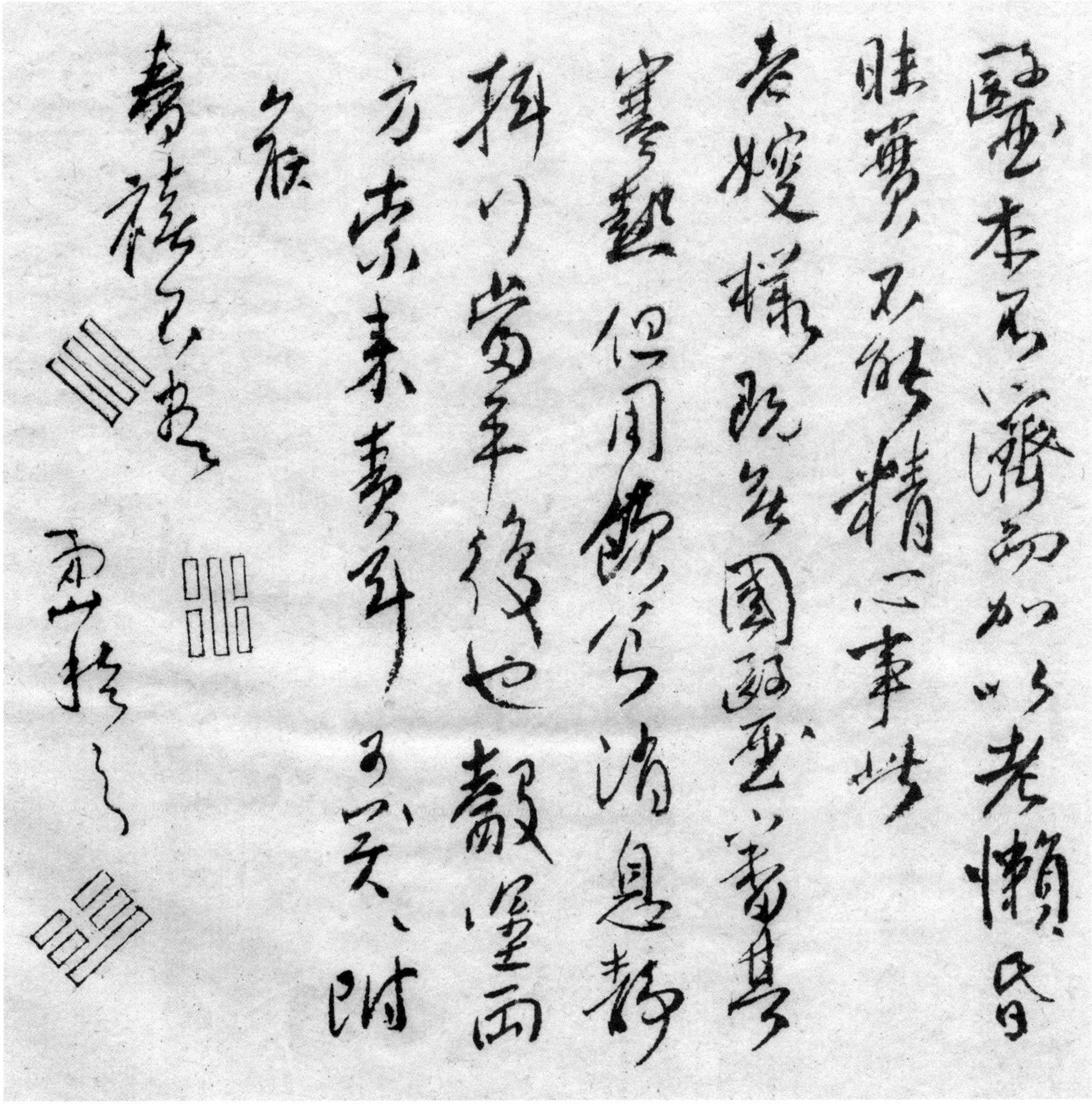

医本不济，
而加以老懒
昏昧，实不
能精心事
此。老婢样
既无国医审
其寒热，但
用饮食消息
静摄，行当
平复也。彀
涂两方索
来责耳，可
笑，可笑。
附，小候。
春禧不尽
弟山稽之

20. 侍老亲汤液（傅青主先生真迹》处方，字芯高 13cm）

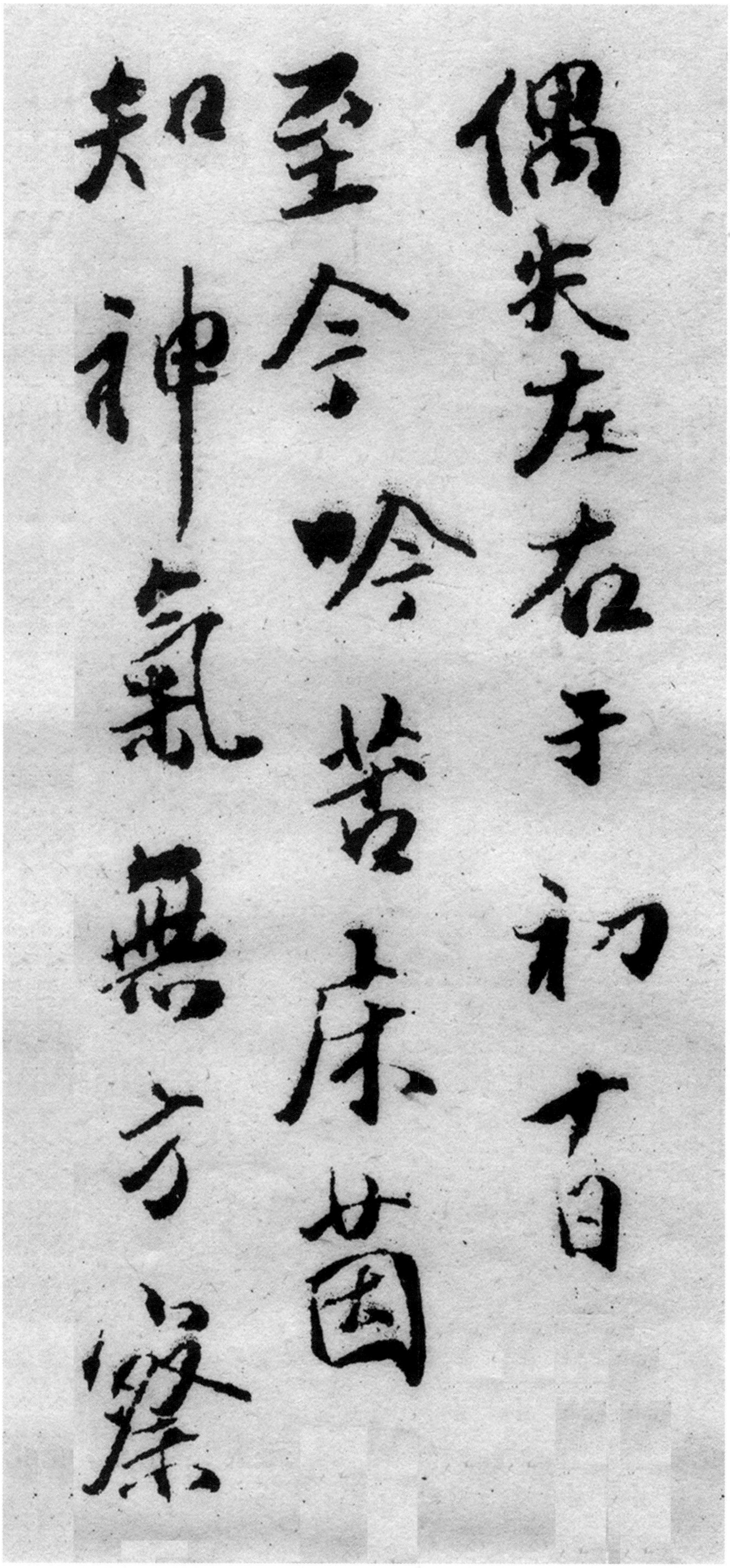

次长榆再得家信，隐虹松侨略侍老亲汤液三四日，幸全安矣，偶失左右，于初十日平地小蹶，伤筋至今，吟苦床茵不能展转，极知神气无方，察脉亦复调和无他可虑，但老人不能伸缩，如

次長榆耳不寫信陽曲木佬
晚侍老親湯液三四日畢全安矣
偶失左右手初十日平地小躓傷筋
至今吟苦床茵不能展轉極
知神氣無方纔脈尚須潤
知無他可慮但老人不能伸縮

21. 祁寯藻题跋（《傅青主先生真迹》，字芯高 13cm）

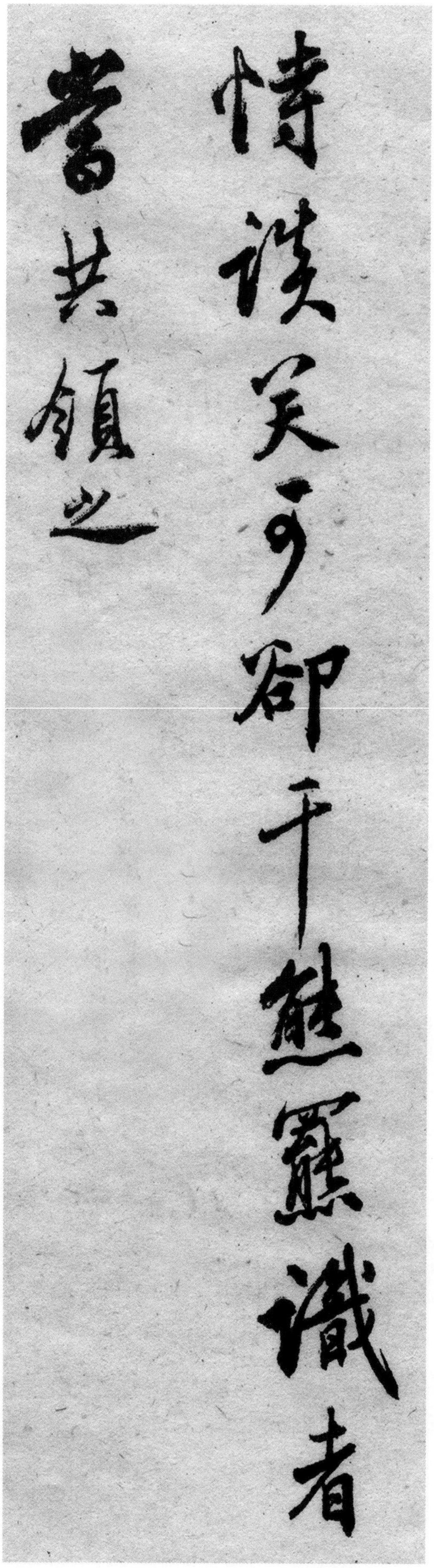

大字直逼山谷，小札信笔掷来，都成规矩，此老胸中常有恃，谈笑可却千熊罴，识者当共领之。

道光丙申三月寿阳祁寯藻拜观并识

祁寯藻私印　字叔颖号淳甫

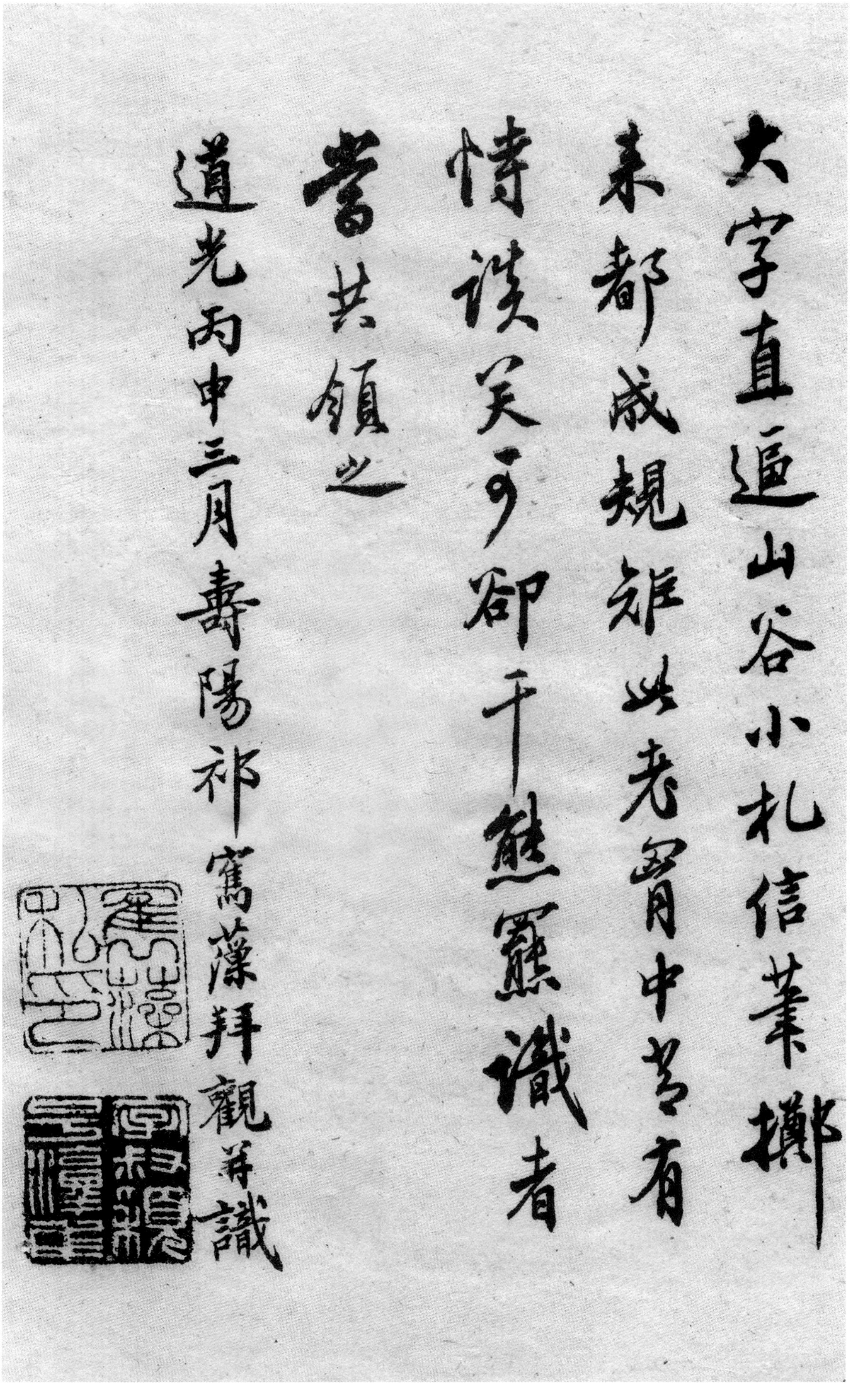

大字直逼山谷小札信筆擲來都成規雄此老胷中書有情談笑于卻千態羅識者當共領之

道光丙申三月壽陽祁寯藻拜觀并識

22. 邛钜（朵云轩藏《傅山傅眉书册》，高 26cm）

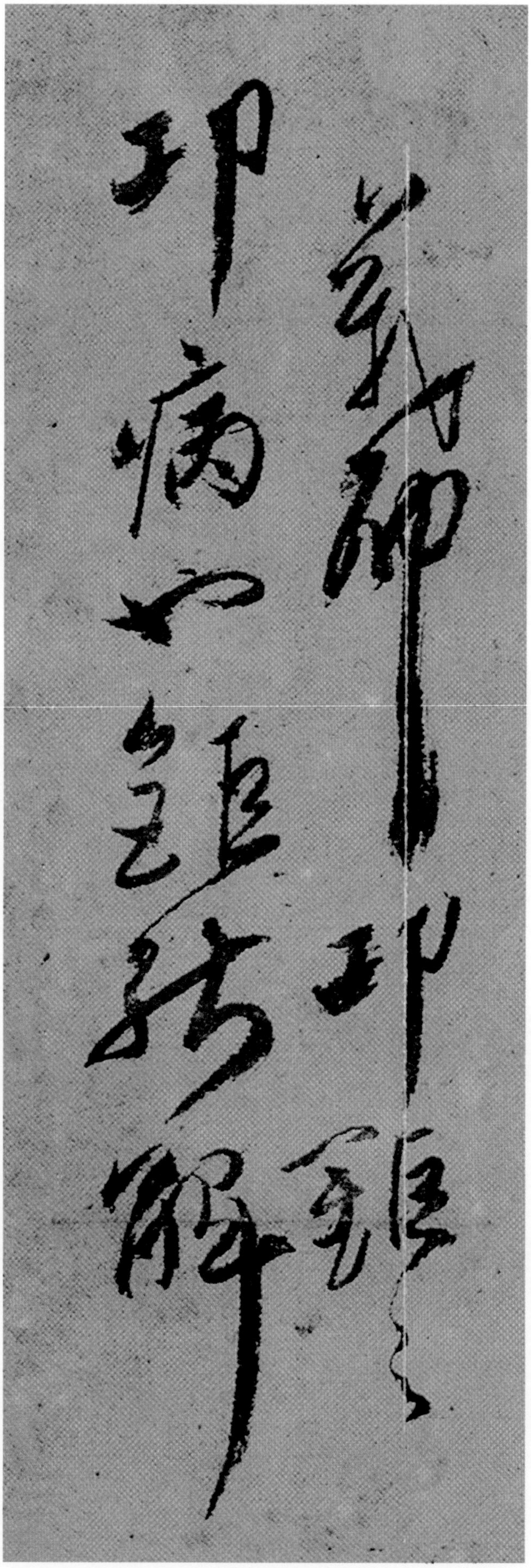

《尔雅》荞，邛钜。注即大戟。大戟逐水，荞麦亦能逐水。《圣惠方》十种水肿喘，用生大戟和荞麦面作饼，炙熟为末服。麦以荞名，此亦取邛钜之义耶？邛钜之义不解，吾固强解之。邛，病也。钜，能解也。俗言：荞麦一年沉积在肠胃者，食之亦消去，亦是钜邛之义耶！

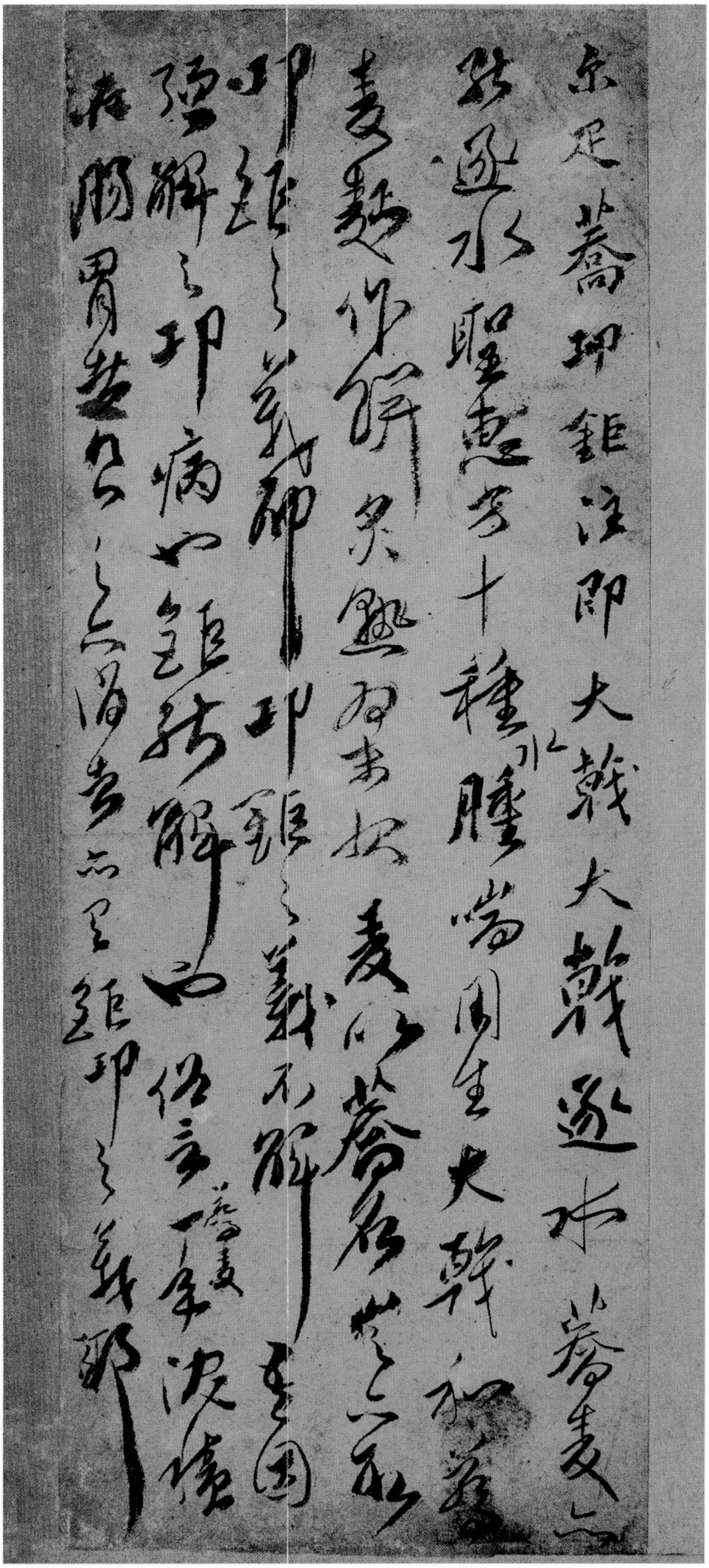

23. 疮痛（朵云轩藏《傅山傅眉书册》，高 26cm）

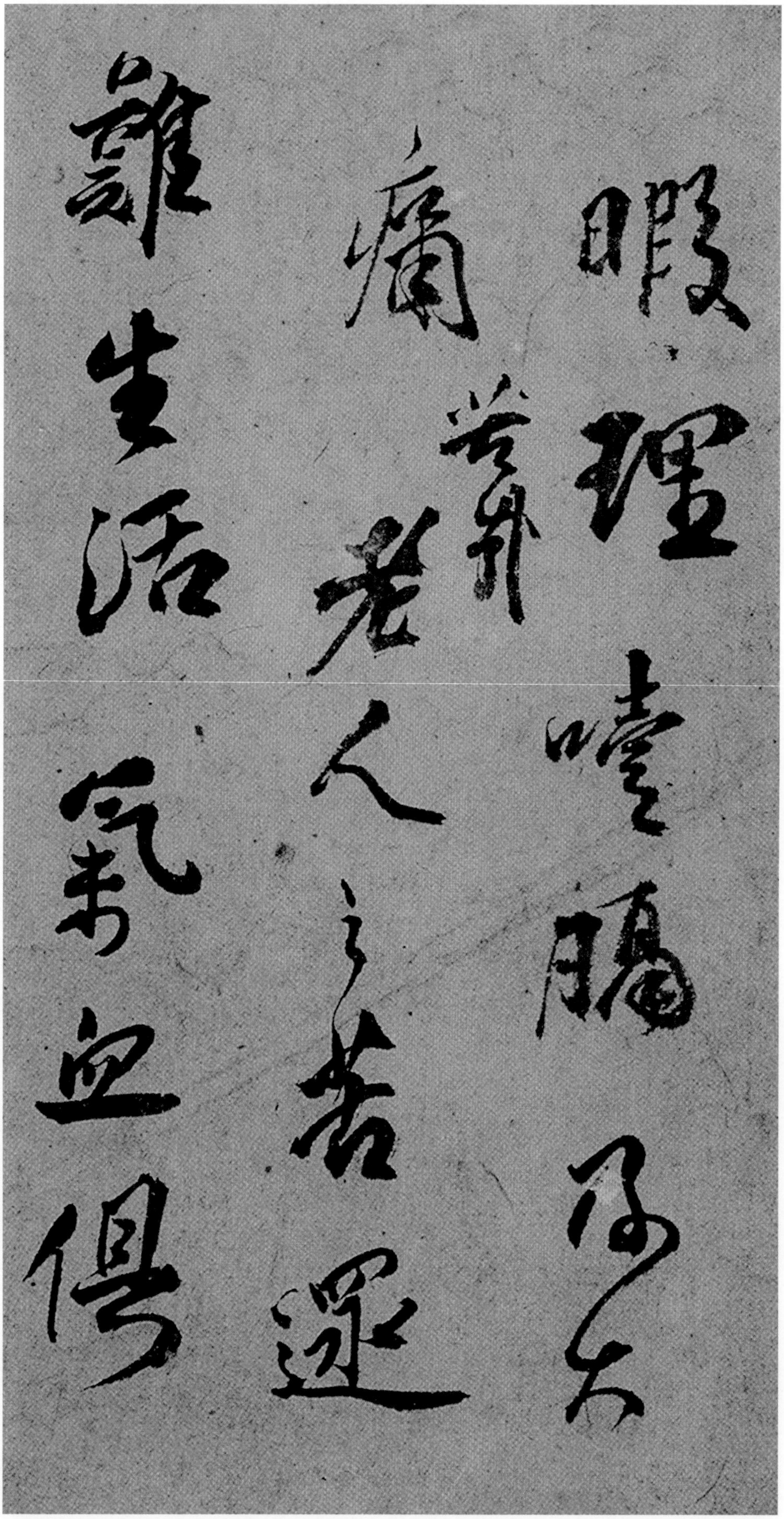

局部放大图

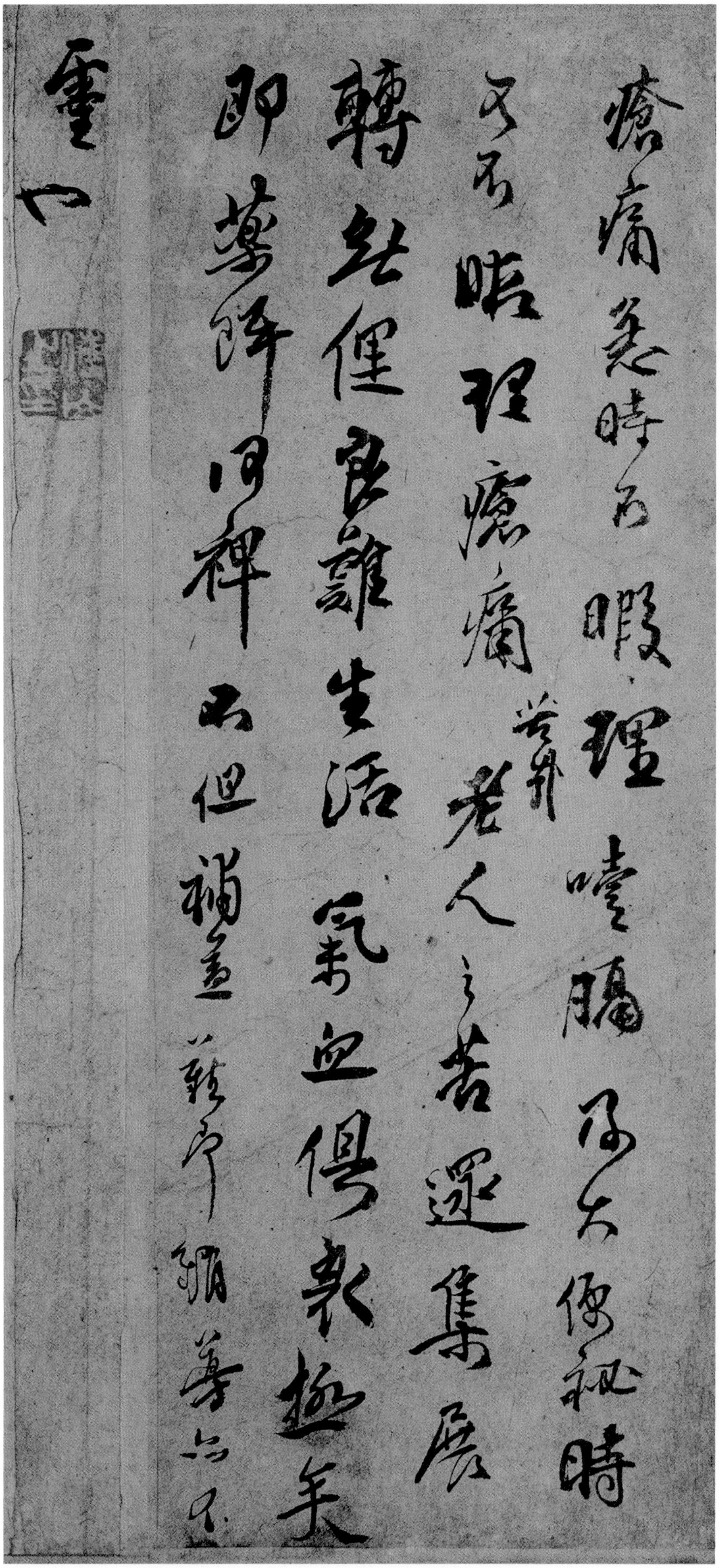

疮痛急时不暇理，噎膈及大便秘时又不暇理。疮痛苦哉！老人之苦遝集，展转无俚，良难生活，气血俱衰极矣。即药饵何裨，不但补益难，即消导亦不灵也。

24. 水泻不能弄笔墨

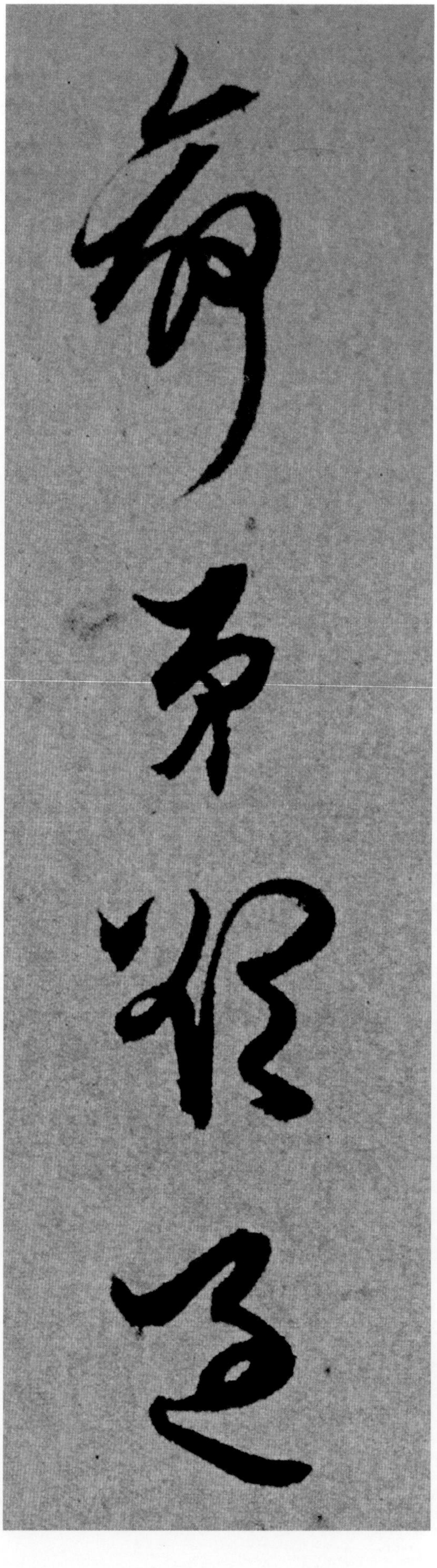

局部放大图

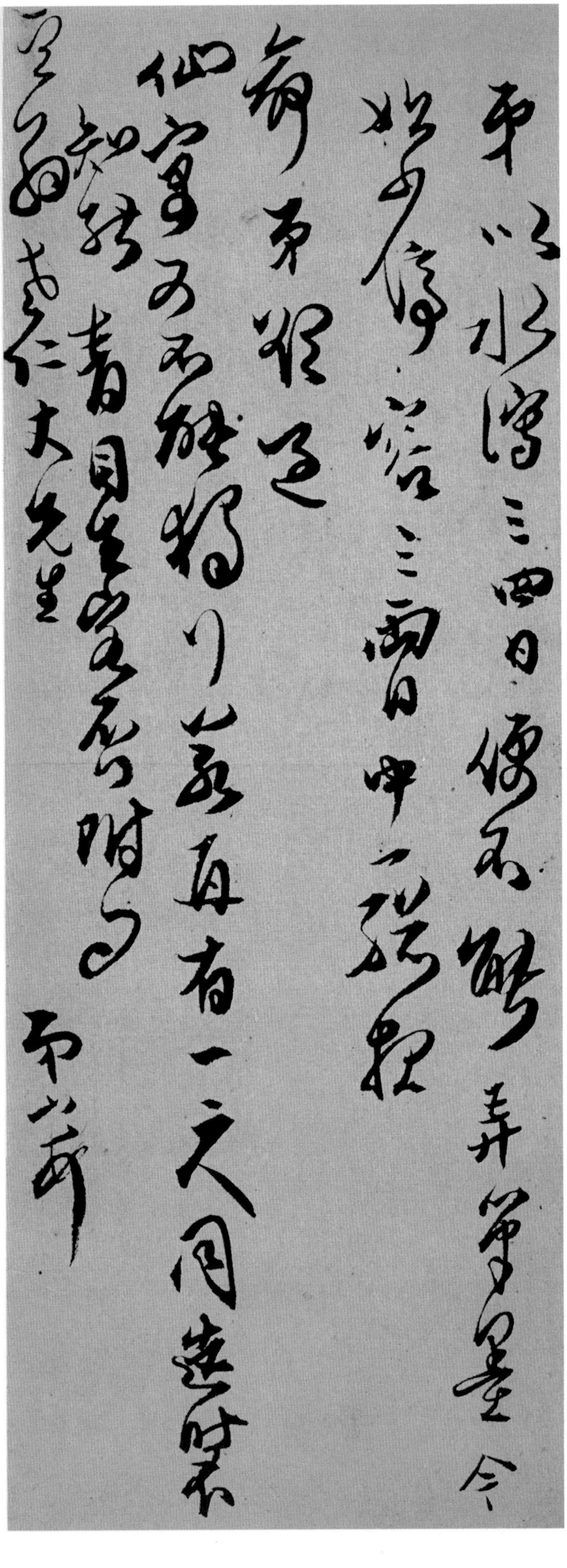

弟以水泻三四日，便不能弄笔墨。今始少停。容三两日中，一总报命。弟欲过仙寓，不能独行，若再有一二人同造时，不知能青目生客否？附问玄翁老仁丈先生。

弟山顿首

25. 疮发不理弄笔研事

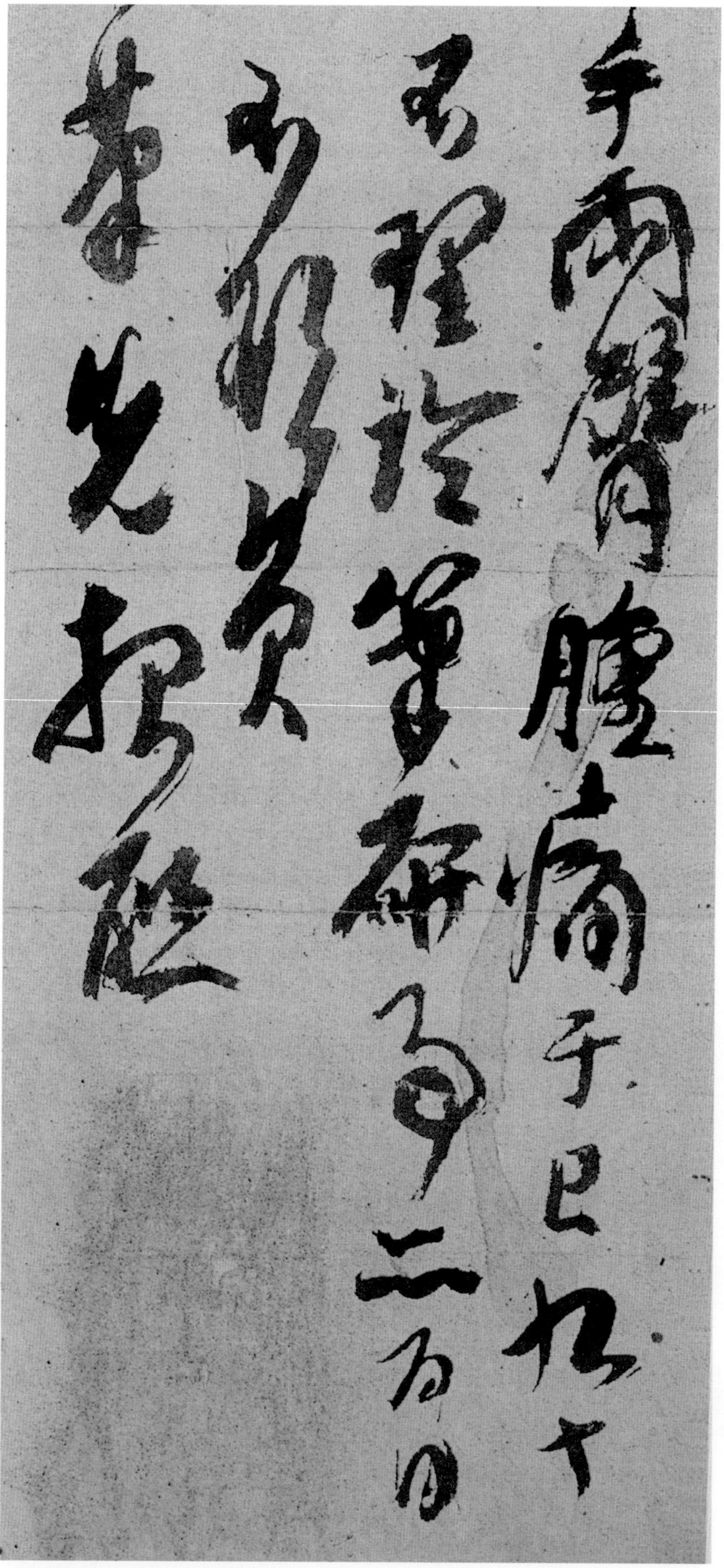

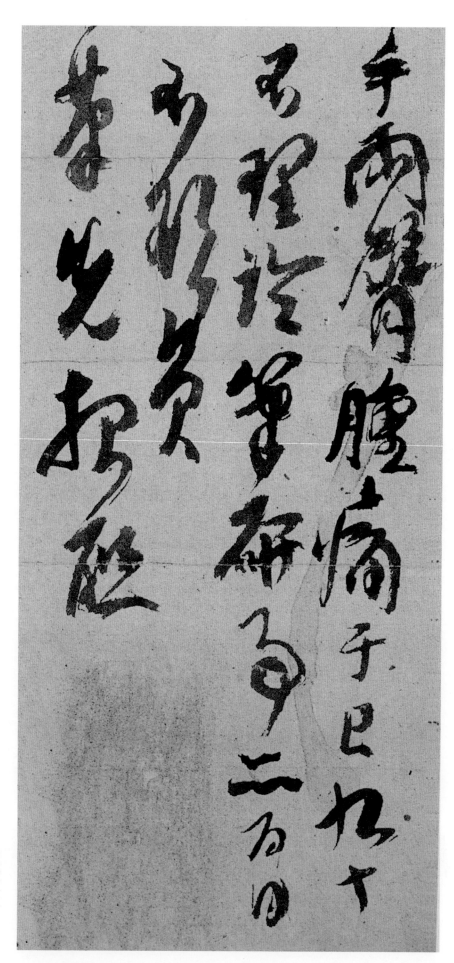

局部放大图

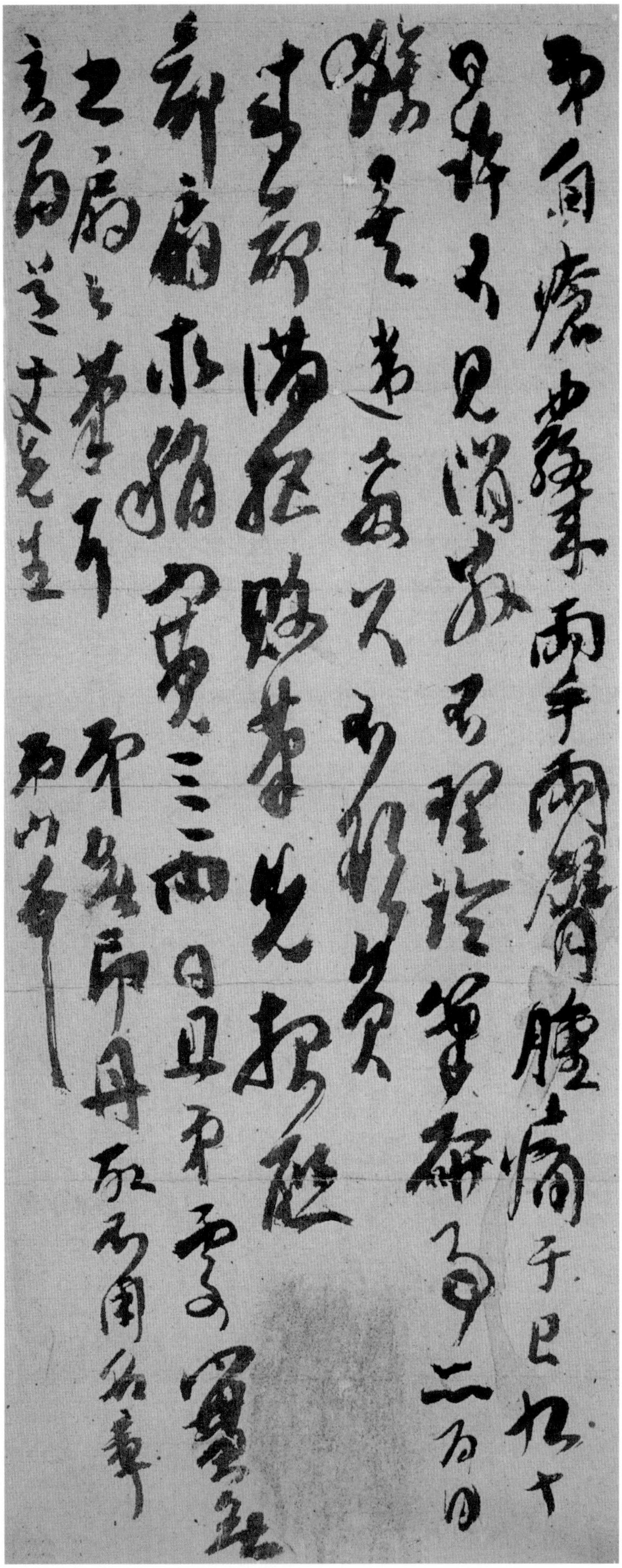

弟自疮发以来，两手两臂肿痛，于已九十日许不见消散。不理弄笔研事，亦百日余矣。违教久，不欲负来命，满纸败笔，先报联命，扇求稍宽三两日，且弟处实无书扇之笔耳。弟无印丹，故不用名章。玄翁道丈先生。

弟山顿首

26. 处方用人参

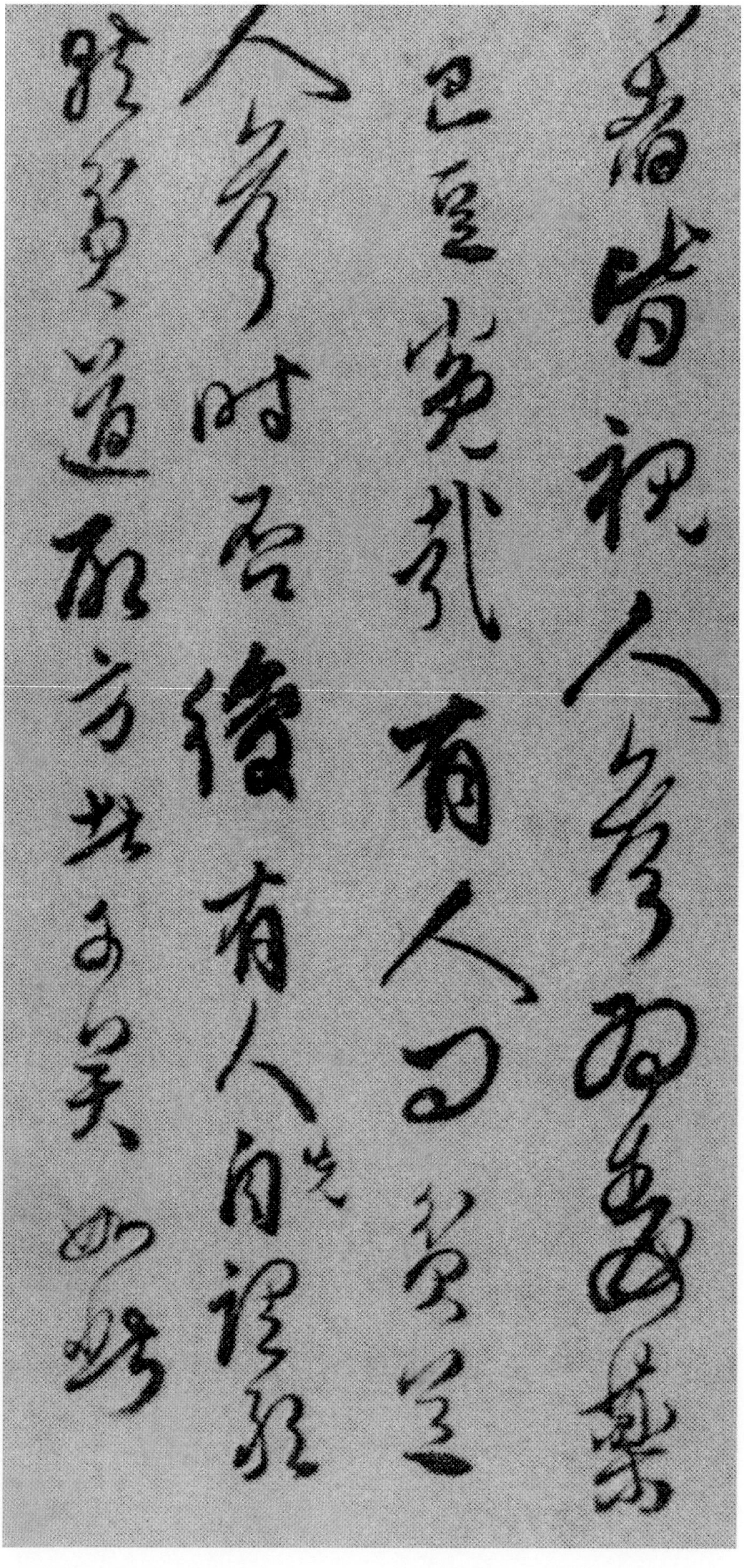

贫道间为人处方，数用人参，人遂谓贫道为『人参医』。贫道亦自信无他技。正如拙厨子舍椒，无他调和也。往往见下药者与服药者皆视人参为毒药，过于牵牛、巴豆。冤哉！有人问贫道：亦有不用人参时否？复有人先自谓敢服人参，而就贫道取方者，可笑如此！

贵迟问某方用人参人参难得……

贵迟两人参……自信……技玉

独府子舍……调如……见不藥

此……服藥者皆祝人参而服藥

这于……毫……有人……

眘不用人参时君後有人自……

服人参而……道此方找不……如此

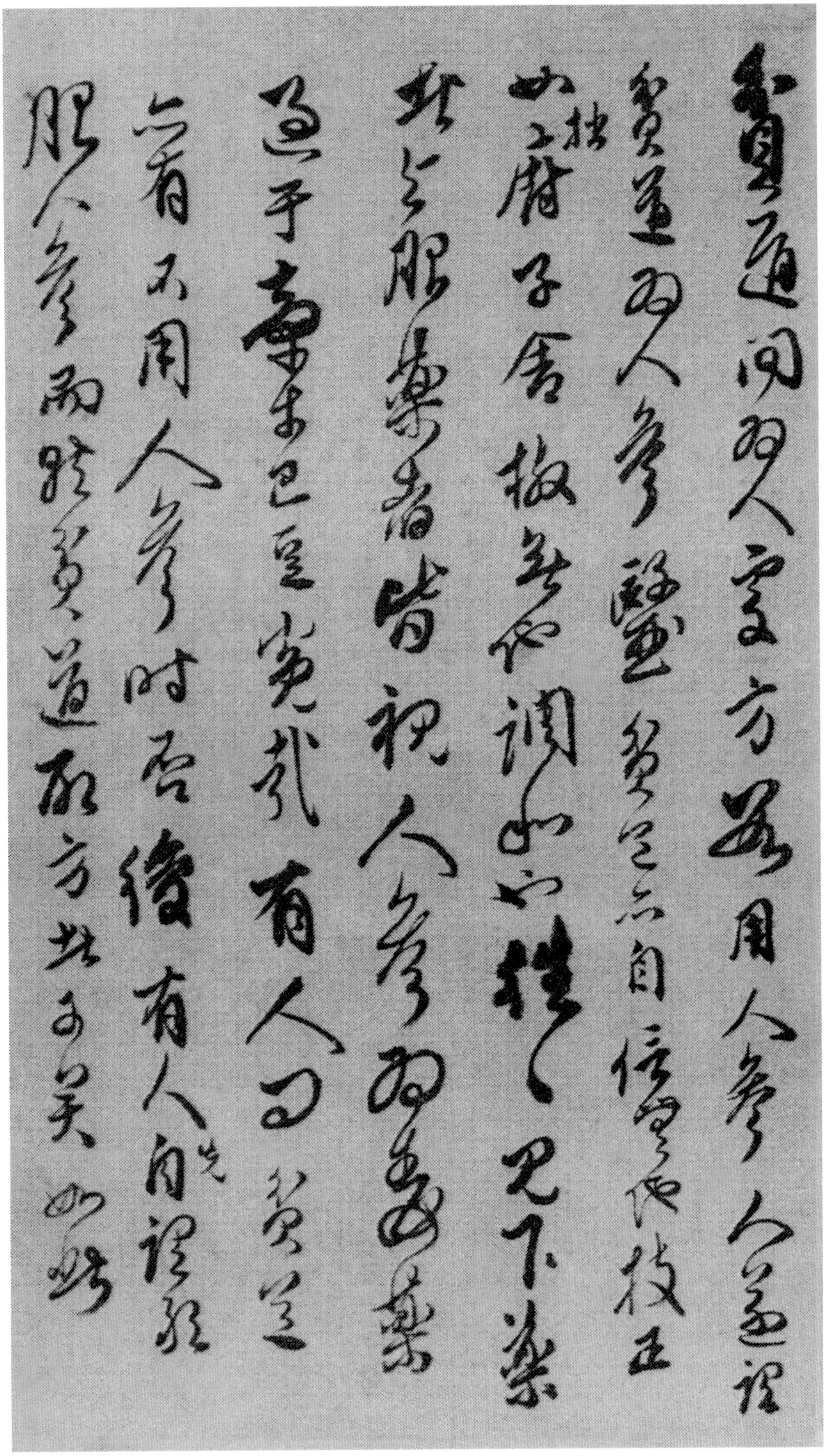

27. 白蒿

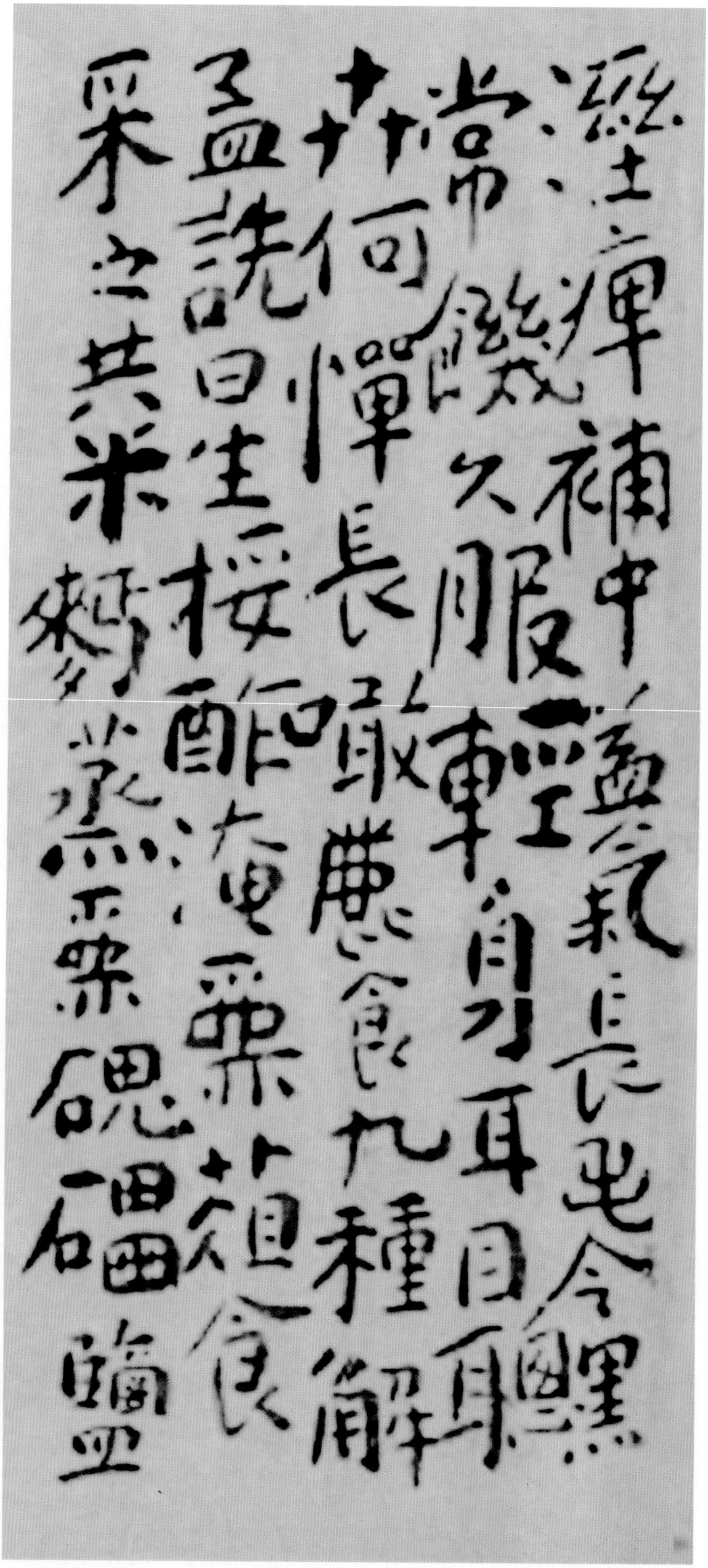

白蒿，《尔疋》：蘩，由胡。《本经》：主治五脏邪气、风寒湿痹；补中益气，长毛发，令黑；疗心悬、少食常饥；久服轻身，耳目聪明不老。如此嘉卉，何惮长嗽？鹿食九种解毒之草，此其五。孟诜曰：『生挼，酢淹为菹食，甚益人。』今人采之，共米面蒸为魂礧，盐糖如食，性皆爽。

白蒿不足蘩由胡本平主五臟邪氣風寒濕痹補中益氣長毛髮令黑療心懸少食常饑久服輕身耳目聰明不老如此嘉材何憚長嘯敢懋食九種解毒之艸山甚豆孟詵曰生挼醋淹為葅食甚益人令人采之共米麪蒸為磈礧盬餹如食甘醬皆爽

28. 蒿艾

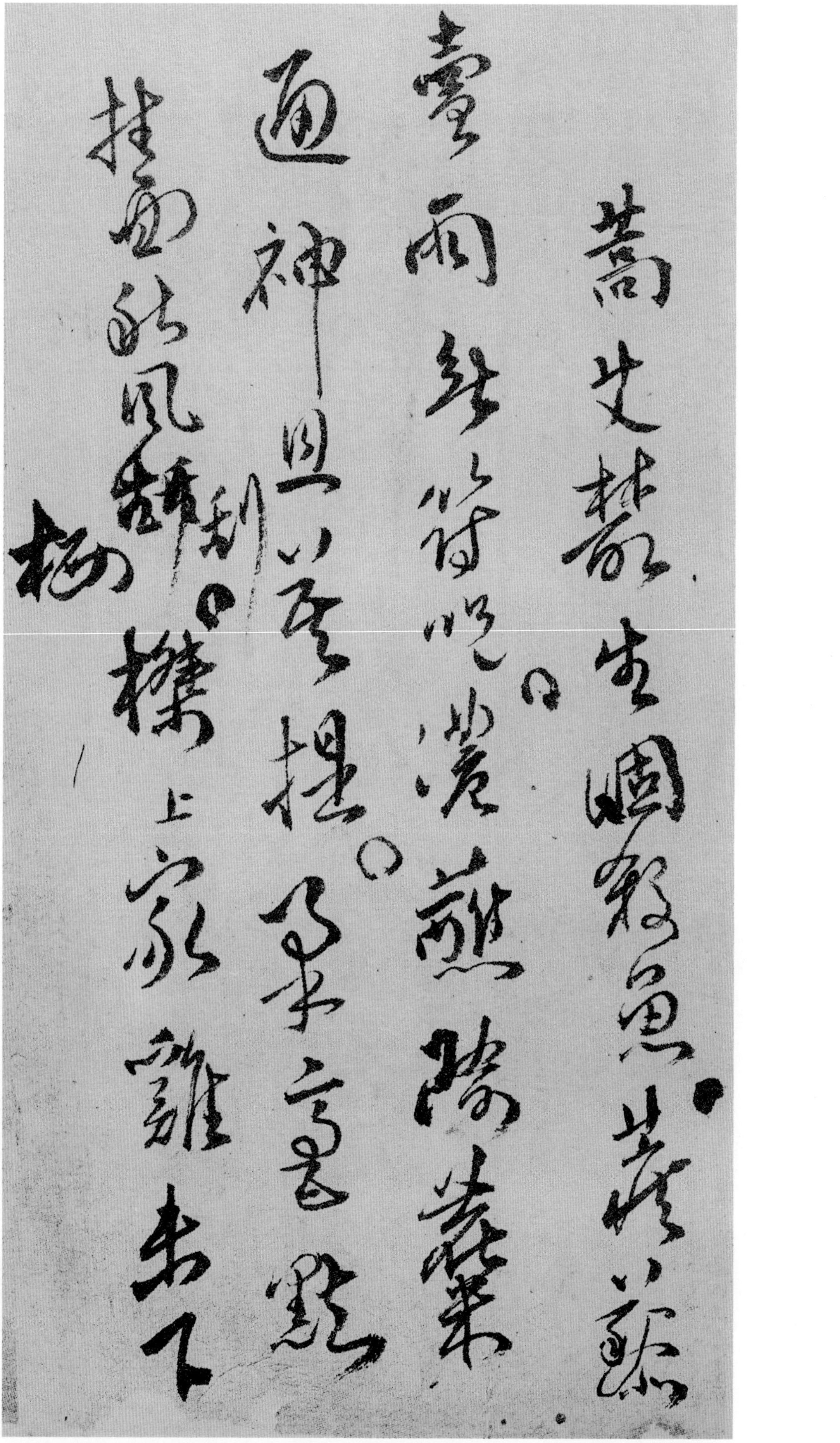

蒿艾丛生涸杀鱼，蒺藜随长不胜锄。道人卖雨无符咒，浓蘸隃麋画墨猪。

瘦硬通神且莫提，柔毫点点任东西。凭谁挂面秋风刮，櫟上家鸡未下栖。

南帆高兴试一和之，佐酒，略破岑寂，龙池弟子闻道下土。

真山具草

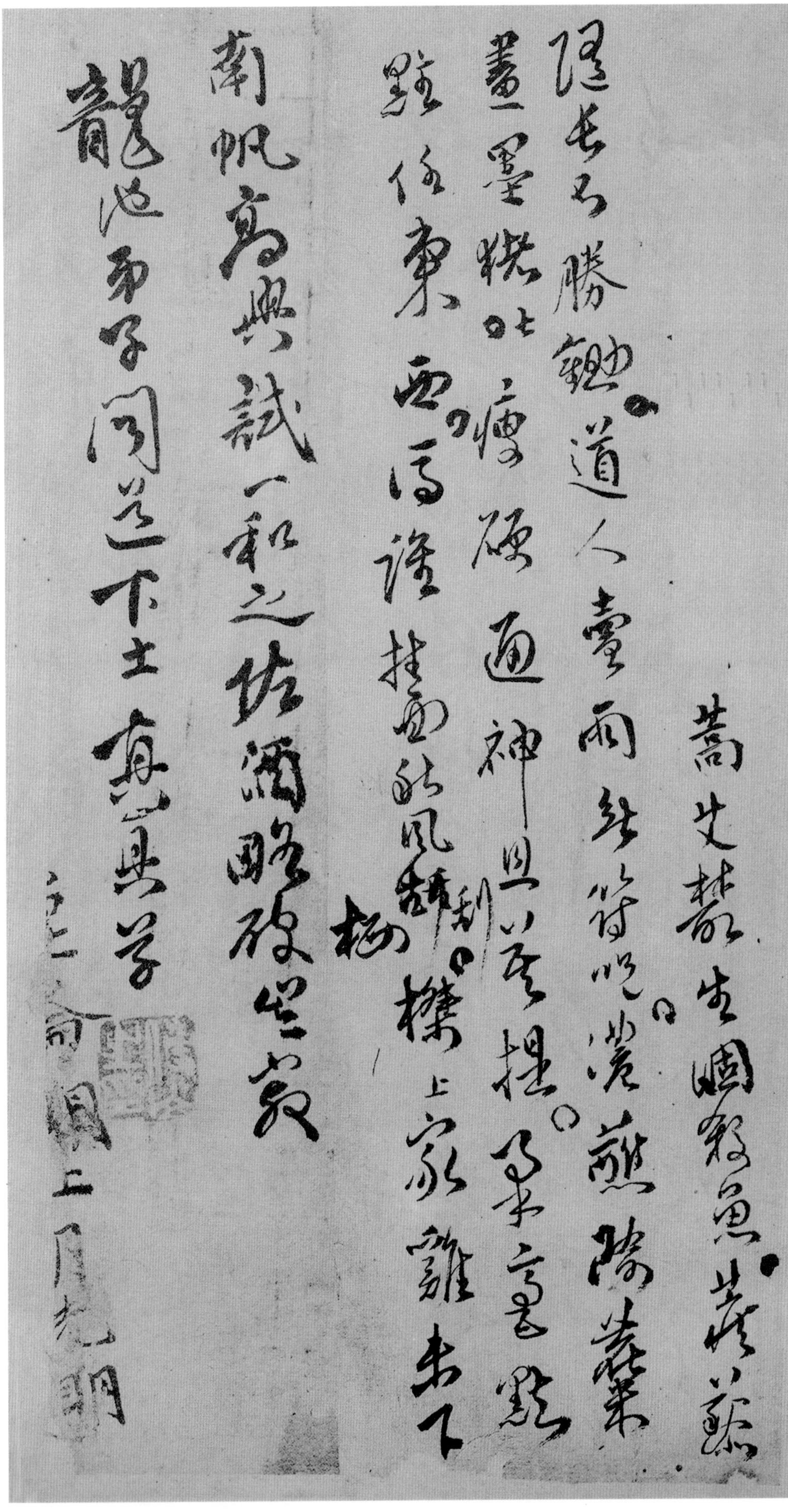

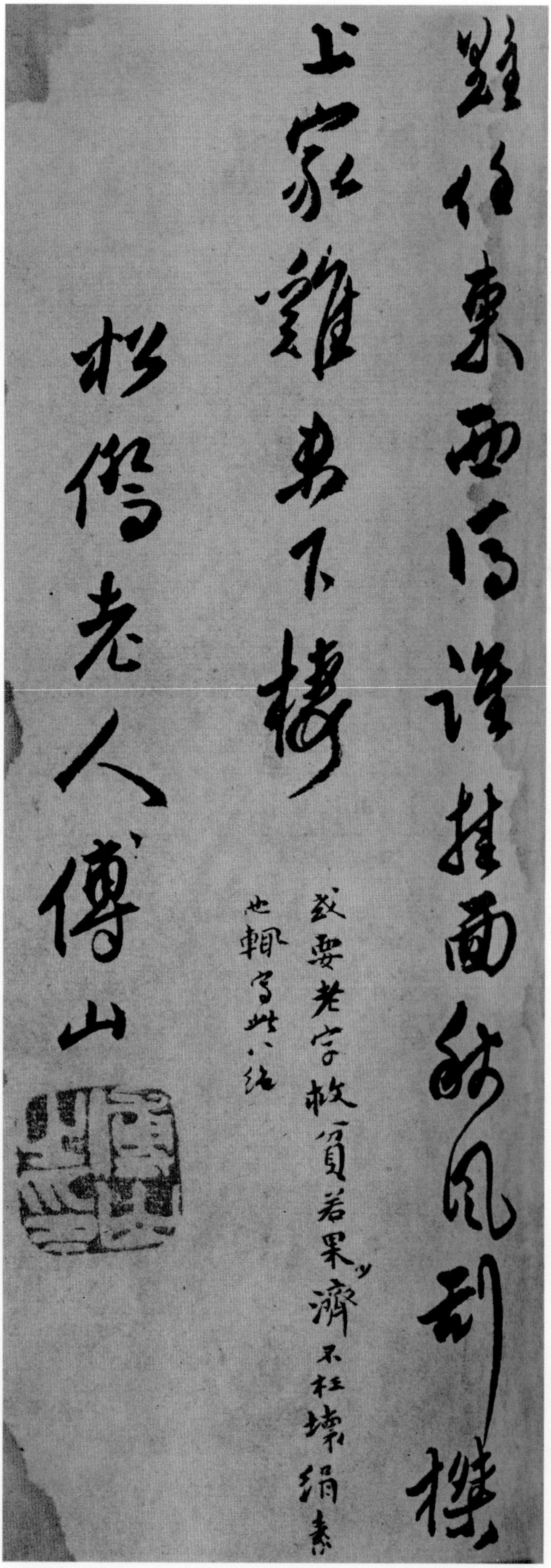
松僑老人傅山
茲要老字救貧若果少濟不枉壞絹素
也輒寫此八紙

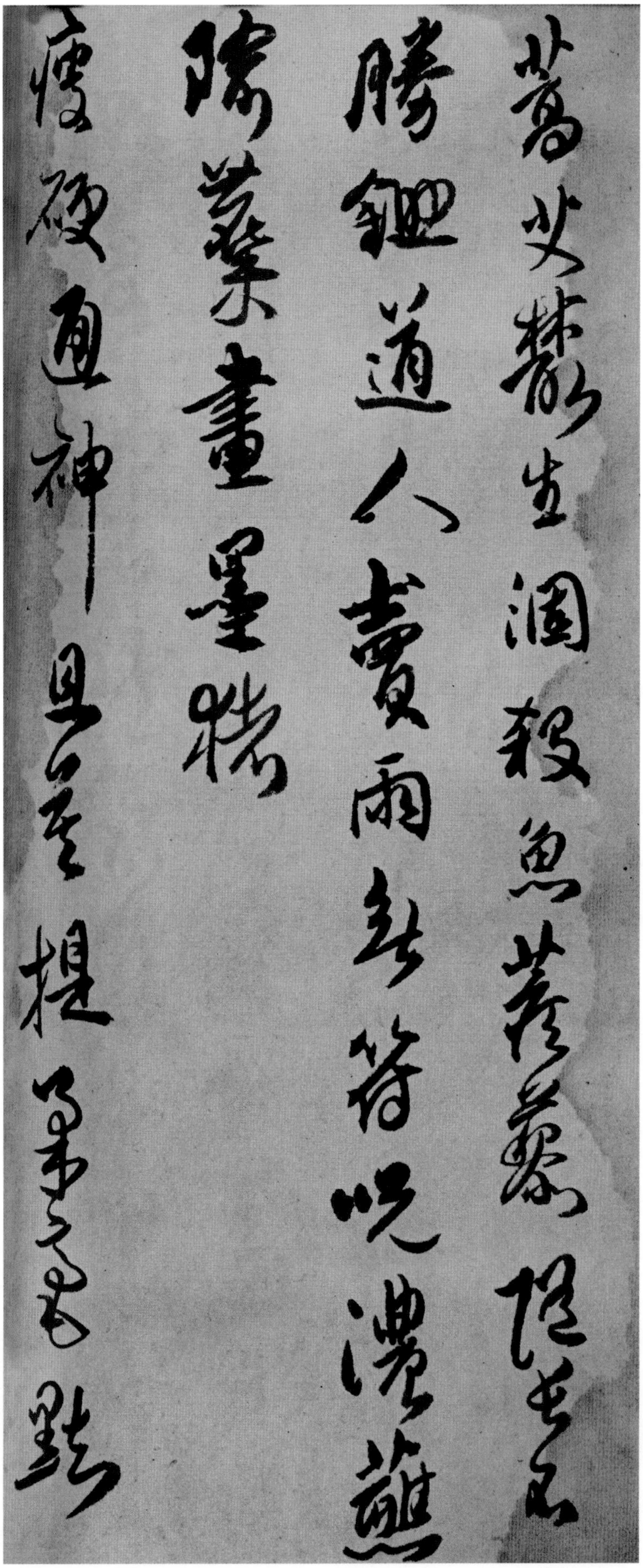

29. 柳菇

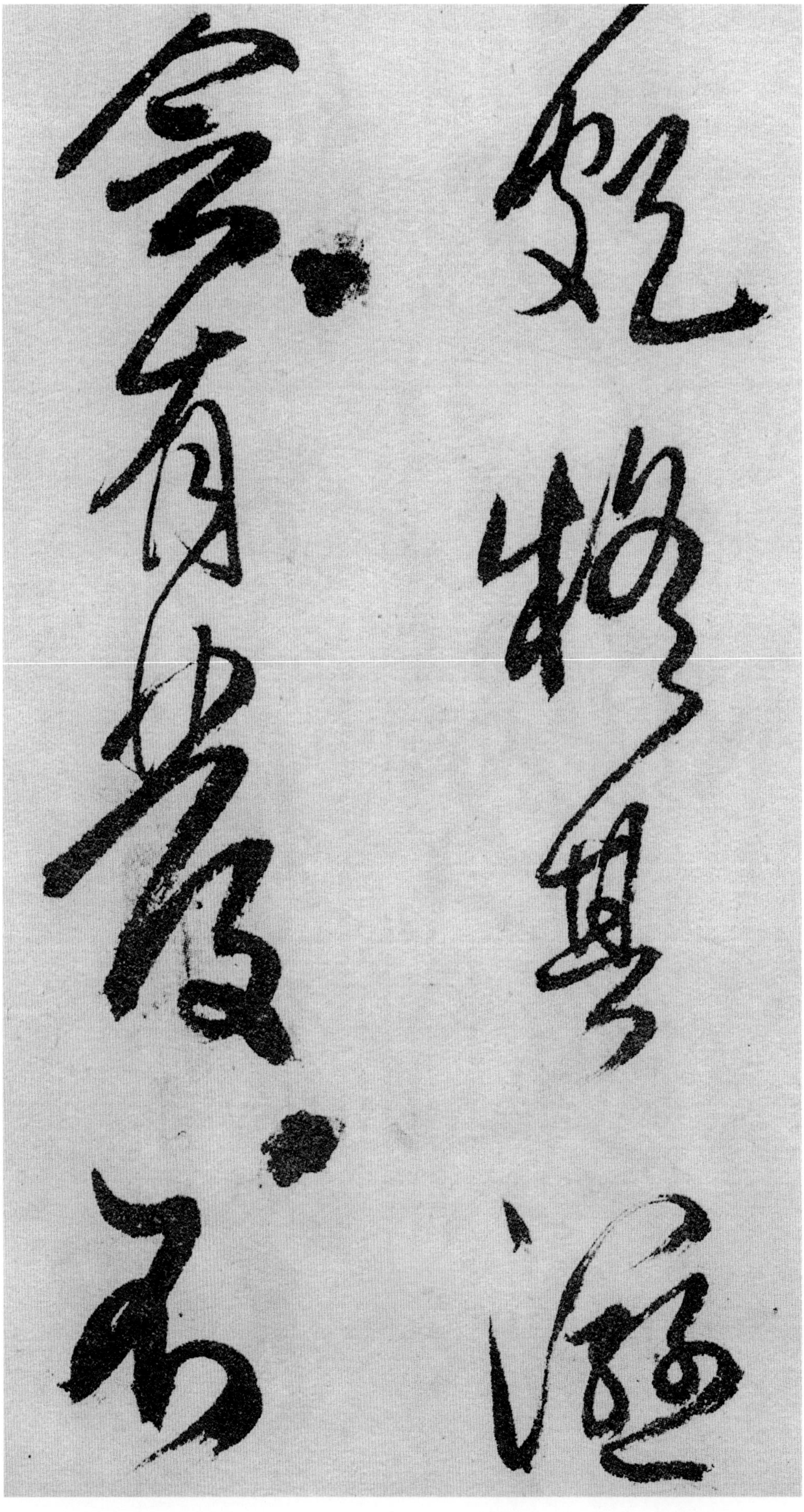

昨涵虚送柳菇，晚饭燭噉之风韵不可名状，今疽新合，颇疑其湿热蒸成会有发，不

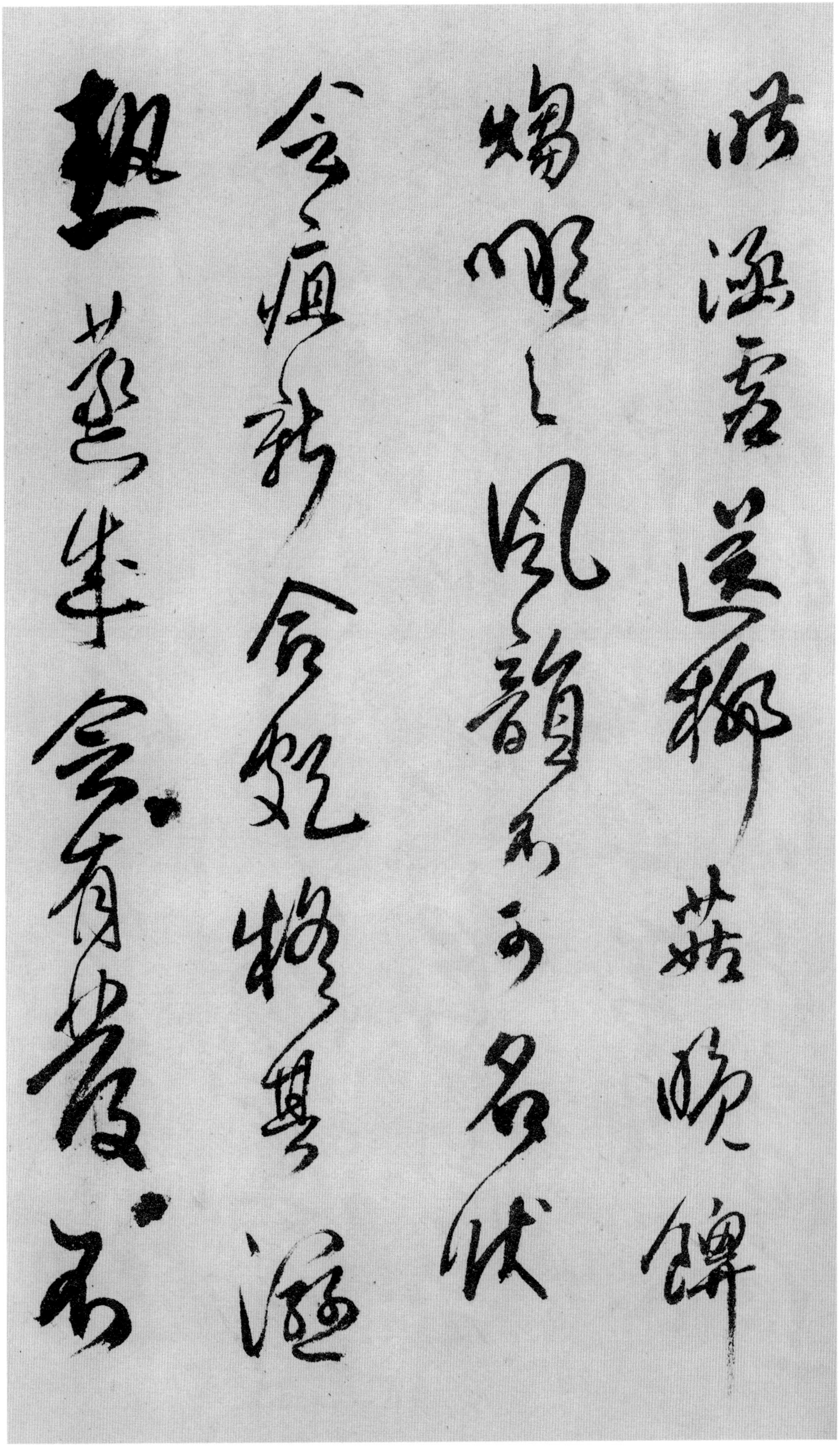

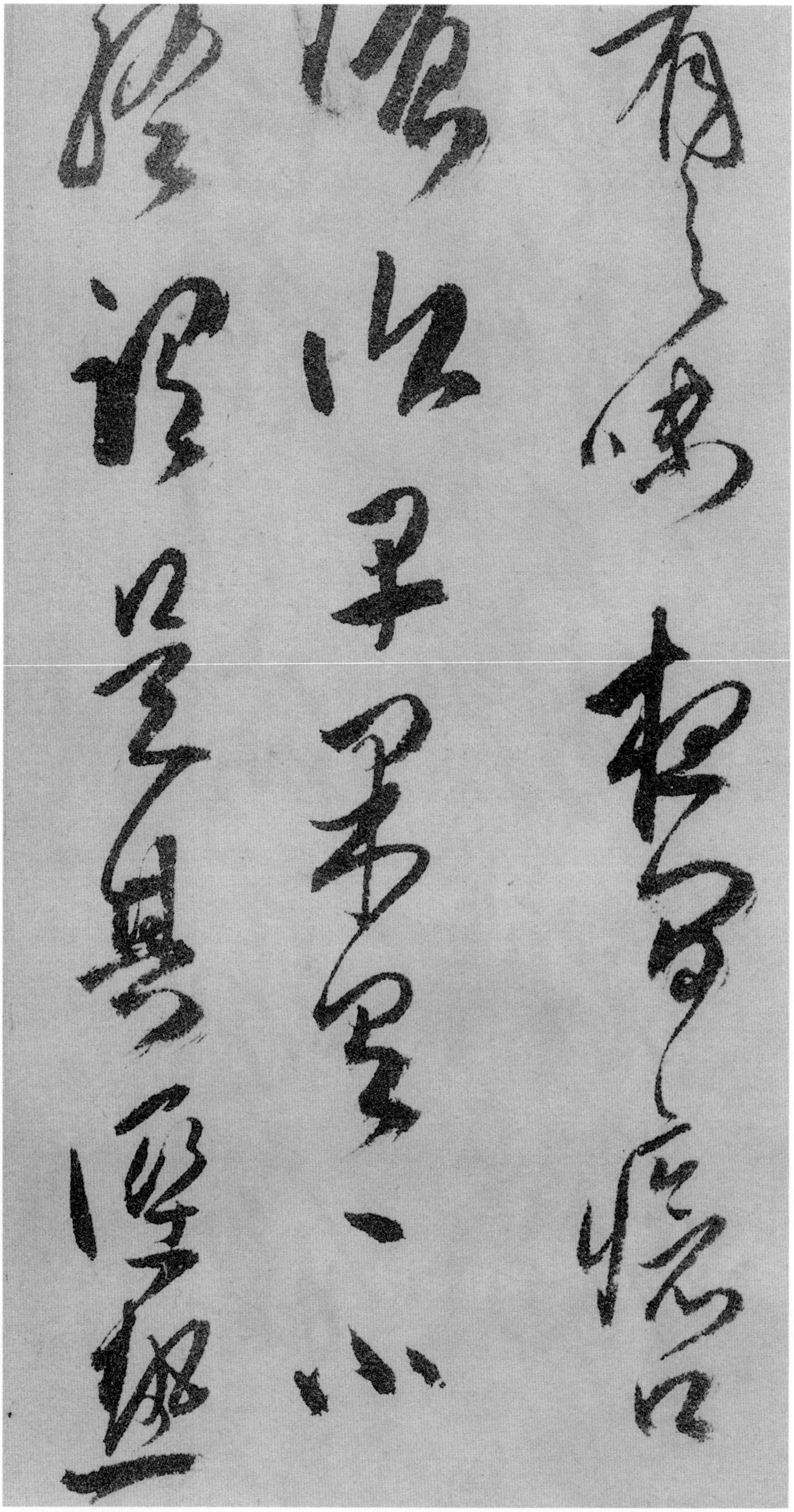

敢放口大嚼，然实强忍之，又复时时少啜其汁，真未成有味，夜间疮口微作痒，次早果有一小浆泡，吾终谓是其湿热

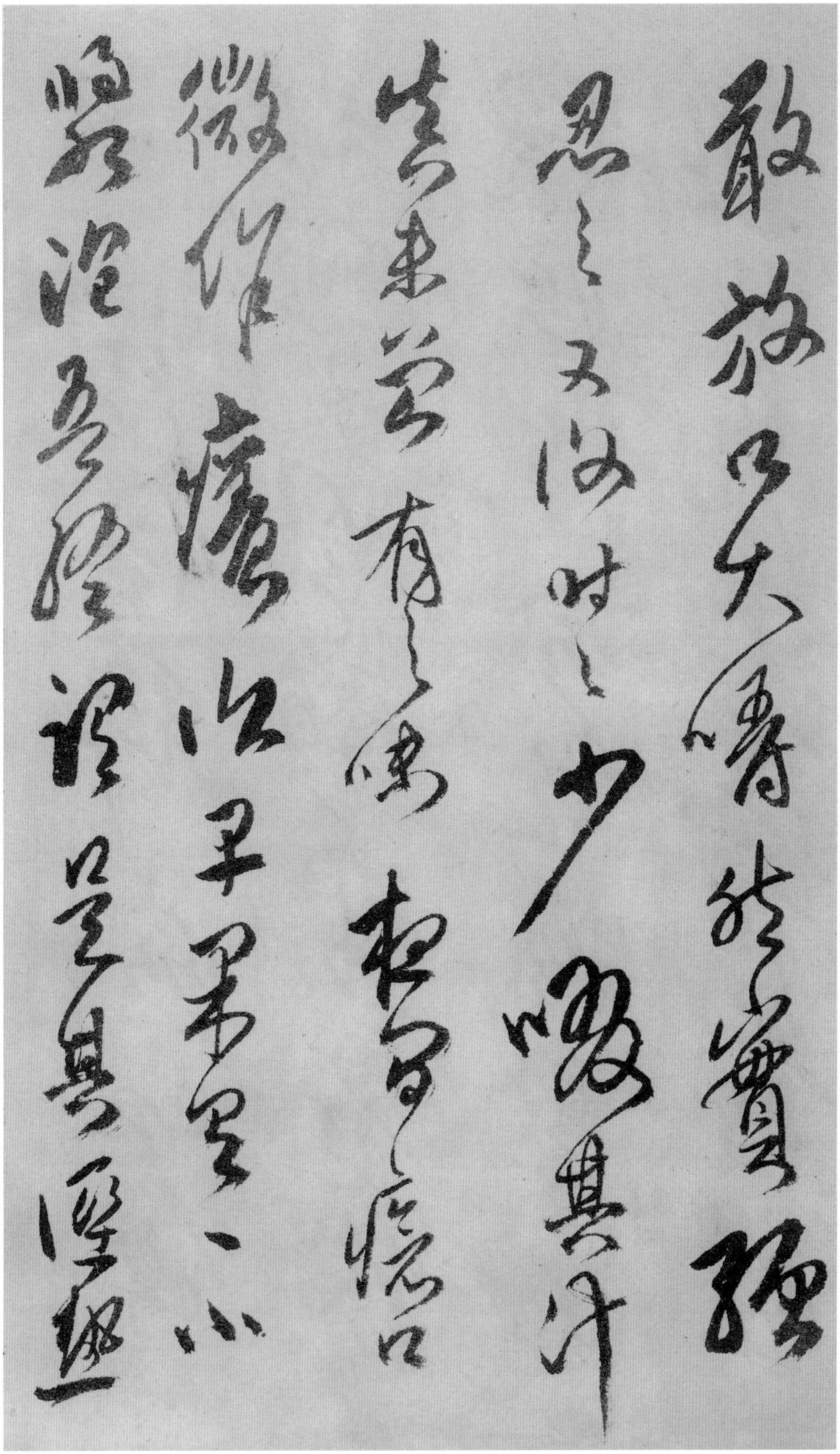

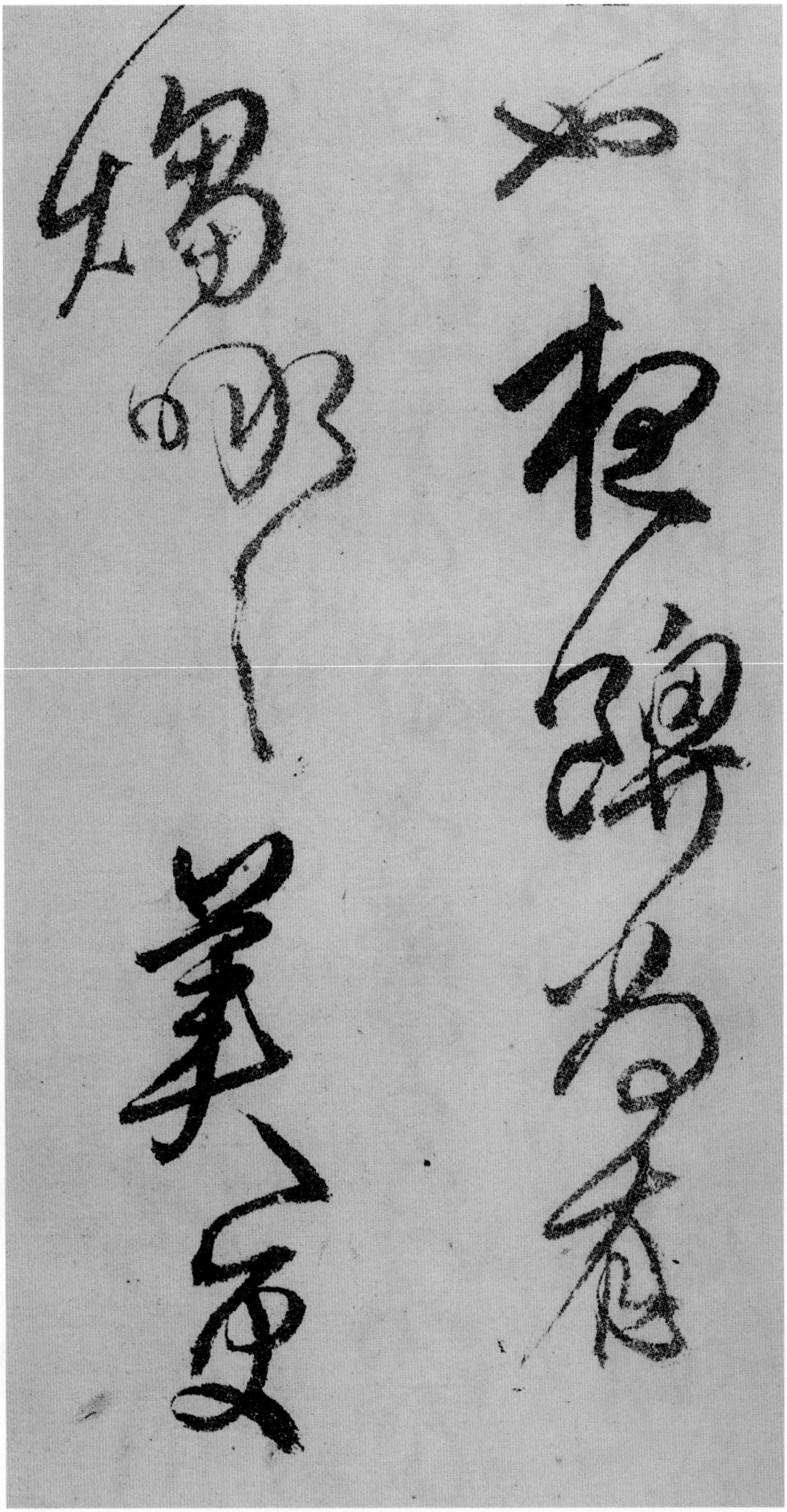

之性所蒸及也。夜饭尚有十许茎，复燏㬭之，美更甚，步初顿，安得日日有此奇脆之味，说此老

之性所藝及以根縛為看

十許莖以獨明之美麥

甚多初放毋但月色看

好善之脆之麾說此花

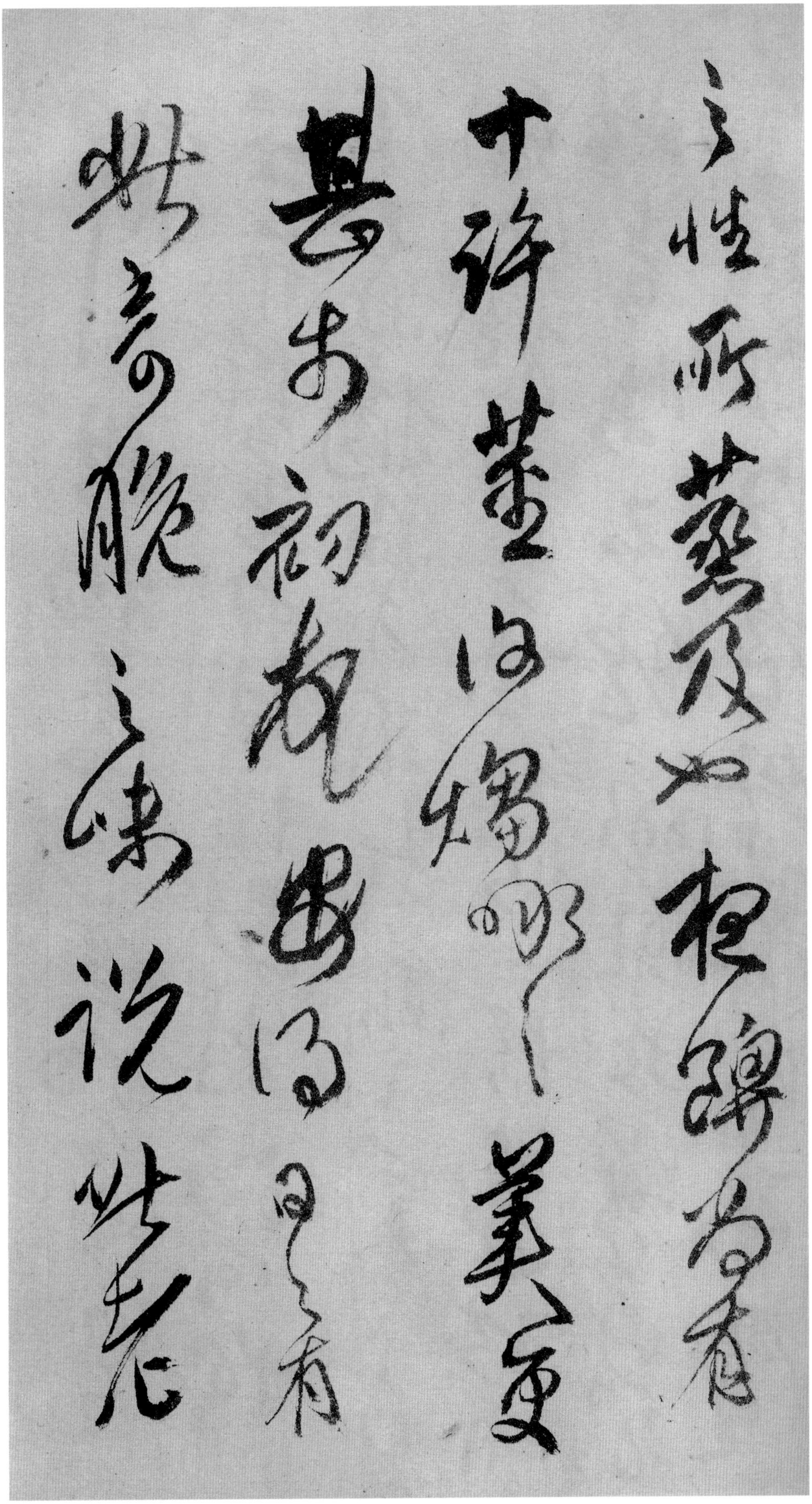

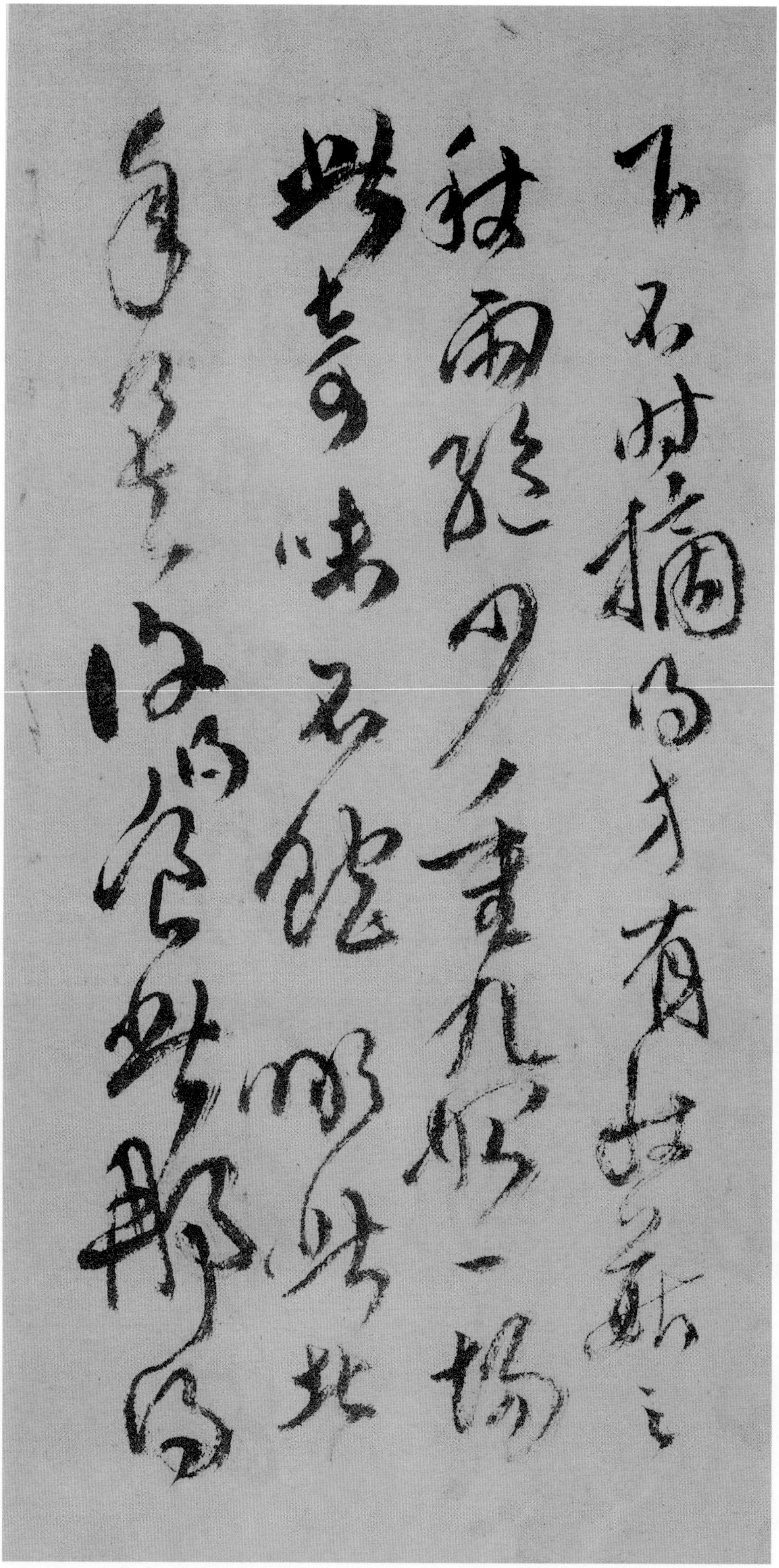

脾。此物素以春日多生得之。壬午登未时秋住西村沼河柳下，不时摘得，才有秋菇之美。今年秋雨绝少，重九始一场遂能有此奇味，不饱噉此者，实二十余年何去复得食此，哪得不贪。

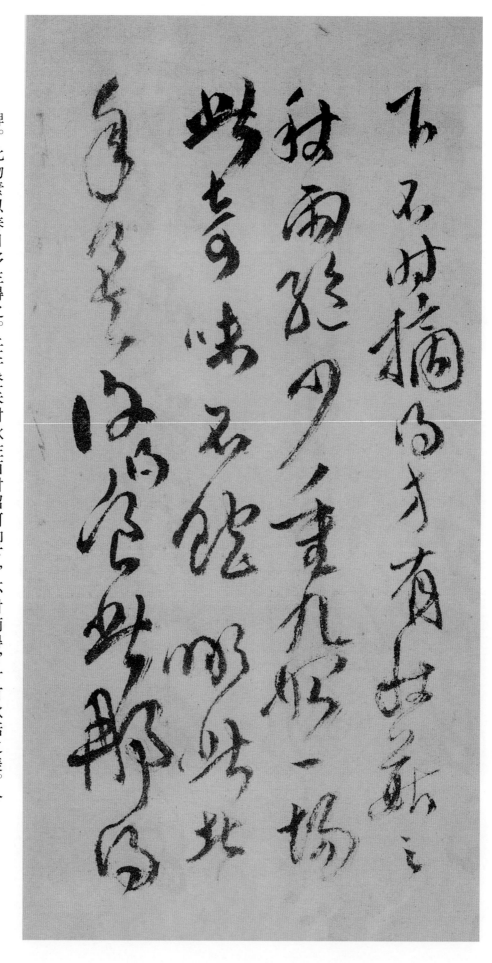

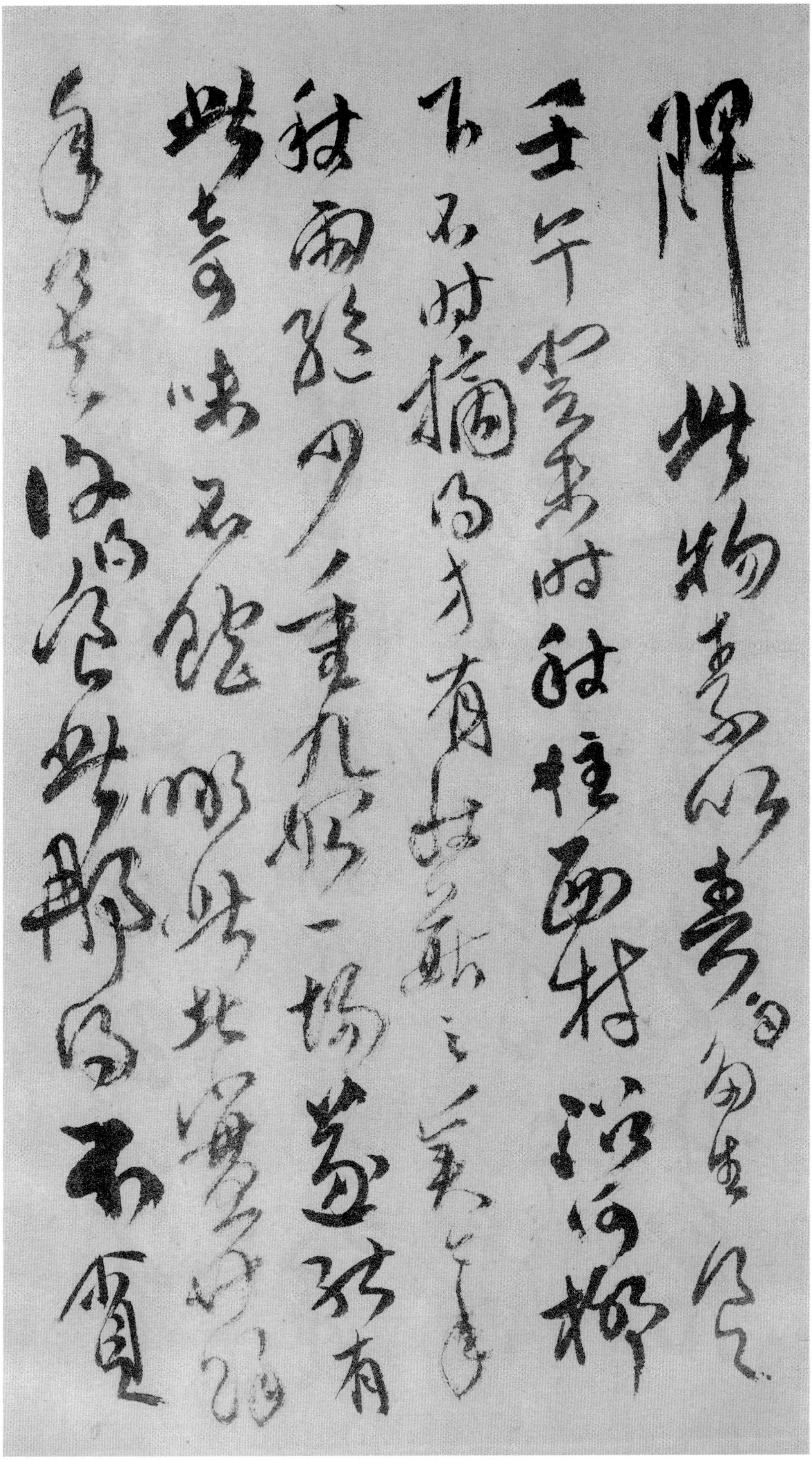

30. 医工长（傅山《经略一战册页》，高 31.7cm）

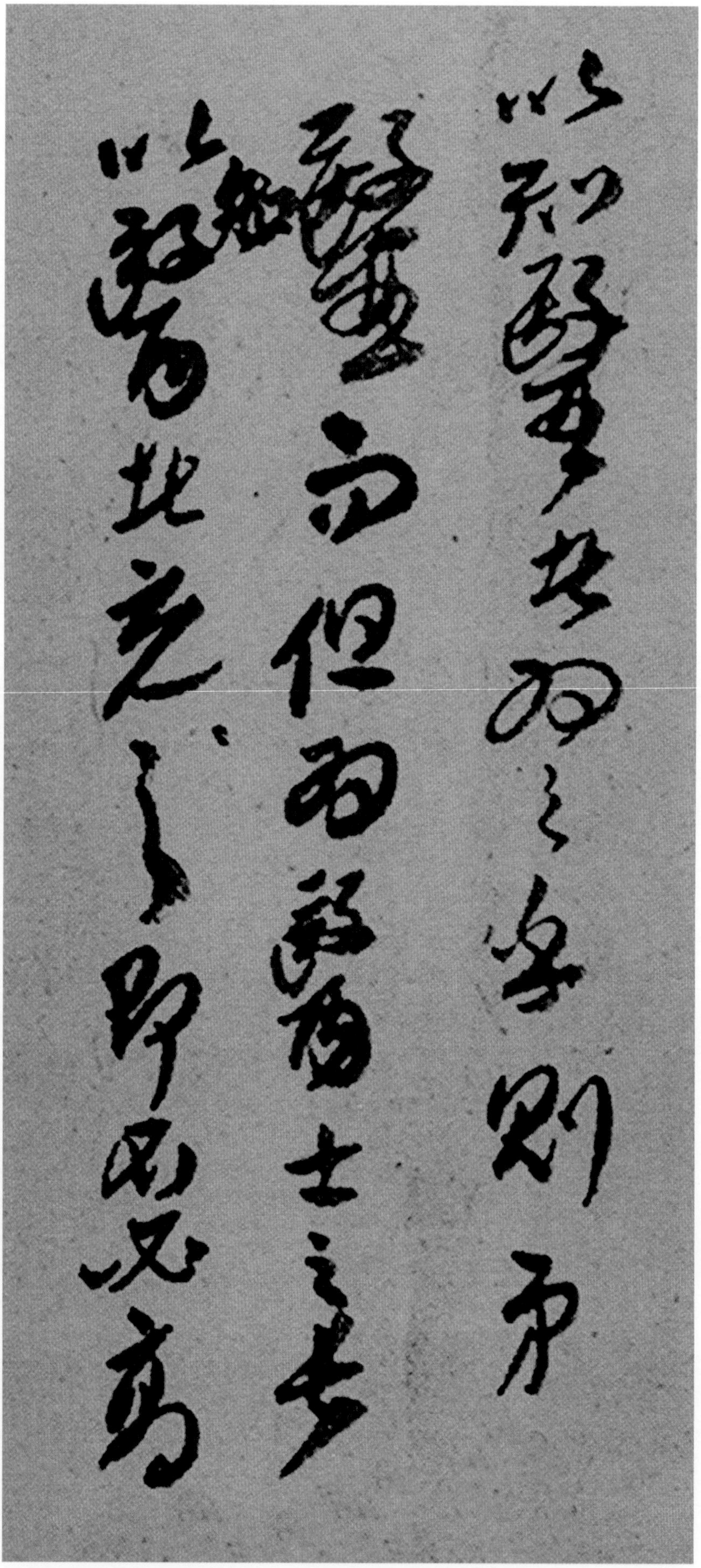

医工长

范晔书：『弟五伦举孝廉，补淮阳医工长，后从王朝京师。』不知当时医工长何官，实实以知医者为之乎？则弟五公举孝廉者，或亦知医耶？若不必知医，而但为医工之长，以管辖之耶？如今之王官皆有良医，所以知医者充之。即不必高医，亦胡乱抄习方书者。

医卜士考

若隐士而市医化之，药率皆章程谬陋，医士之考隆隆，自各从师，不知昔时医卜士果何良也。以知医卜亦不过之。至则市而市之士之官，此乃之知医师，药家必知医，而但两医者士之考，以有择三师，其之医隐看良医乎，以医此元，即而有医师高谨之胡说。

抄留方乎此

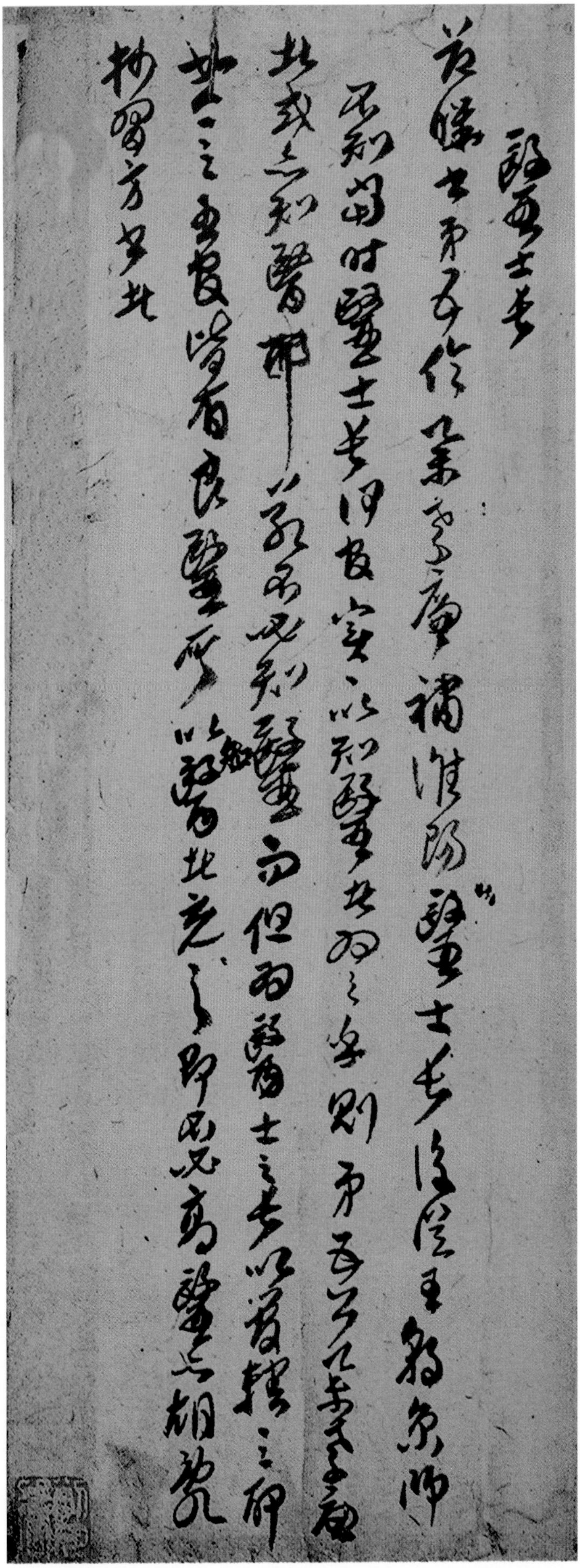

31. 左医事（傅山《左传集锦册页》，高 35cm）

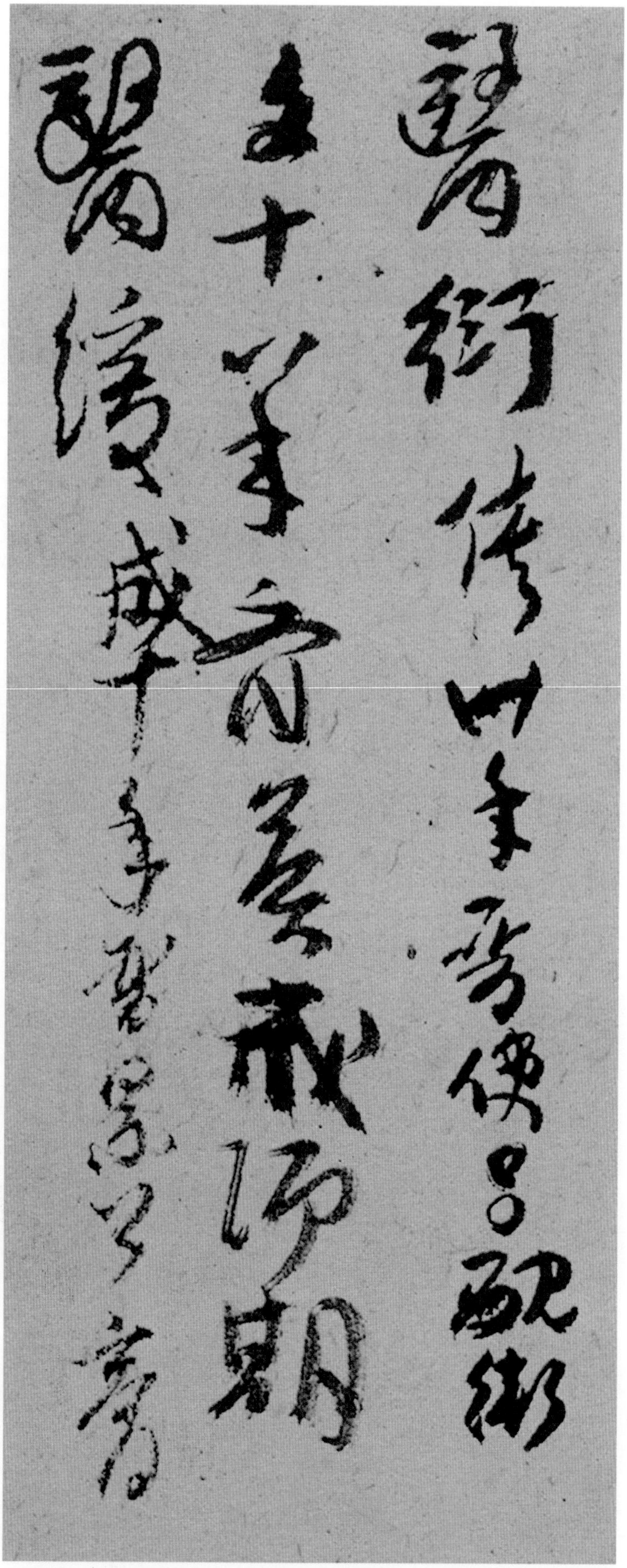

左医事

襄二十一年，楚医视芀子冯。

医和，昭二。

医衍，僖三十年。晋使医衍酖卫侯。

文十八年，齐侯戒师期而有疾，医曰：『不及秋，将死。』

医缓，成十年，晋景公膏肓事。

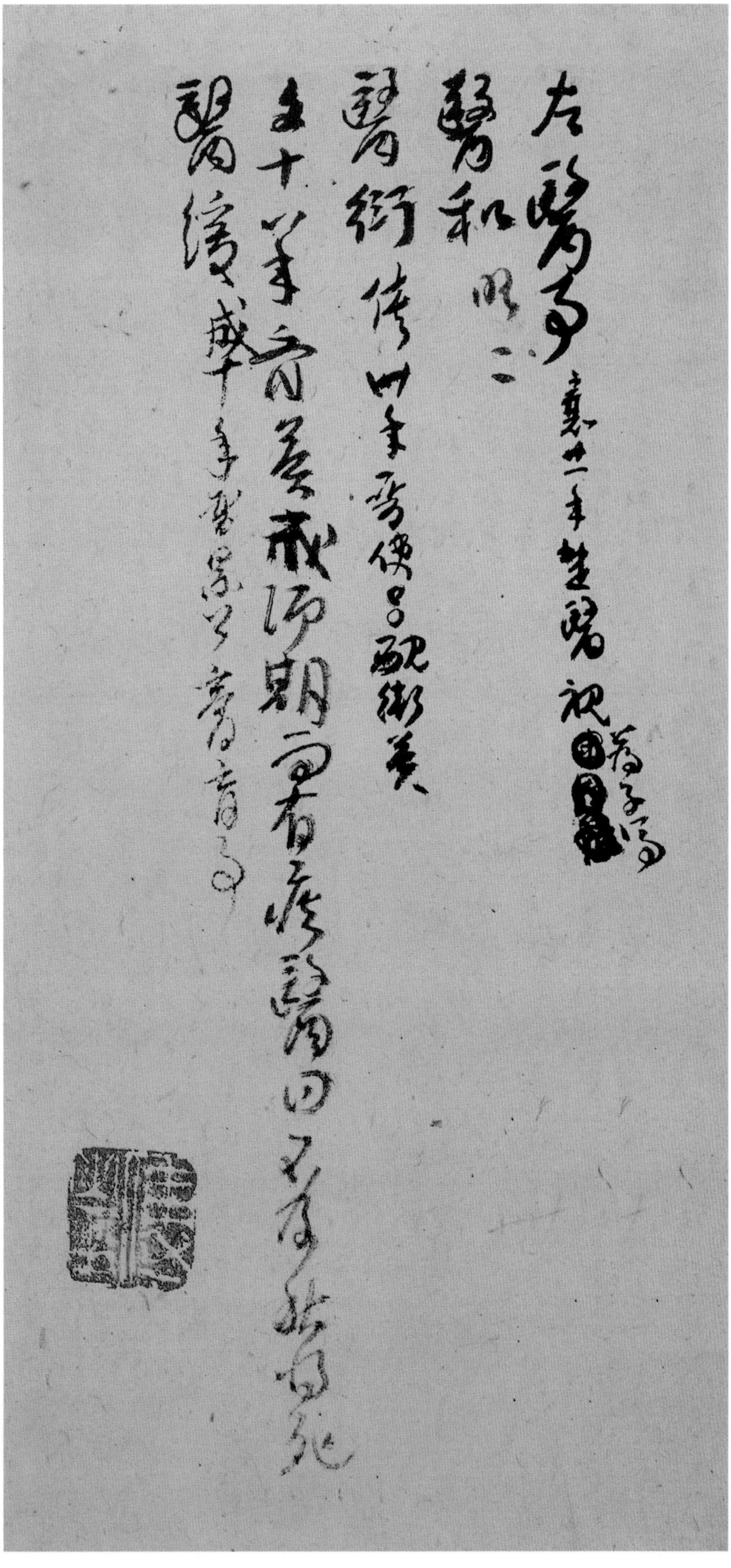

32. 读《五灯会元》札记

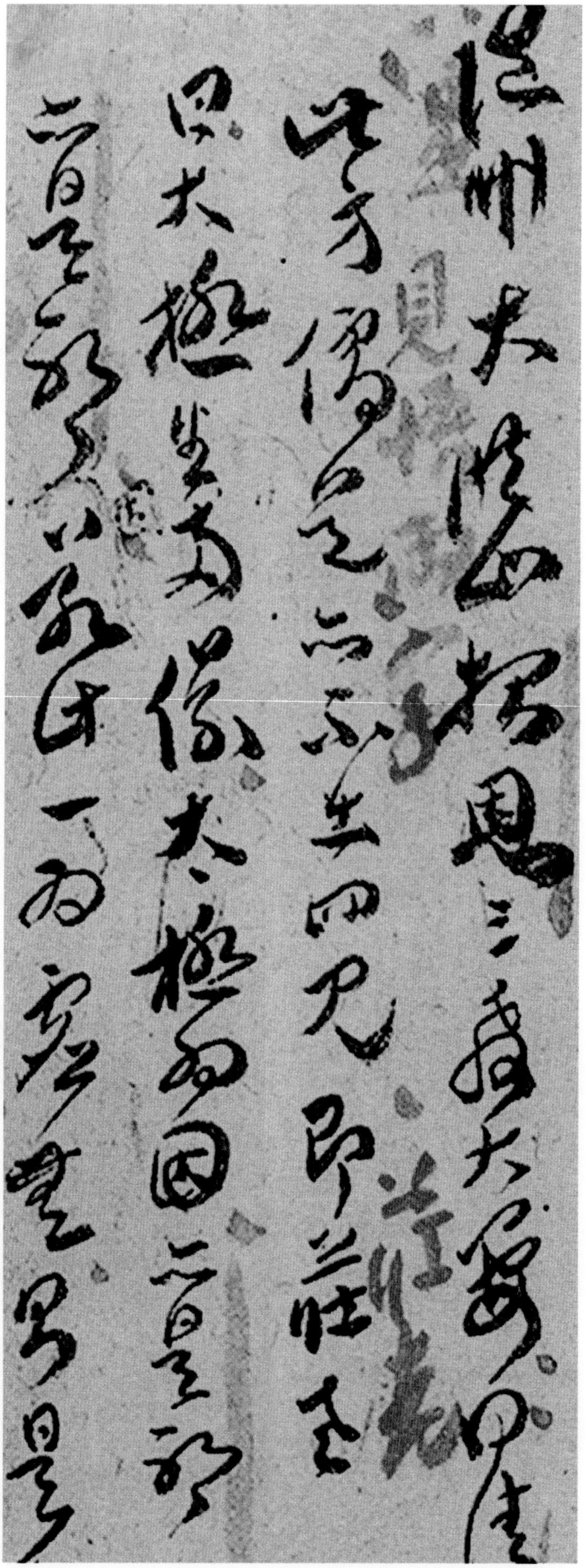

张商英问随州大洪山报恩三教大要，曰：『《清凉疏》第三卷，西域邪见，不出四见。此方儒道，亦不出四见。此则只是「星」「悟」两字 即庄老。计自然为因，能生万物，即是邪因。易曰：太极生两仪。太极为因，亦是邪因。若谓一阴一阳之谓道，能生万物，亦是邪因。若计一为虚无，则是无因。今疑老子自然，与西天外道自然不同。何以言之？老子曰：「常无欲以观其妙，常有欲以观其窍，无欲则常，有窍则已入其道教矣。」谓之邪因，岂有说乎？易曰：「一阴一阳谓之道，阴阳不测之谓神。」神也者，妙万物而为言者也。寂然不动，感而遂通天下之故。今乃破阴阳变易之道为邪因，又问得不是了。拨去不测之神，岂有说乎！』答曰：『西域外道宗多途，要其会归，不出有无「四见」而已，

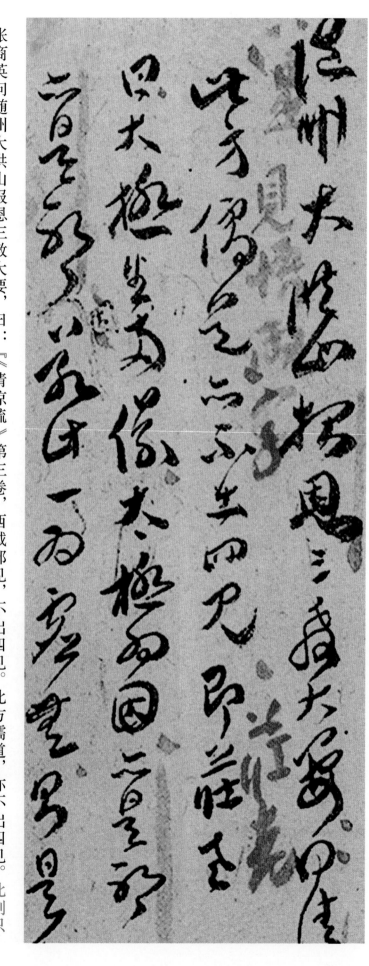

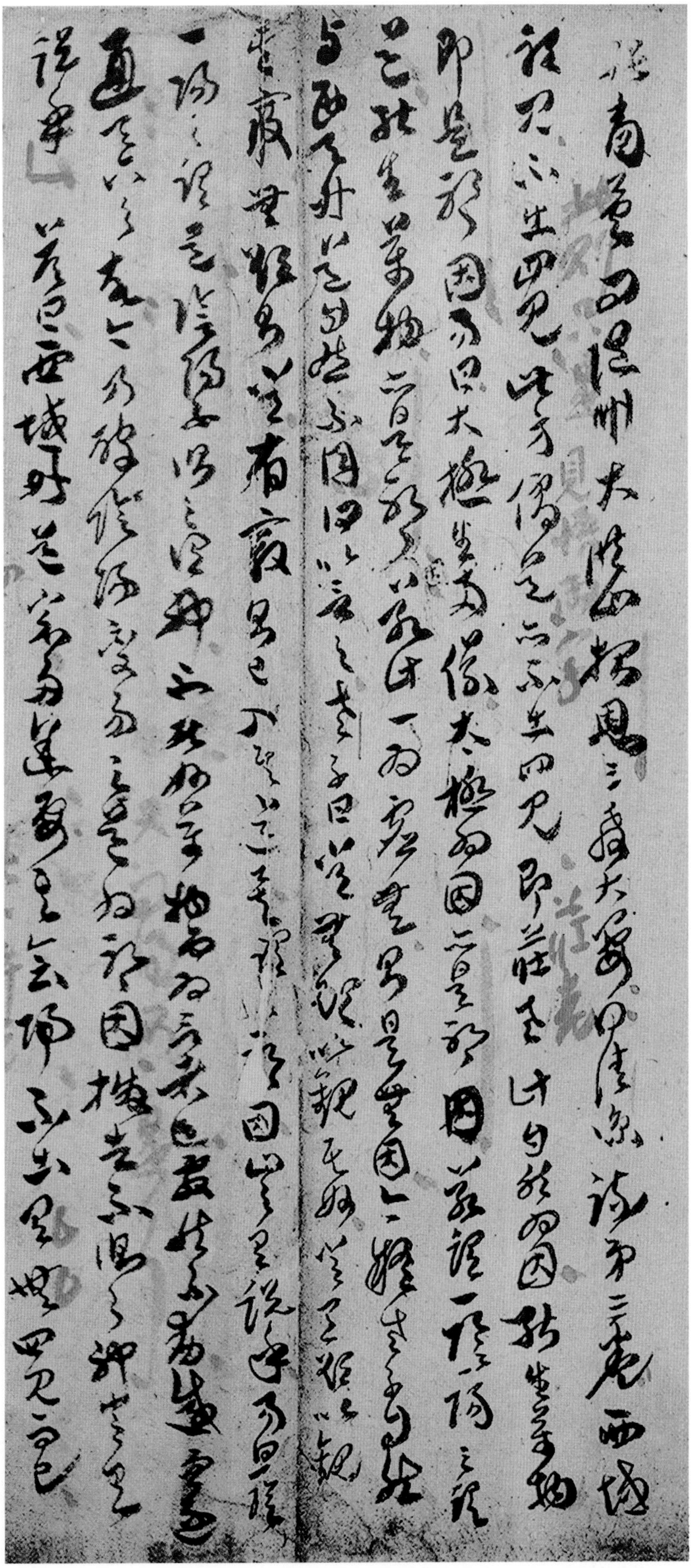

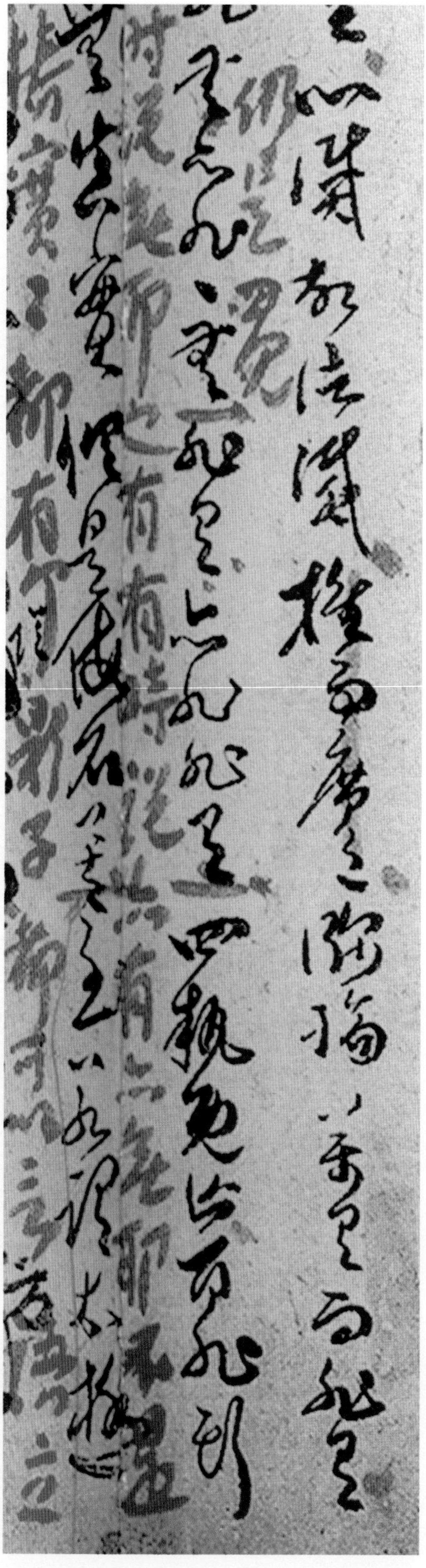

谓有见，则道教非我有，一无见、二亦有亦无、三非有非无、四见也。盖不即一心为道，此下评说，道非我有，故名外道；不即诸法是心，则法随见异，故名邪见。如谓之有，有则有无；如谓之无，无则无有。有无则有见竞生，无有则无见斯起。若亦有亦无、非有非无见，亦犹是也。夫不能离诸见，则无以明自心；无以明自心，则不能知正道矣。故经云：言词所说法，小智妄分别，不能了自心，云何知正道？又曰：有见即为垢，此则未为见；远离于诸见，如是乃见佛。以此论之，邪正异途，全病在「见」字上 正由见悟，见悟，悟殊致故也。见非悟，悟全不用见，《清凉》以《庄老》计道法自然，能无生万物，《易》谓太极生两仪、一阴一阳之谓道，以自然、太极为因，一阴一阳为道，能生万物，则是邪因。有一无二，亦有亦无，一非有无。计一为虚无，则是无因。常试论之，夫三界唯心，万缘一致，心生故法生，心灭故法灭。推而广之，弥纶万有而非有；统而会之，究竟寂灭而非无。非无，亦非非无；仍是四见。非有，亦非非有。四执既亡，百非斯遣，则自然因缘皆为戏论，虚无真实俱是假名矣。』

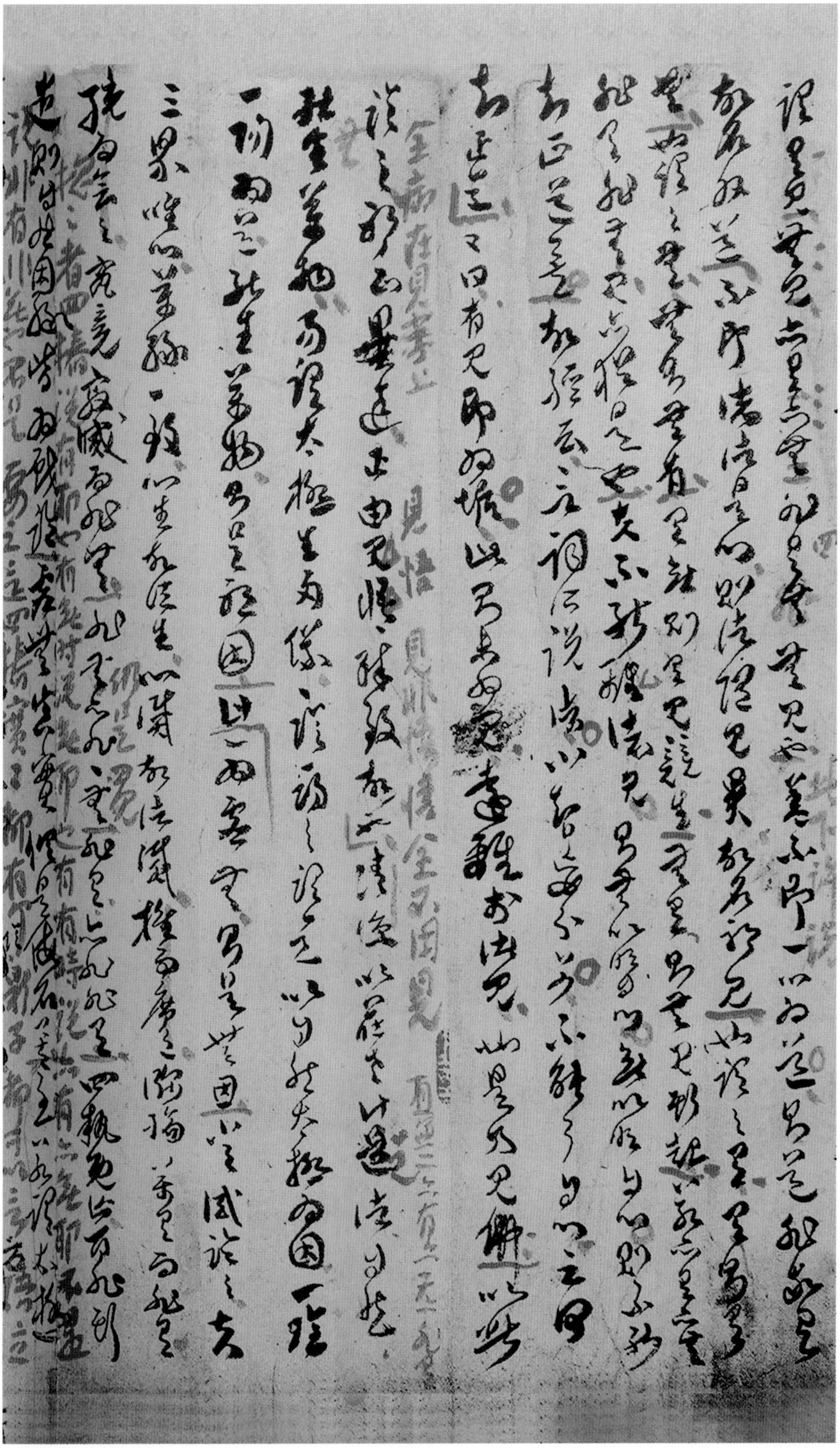

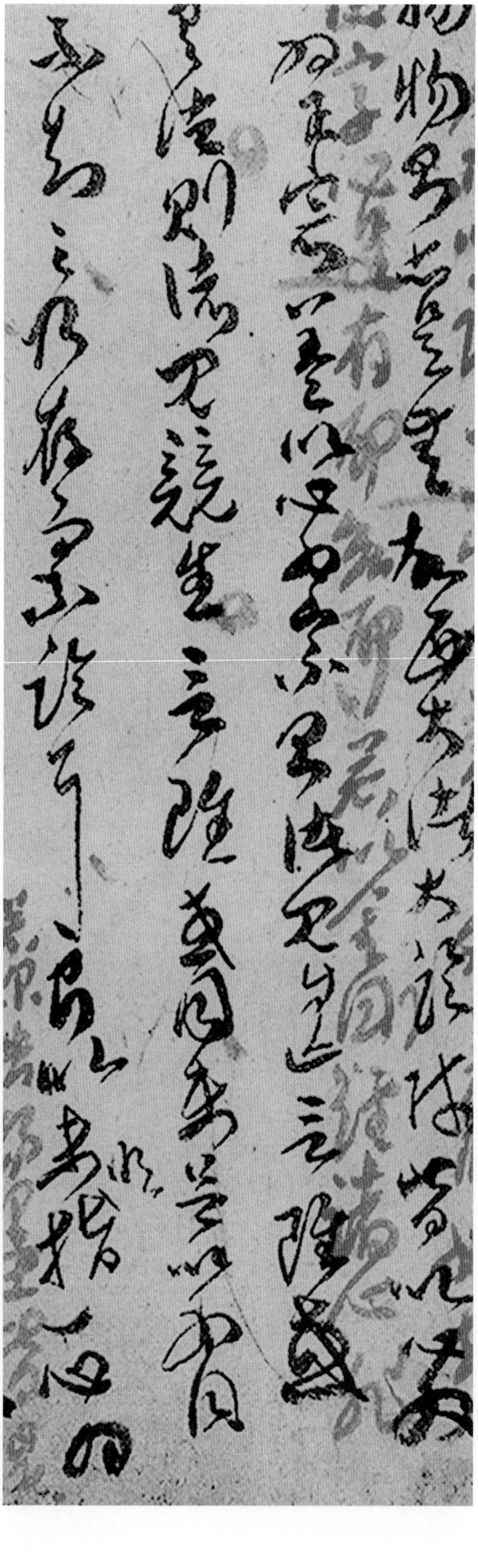

揔之者四桩，说有耶，也有无时；说无耶，也有有时；说亦有亦无耶，不是；说非有非无，也不是。要之这四桩，实实都有个影子，都可以言语立得，名色只是一个『见』字，与『悟』字有个差别。《金刚经》皆以无为法，而有差别，也只是破得个见字。就这四桩说来，悟后也无非有非无，也无亦有亦无，也无有，也无无，故以无为法。若圪塔住此句，则以『无』为法，又是有个『无』耳。所以，读书皆有从言外着眼如此。限愿麻烦，所言一个心字，必是有耶，无耶？若以《金刚经》『诸心非心』问之，又当何答？

『至若谓太极阴阳能生万物，常无常有斯为众妙之门，阴阳不测是谓无方之神，虽其人设教，不悟多方，然既异一心，宁非四见。何以明之？盖虚无为道，道则是无；若自然，若太极，若一阴一阳为道，道则是有。常无常有，则是亦无亦有。阴阳不测，则是非有非无。先儒或谓妙万物谓之神，则非物，物物则亦是无。故西方诸大论师，皆以心外有法为外道，万法唯心为正宗。盖以心为宗，则诸见自亡，言虽或异，未足以为异也；心外有法，则诸见竞生，言虽或同，未足以为同也。虽然儒道圣人，固非不知之，乃存而不论耳。不劳周旋。良以未明指一心为万法之宗，虽或言之，犹不论也。

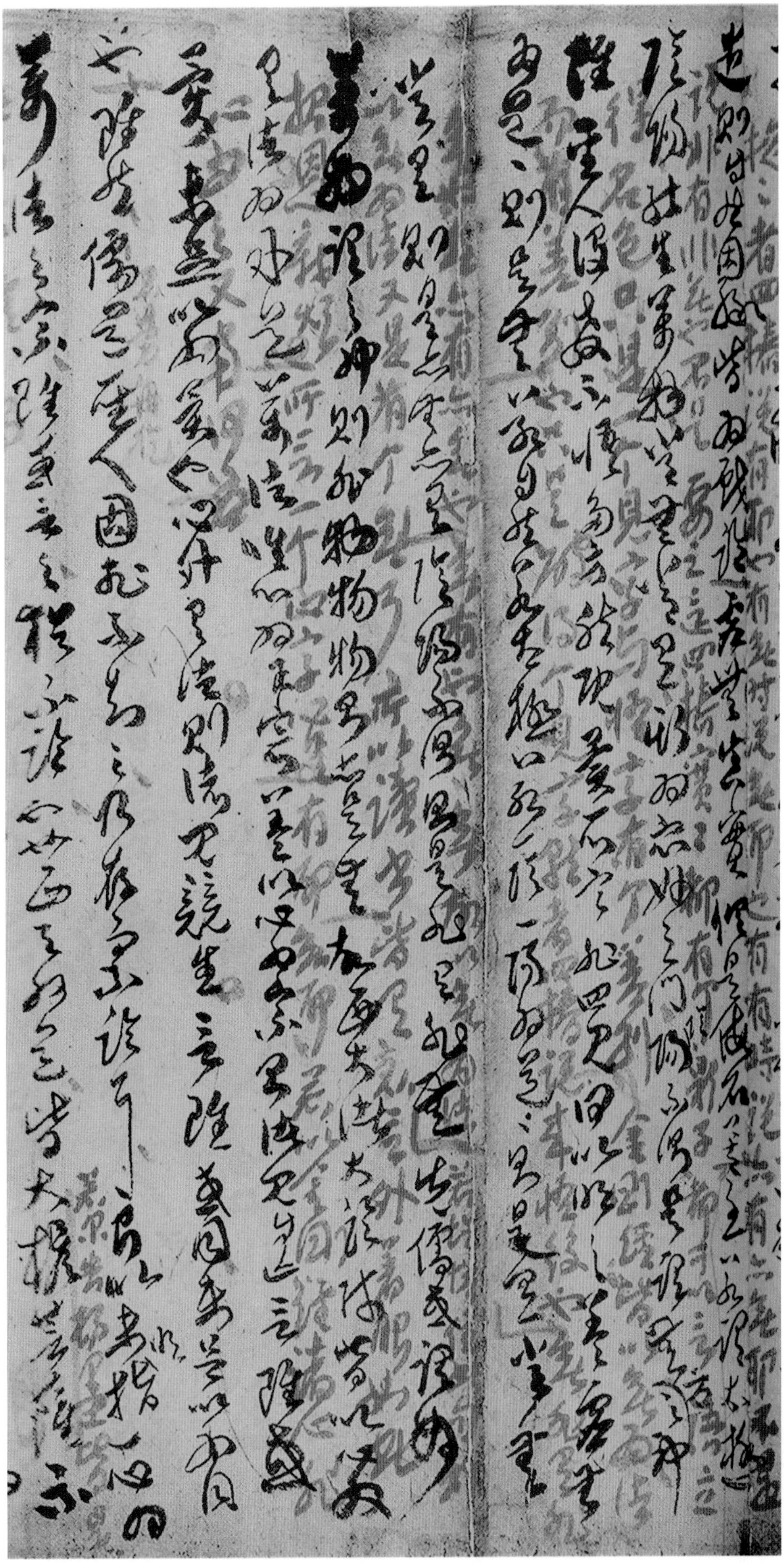

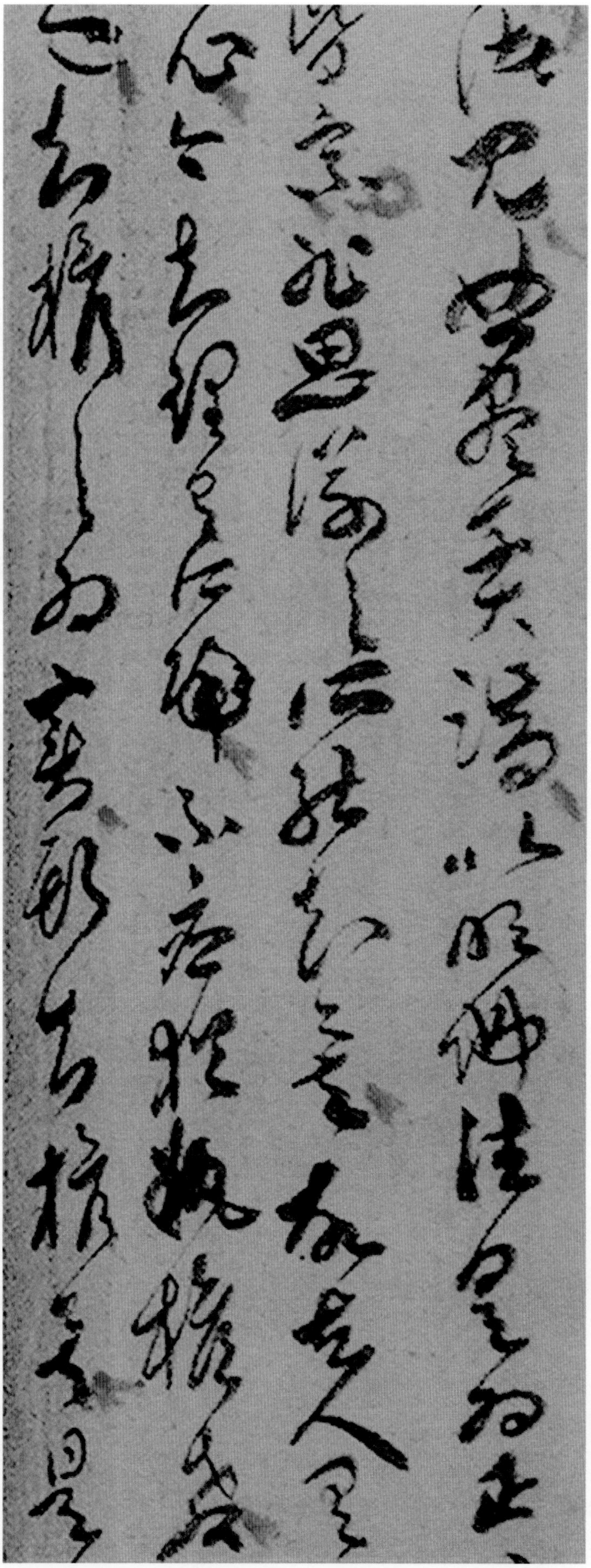

如西天外道，皆大权菩萨，若尔、告、杨、墨皆是此方大权之儒，示化之所施为。横生诸见，曲尽异端，以明佛法是为正道。此其所以为圣人之道，顺逆皆宗，非思议之所能知矣。故古人有言：缘昔真宗未至，孔子且以系心；今知理有所归，不应犹执权教。然知权之为权，未必知权也；知权之为实，斯知权也。是亦周、孔、老、庄设教立言之本义，一大事因缘之所成始成终也。然有三教一心，同途异辙。究竟道宗，本无言说。非维摩大士，孰能知此意也！』到底囫囵语，没个了乎。

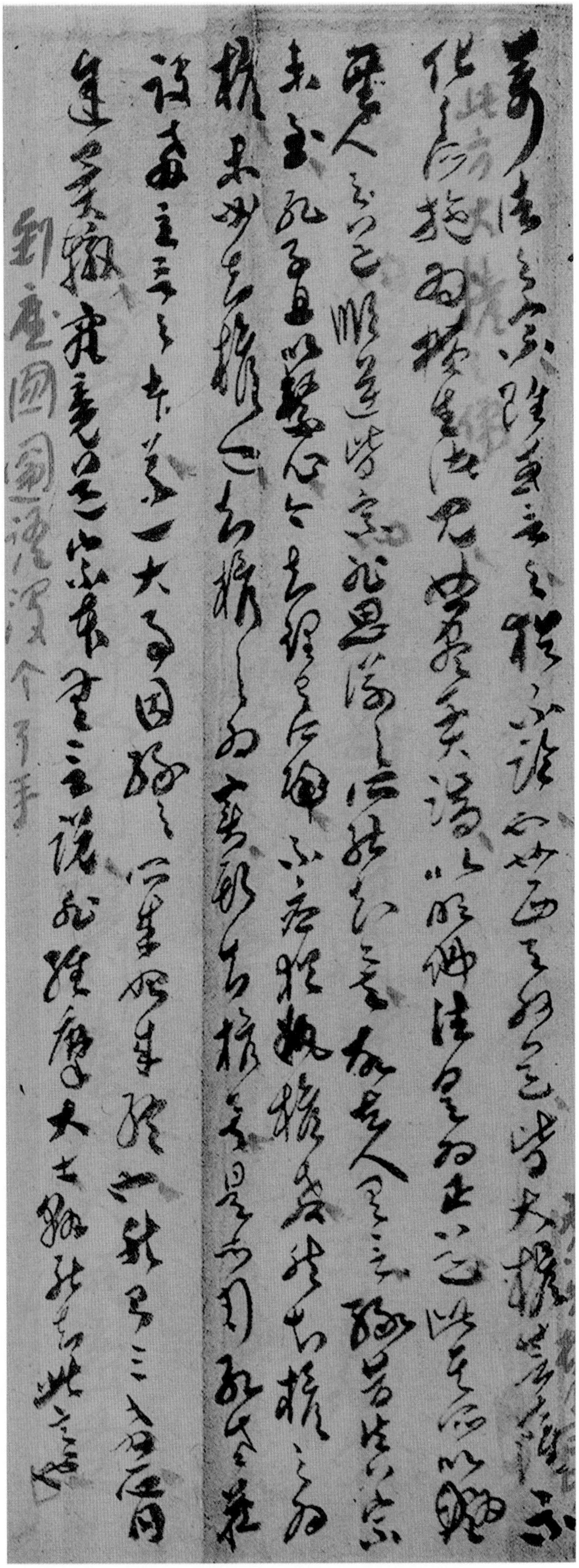

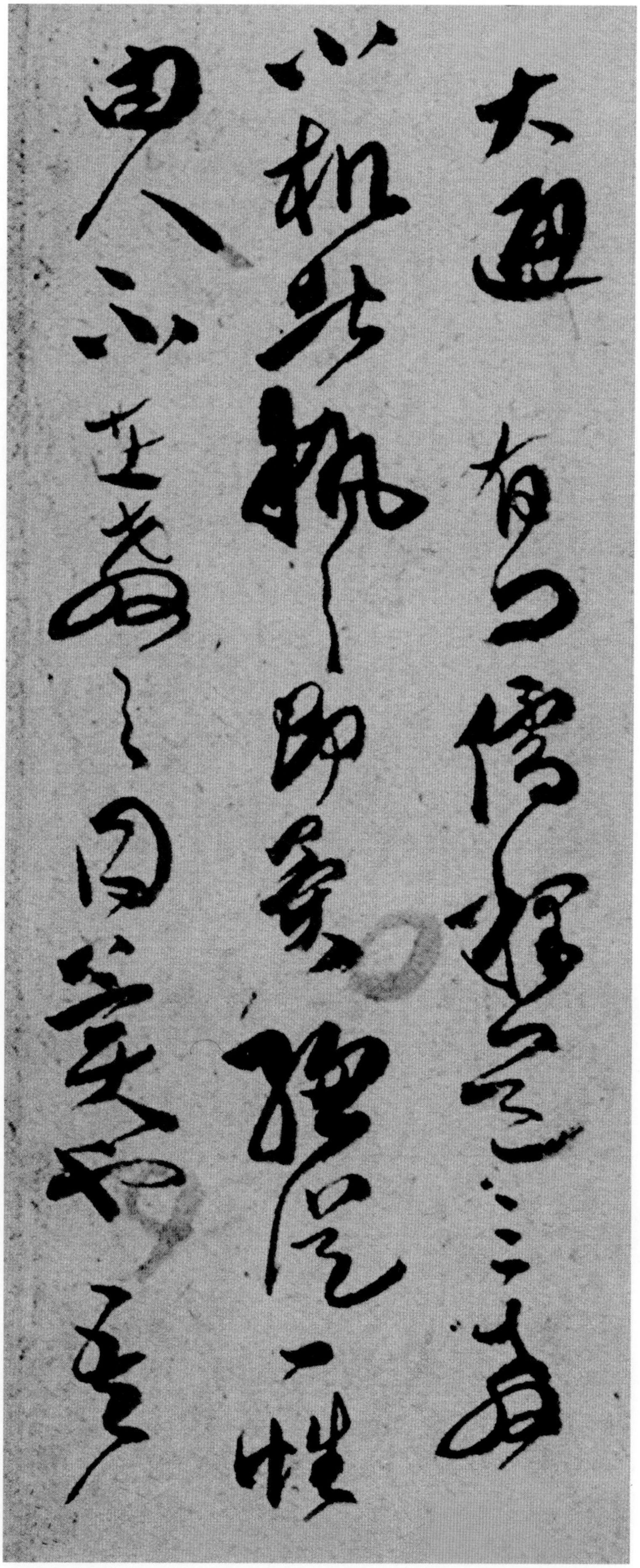

张商英问，便是寻着讨扫兴，自己无真实见解，向他人索个明白，那得明白来。且道者报恩萝萝莎莎，圪喃了个临了，又劳他周旋，瞎捣情怀几句，明眼人只含一笑。《五灯》十四卷三十一。

越州大珠慧海，此老大通。有问儒释道三教同异如何，答曰：『大量者用之即同，小机者执之即异。总从一性上起用，机见差别成三。迷悟由人，不在教之同异也。吾独肯此言，然识变时，随量大小，顿现一相，非别变作众多极微，合成一物。』此等说，本浅易，而措辞破执，实隽永可爱。《成唯识》第一卷。

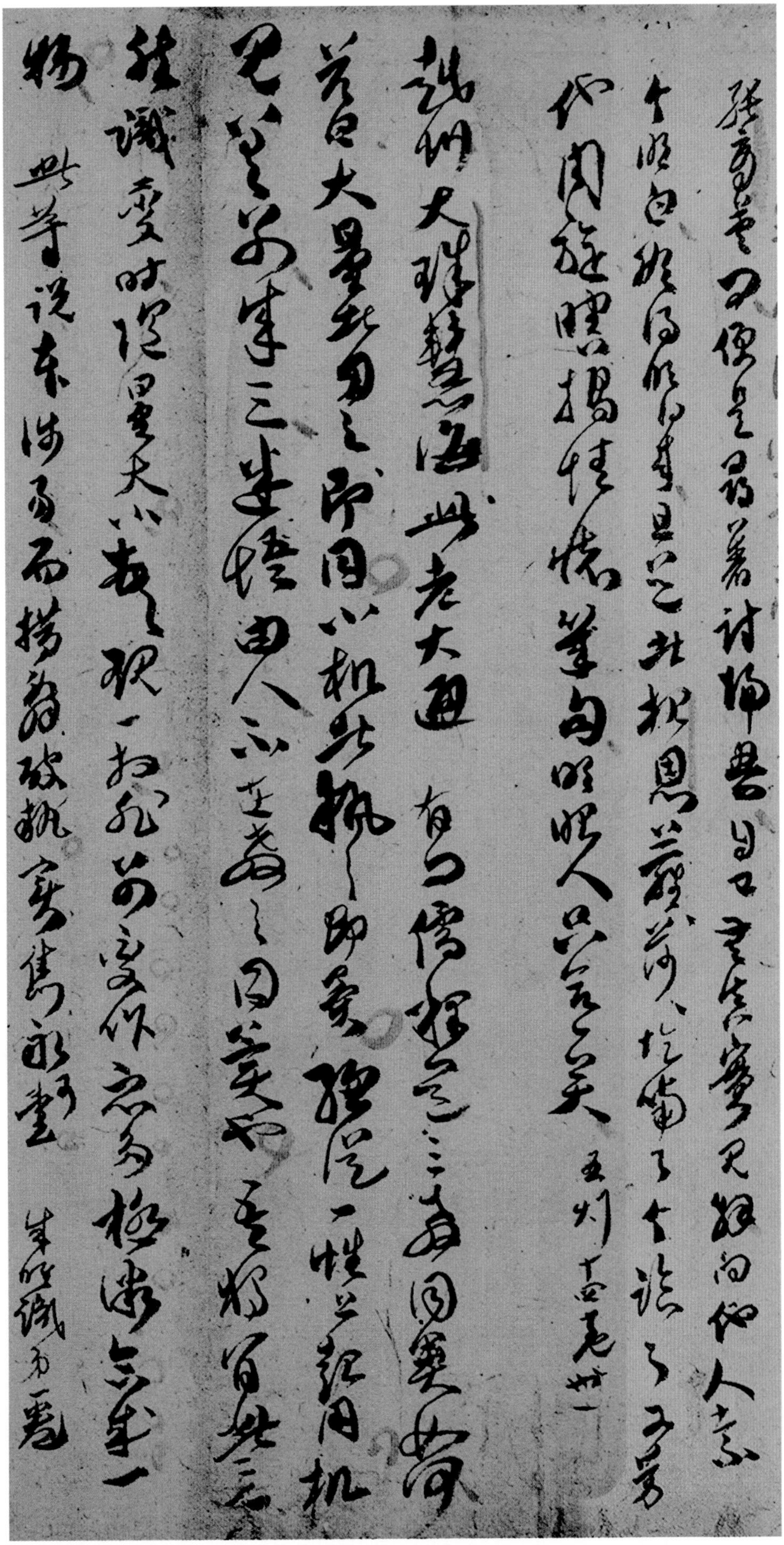

33. 书法隶篆（傅山《哭子诗书论手稿》，高 27.5cm）

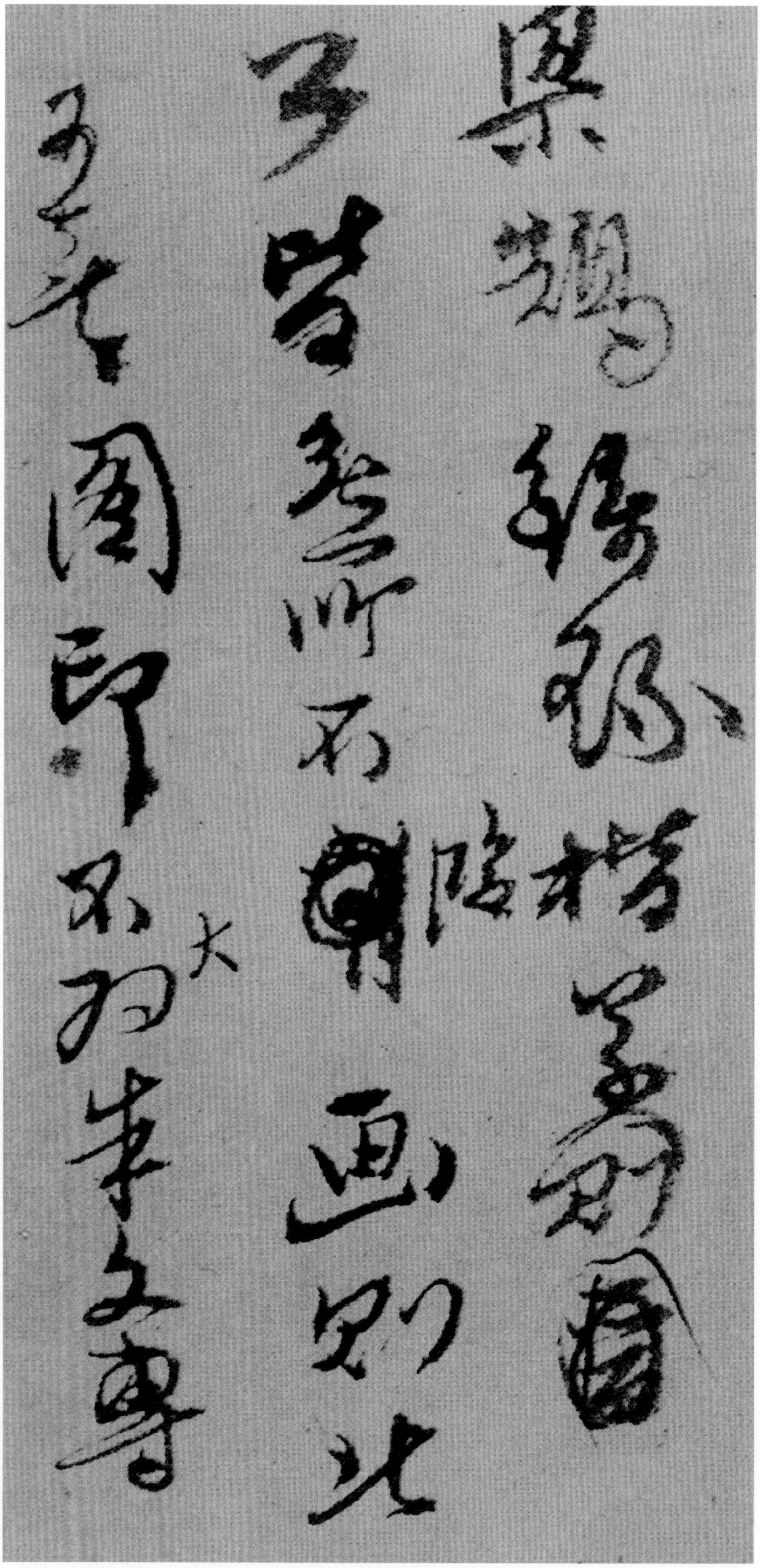

书法，篆则李斯玉箸，隶则梁鹄、钟繇，楷草急救则张芝，二王、索靖、欧、褚、李北海、鲁公，皆无所不临。画则北宋时，放笔颠险，层峦瀑布，可惊可喜。图印不大为朱文，专为白文。甚精汉章，尤妙于铜者，大得八分玺法之意，碁不专精，亦在第三四品。天性近于禅宗，读释典辄如旧熟，每以庄子与佛书参同。

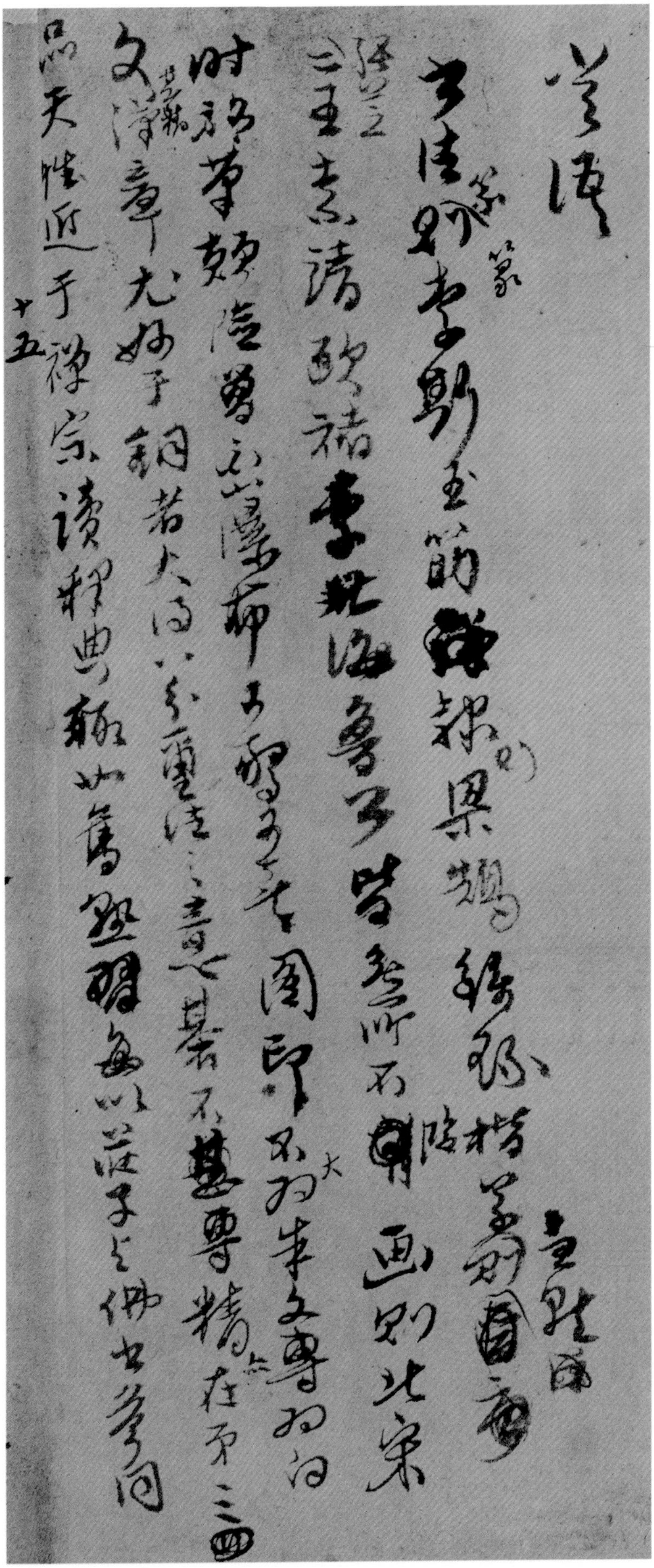

34. 似与不似间（傅山《哭子诗书论手稿》，高 27.5cm）

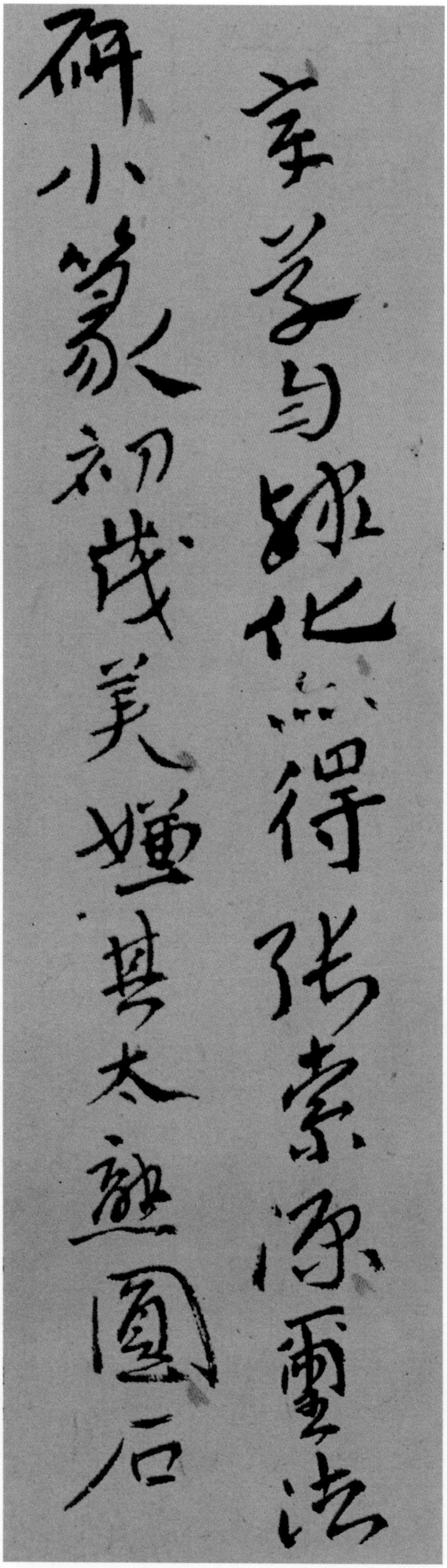
章草自隶化亦得张索源玺法
碑小篆初茂美嫌其太熟圆石

似与不似间，即离三十年。青天万里鹄，独尔心手传。
章草自隶化，亦得张索源。玺法寄八分，汉碑斥戏研。
小篆初茂美，嫌其太熟圆。《石鼓》及《峄山》，领略丑中妍。
追忆童稚时，即缩《岣嵝》镌。黝黈日会通，卒成此技焉。
云不能执笔，疾革一日前。此笔真绝矣，砚池墨泪涟。

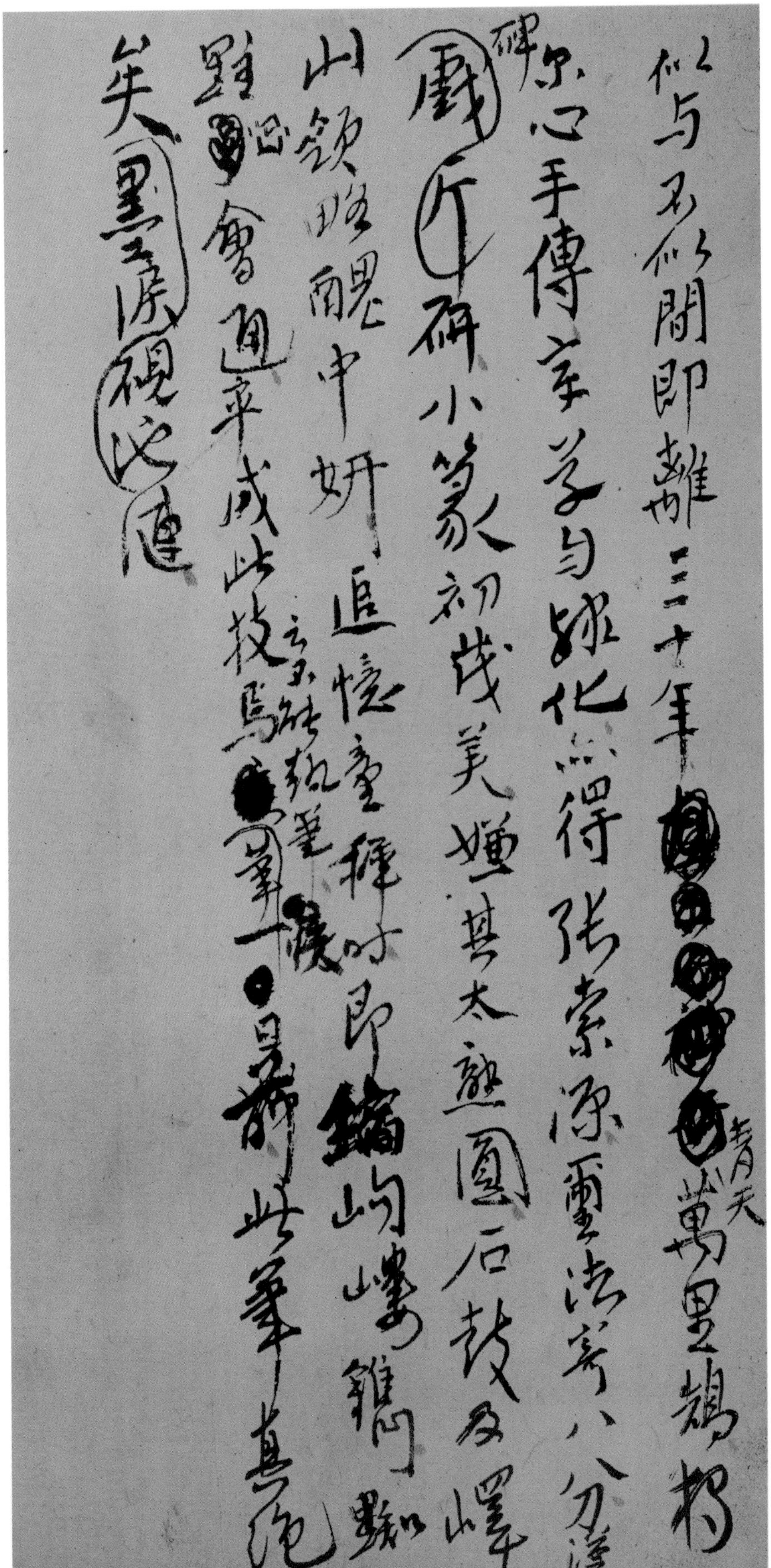

似与古似間即離二十年[illegible]青天萬里鵬搏
心手傳章草与變化然得張索源流章法八分漢碑
戲斤研小篆初識美媚其太益圓石鼓及嶧
山頌照醒雨中妍追憶童稚時即鎬峋嶙雜點
雖會通卒成此技焉[illegible]筆一[illegible]此筆真絕
矣墨之餘硯池邊

35. 作字惟是偶然（《傅山致戴廷栻魏一鳌书论手稿》）

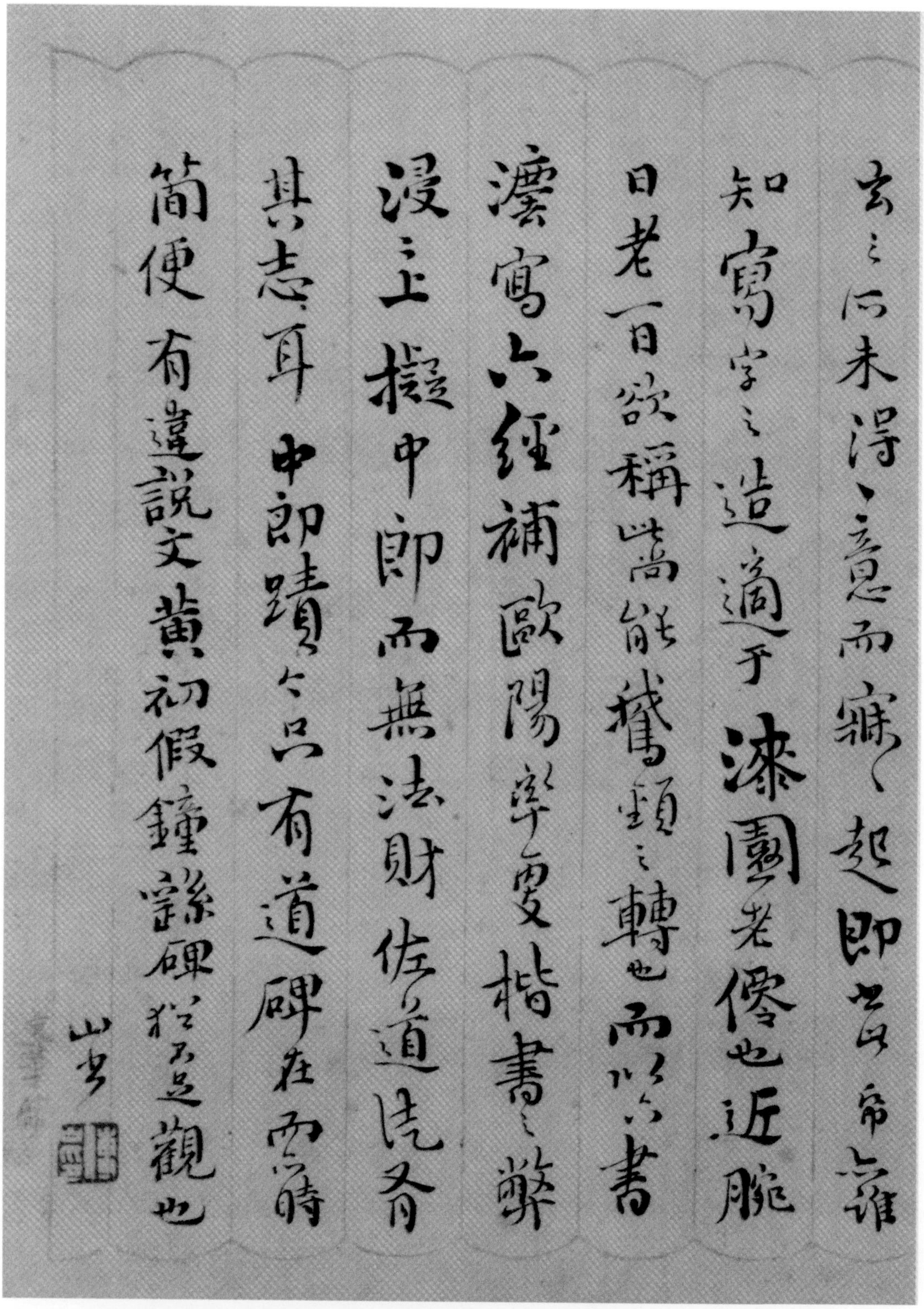

玄之所未得。得意而寐，寐起即书此纸，亦谁知写字之造适于漆园老仙也。近腕日老一日，欲称此尚能鹅颈之转也，而以六书法写六经，补欧阳率更楷书之弊，浸浸上拟中郎，而无法财佐道，徒有其志耳。中郎迹今只《有道碑》在，而亦时简便，有违《说文》，黄初假《钟繇碑》，犹不足观也。

山书

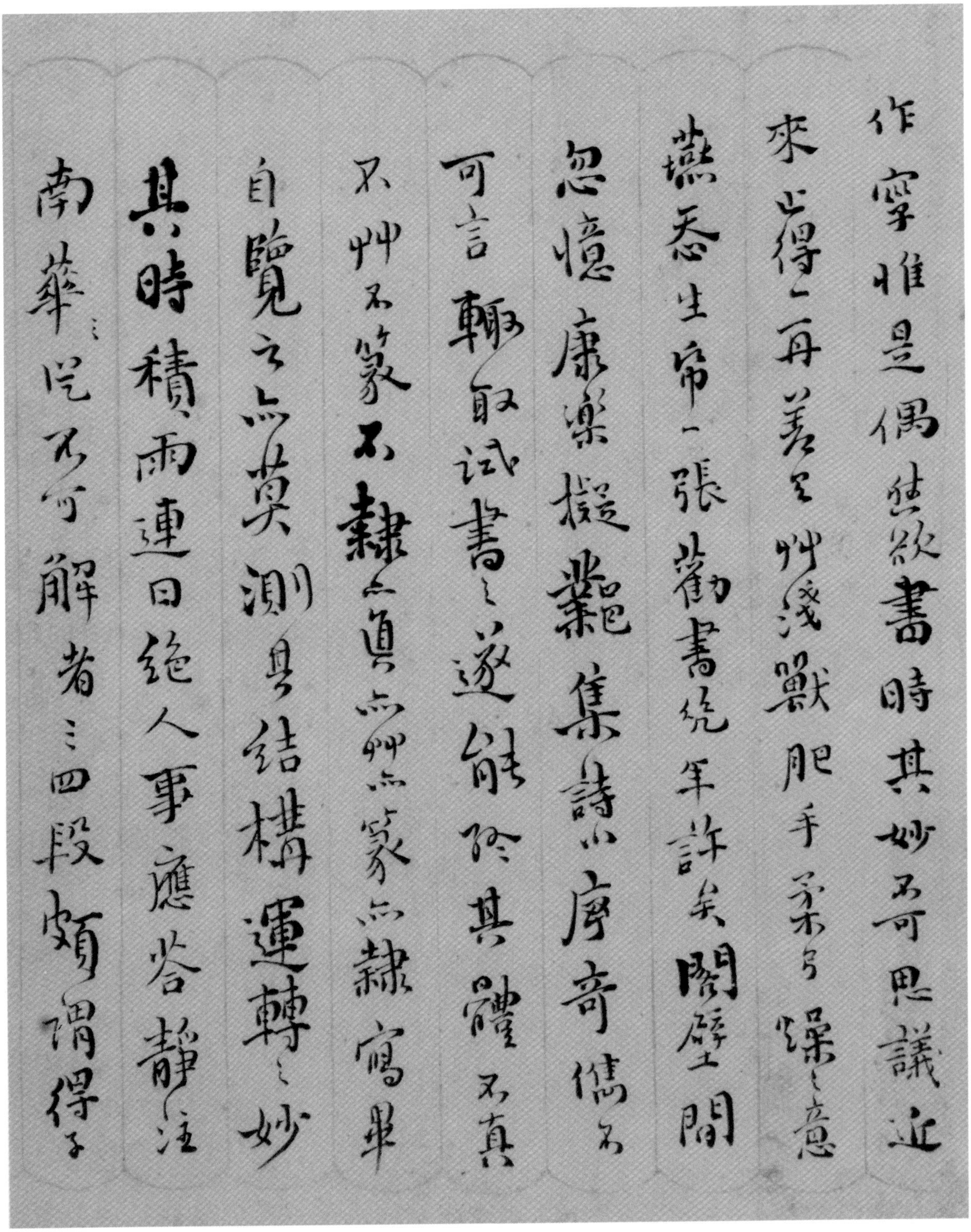

作字惟是偶然，欲书时，其妙不可思议。近来止得一再，差有草浅兽肥、手柔弓燥之意。燕忝生纸一张劝书，几年许矣。阁壁间，忽忆《康乐拟邺集诗小序》，奇俊不可言，辄取试书之，遂能终。其体不真不草，不篆不隶，亦真亦草，亦篆亦隶。写毕自览之，亦莫测其结构运转之妙。其时积雨连日，绝人事应答，静注《南华》之从不可解者三四段，颇谓得子

灑寫六經補歐陽率更
漫之上擬中郎而無法財佐
其志耳中郎蹟々只有道
簡便有違說文黄初假鍾繇碑

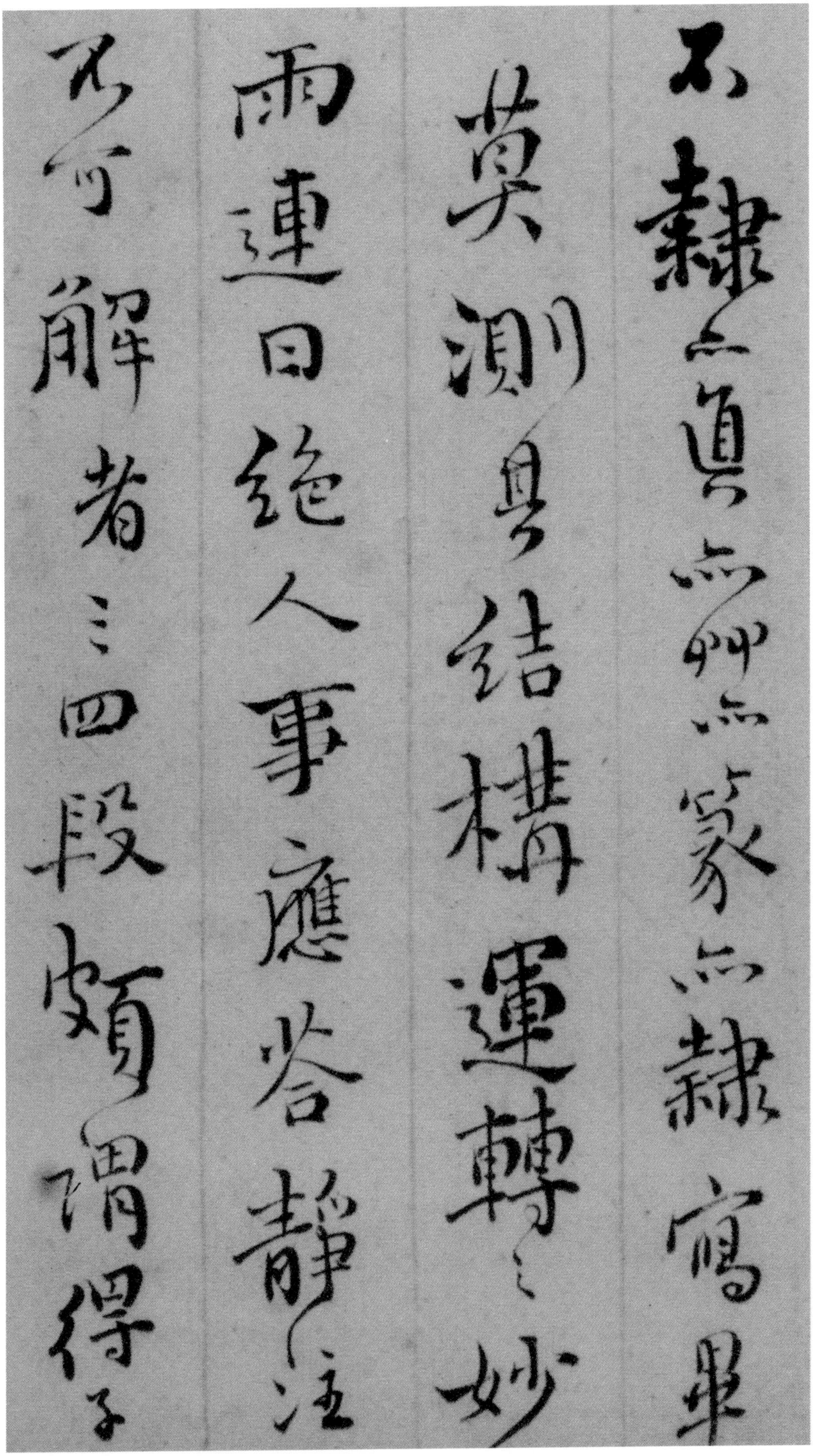
不隸亦真亦草亦篆亦隸寫果
莫測其結構運轉之妙
而連日絕人事應答靜注
不可解者三四段頗謂得子

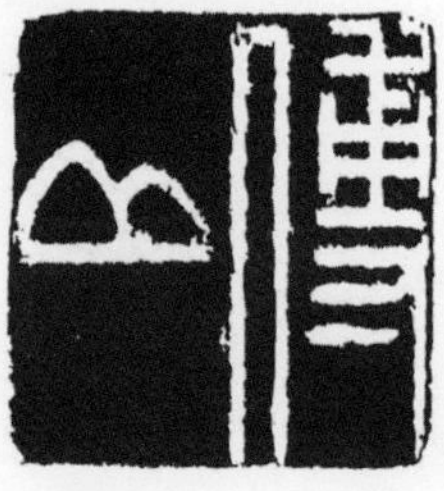

第二章

傅山医药、书论手稿释义

1. 蒺藜子[①]

蒺藜子[②]同贝母末服，催生，堕胎胞，下胎衣。

麦鞠[③]（麴小麦苗）煎水服，磨胎。

黄色柿饼，焙干研细末，吃三钱，去痔漏。

苦参末，日日煎洗漏疮，试效。

胎堕下血，当归同葱白服。当归焙一两，葱白一握，每服五钱，酒一盏半，煎八分，温服。

【释义】这件手稿记录的五件处方，有四件来自《本草纲目》。

《本草纲目》卷四“百病主治药 · 产难 · 催生”原文作“蒺藜子同贝母末服，催生堕胎，下胞衣[④]。”

《本草纲目》卷四“百病主治药 · 产难 · 胎死”：“麦曲煎水磨胎[⑤]。”

《本草纲目》卷十三草之二“苦参 · 附方”：“下部漏疮苦参煎汤，日日洗之。直指方[⑥]。”

《本草纲目》卷十四草之三“当归 · 主治”：“胎堕下血不止，当归焙一两，葱白一握，每服五钱，酒一盏半，煎八分，温服。圣济总录[⑦]。”

2. 萆麻子[⑧]

萆麻子四枚，巴豆三枚，入麝香少许，贴脐。

蟹爪[⑨]，同甘草、阿胶，煎服。

【释义】第一个处方在《本草纲目》卷四“百病主治药 · 产难 · 胎死”有记载：“萆麻子四枚、同巴豆三枚，入麝香，贴脐[⑩]。”

在清杨龙九《重订囊秘喉书》一书中也有记载，用于治疗喉疾，方名“胜烟筒”：“蓖麻子仁 2 粒，巴豆肉 2 粒，麝香少许。主治喉闭不通。以上为末，火纸卷。烧，熏吸

---

①《傅山书法全集》第五册《傅山杂诗与药方册页》，太原：山西人民出版社，2007 年版，第 1608 页。现藏山西博物院，25cm×11cm。因引用《傅山书法全集》的内容较多，下文只标注册数与页码，其他版本信息不再标注。凡引自《傅山书法全集》的傅山手稿，现皆藏于山西博物院，此信息不再标注。

② 蒺藜子：即蒺藜，为蒺藜科蒺藜属植物，成熟干燥果实入药。

③ 麦鞠：鞠同麴，即曲。麦发酵后再晒干，称为“麦麴”，可用来酿酒。

④ 明 · 李时珍著，金陵版排印本第二版，《本草纲目》（第一册），人民卫生出版社，1999 年版，第 285 页，版本信息下同，不再标注。

⑤《本草纲目》（上册），第 286 页。

⑥《本草纲目》（中册），第 653 页。

⑦《本草纲目》（中册），第 683 页。

⑧《傅山书法全集》第五册《傅山杂诗与药方册页》，第 1609 页，25cm×11cm。

⑨ 蟹爪：为弓蟹科动物中华绒螯蟹或日本绒螯蟹的爪。用于产后血瘀腹痛、难产、胎死腹中。

⑩《本草纲目》（上册），第 287 页。

鼻中，牙关立开。”

后一处方出自《华佗神方》一书，为“华佗治胎死腹中神方”：“蟹爪一升 甘草一尺 阿胶三两。上三味，以东流水一斗，先煮蟹爪、甘草，得三升，去滓，次纳胶令烊，顿服之。不能分再服。若人困，拗口纳药，药入即活。煎药作东向灶，用苇薪煮之。”

《本草纲目》卷四“百病主治药·产难·胎死”也有记载，与原文一字不差。

3. 老人加瘦①

老人加瘦，针灸皆非所能任。天突、膻中皆是正治，恐不胜耳。若大深造时，晚上可少服当归龙荟丸子②，早间空腹，用芜荑③一钱，煎浓，投热马溺④半钟⑤，通口饮之。然此劫剂即少通耳，复作其常也。若少通后，即用竹沥一钟，生姜二大片，下上好人参一两，煎浓，细细呷⑥之。总不能全复如初。人子于此，不得不多问方药，而所遇之人，皆老夫七上八下辈，焉能少慰孝养万一。草复。

弟山拜手

【释义】这件处方可能是傅山给戴廷栻的父亲或是长辈开的处方，应该是治疳积的，即不想吃饭，消化不良，大便干。手稿中傅山叮嘱戴廷栻：

老人越来越瘦，针灸天突、膻中穴，方法正确，也不能担此重任。在专心致志公务时，晚上可少服一些当归龙荟丸。早起饭前，用芜荑一钱，煎浓后，与热马溺半盅掺在一起，满口而饮，这样猛烈的药剂也只能使大便稍微通畅一些。再服时仍然用上面的方法。稍微通后，即可用竹沥一盅，生姜二大片，下上好的人参一两，煎浓，小口地喝。但也不可能完全恢复如初。

4. 熟半夏⑦

熟半夏四两，大白萝卜一个（打碎），共煮成餬⑧，人参二两，姜黄一两，射干

①《傅山书法全集》第四册《傅山致戴廷栻的手札》，第1092～1094页，高22.8cm。

② 当归龙荟丸，中成药。处方组成：酒当归、芦荟、青黛、酒大黄、龙胆（酒炙）、酒黄连、酒黄芩、栀子、盐黄柏、木香、人工麝香。为清热剂，具有泻火通便之功效。

③ 芜荑：中药名，榆科榆属大果榆种子的加工品。用于小儿疳积、蛔虫病、蛲虫病。

④ 马溺（niào）：马尿。用铜器承饮。主治消渴，破癥瘕积聚，男子伏梁积疝（环脐而痛的疾患），妇人瘕积（妇女腹中结块的病）。《名医别录》《备急千金要方》等典籍中均有记载。在《辨证录》翻胃门（五则）中，亦有用驴溺治虫病的记载：

“人有胃中嘈杂，腹内微疼，痰涎上涌而吐呕，日以为常，盖虫作祟，非反胃也。”“必须于补脾健胃之中，而行其斩杀之术。”“方用健土杀虫汤：人参一两，茯苓一两，白芍一两，炒栀子三钱，白薇三钱，水煎半碗，加入黑驴溺半碗，和匀饥服。一剂而吐止，不必再剂，虫尽死矣。”

（清陈士铎：《辨证录》翻胃门，山西科学技术出版社，2013年，第217-218页，）

⑤ 钟：与盅通，即大杯。

⑥ 呷（xiā）：小口地喝。

⑦《傅山书法全集》第四册《傅山致戴廷栻的手札》，第1096页，高22.8cm。

⑧ 餬：糊的异体字，即稠粥。

（酒大炒）一两，共细末；用石榴油一半，牛沫涎[①]一半为丸，梧子大，真好朱砂衣耳。空心，晚饭后生姜汤下七八十丸。

高年人不得服寒峻之剂，伤春令发生之气，慎之。

【释义】这件手稿可能还是傅山给戴廷栻父亲或是长辈开的处方，老人患有恶心或呕吐、咽喉肿痛、腹满胀疼、大便秘结、眠差（胃不和则卧不安）等多种疾病。重用半夏为君，辅以萝卜、生姜、牛涎和胃降逆止呕，射干利咽止痛，姜黄和中止痛，石榴油通便，人参扶助正气，朱砂解毒安神。

朱砂裹衣，目的是好看，防虫镇静镇咳解毒。

告诉戴廷栻，凡大寒大热、大补大泄的药，岁数大的人都不能服用，不能伤了春天升发的气机，一定要认真地对待。

5. 滚痰丸[②]

滚痰丸，大黄最熟，礞石煅。到临卧时，炒热七八丸，细辛五钱，煎汤下。

【释义】滚痰丸为祛痰剂，具有泻火逐痰功效。主治实热老痰证。临床常用于治疗中风、精神分裂症、癫痫、偏头痛、神经官能症等。

6. 消导药[③]

洪洞来人，要消导药吃，可与枣灵丹[④]，并说与吃法，不得多服也。

---

① 牛沫涎：即牛口涎，为牛科动物黄牛或水牛的唾液。首见于《本草拾遗》，具有和胃止呕、明目去疣的功效。常用于反胃呕吐、霍乱、喉闭口噤、目睛伤损、目疣等。

②《傅山书法全集》第四册《傅山致戴廷栻的手札》，第 1098 页。高 22.8cm。

滚痰丸出自《玉机微义》卷四引《养生主论》，又名礞石滚痰丸（《痘疹金镜录》卷上）。用于泄火逐痰，现用于精神病、癫痫身体壮实者。组成：大黄（酒蒸）片，黄芩（酒洗净）八两，沉香半两，礞石一两捶碎，同焰硝一两，入小砂罐内，及稍盖之，铁线炼定，盐泥固济，晒干，火煅红，候冷取出，加朱砂二两研为细末为衣。

③《傅山书法全集》第四册《傅山致戴廷栻的手札》，第 1099 页。高 22.8cm。

④ 枣灵丹："枣灵丹"出自明沈之问（无为道人）《解围元薮》，主治：壁泥（即疠风，外表有白色泥土状者）、白癜（白癜风）、鼓槌（肢节酸痛，肿胀，形若鼓槌者，称鼓槌风）等。组成：丢子一斤半，防风三两，荆芥三两，牛蒡子三两，苦参三两，首乌三两，风藤三两，桔梗一两，枳壳一两，川乌一两，草乌一两，香附一两，大黄一两，黄芩一两，木贼草一两，白附子一两，角刺一两，两头尖一两，白芷一两，槟榔一两，乌药一两，石膏一两，薄荷一两，滑石一两，山栀一两，芒硝一两，葶苈一两，木通一两，木香一两，没药一两，胡黄连一两，车前子一两，黄柏一两，甘草二两，蒺藜二两，羌活二两，天麻二两，白术二两，柴胡二两，菖蒲二两，藿香二两，蔓荆子二两，天花粉二两，僵蚕二两，厚朴二两，陈皮二两，藁本二两，威灵仙二两，远志二两，麻黄二两，枸杞二两，甘菊二两，蝉壳二两，血竭二两，乳香二两，胡麻四两，梧桐皮泪五钱，黄连五钱，花蕊石五钱，辛夷五钱，麝香五钱，青皮五钱，牛黄一钱，冰片五分。

7. 人参[①]

人参一钱，白术一钱，茯苓一钱，甘草五分，陈皮一钱五分，半夏两钱，姜五片煎，晚服。空心服虎潜丸，五十丸加至八十丸。

【释义】这件手稿前半部分，是四君子汤和二陈汤的组合。与老年人体质不好又咳嗽的疾病有关。

8. 干漆[②]

人参一两，干漆[③]（炒烟尽，研细）二两，抚芎[④]（酒泡一日夜）三钱，三棱（醋煮）、莪术（醋煮）各三钱，射干（酒泡炒）三钱，白术一两。共末，神曲糊为丸，梧子大，空心米汤下三五十丸。此不得常服。服前丸数日了，服此数服，再隔数日服。

【释义】此方用于治疗闭经、癥瘕。

如用于闭经，可用于“干血痨”类闭经。可治疗虚火久蒸、忧伤、房室伤等所致经闭不行、干血内结、骨蒸潮热、身体羸瘦等一系列的虚损病症。该方出自《金匮要略·血痹虚劳病脉证并治第六》，原文内容为“五劳虚极羸瘦，腹满不能饮食，食伤、忧伤、饮伤、房室伤、饥伤、劳伤、经络荣卫气伤，内有干血，肌肤甲错，两目暗黑”。本病属于虚劳病的特殊证候。

旧时妇女地位不高，挨打受气是常事，情志不畅，积久致气滞血瘀，死血集聚于胞宫，造成闭经，少腹疼痛，人面黧羸瘦。傅山方中用人参大补元气，用三棱破气，莪术破血，有补有破，各走各经，药到病除。三棱破气中血，莪术破血中气，杀伐之力猛烈，一般医家不敢用。只有傅山吃透了中医理论，才敢大补大破。

此方如用于癥瘕，则多用于癥病。癥瘕涵盖了各种妇科良性肿瘤，病种较多，是妇科常见病、疑难病。此病多因脏腑失调、气血阻滞、瘀血内结引起，气聚为瘕，血瘀为癥。证候以气滞、血瘀、痰湿、湿热四型多见。妇科癥瘕为腹中结块的病。坚硬不移动，痛有定处为“癥”；聚散无常，痛无定处为“瘕”。

方中抚芎仅用三分，量很小，主要用于行气，推动气机以助活血。人参、白术各用一两，主要针对的是气虚导致的血瘀。

---

①《傅山书法全集》第七册，第2408页。

② 2009年7月1日、2日，上海崇源艺术品拍卖有限公司2009年春季大型艺术界品拍卖会会（第三场）上编号：1589的傅山“傅山、陈奕禧等行书信札”之一。

③ 干漆：为漆树科植物漆树的树脂经加工后的干燥品。入药主治妇女瘀血阴滞、经闭、癥瘕、虫积。

④ 抚芎：茶芎的别名。茶芎为伞形科藁本属植物茶芎的干燥根茎，因主产于江西抚州一带，故称抚芎。江西有悠久的栽培历史。功效行气开郁，益气健脾。川芎是伞形科植物藁本属川芎的干燥根茎，主产于四川等地。功效活血祛瘀，祛风止痛。抚芎偏行气开郁，川芎偏活血化瘀。

9. 香砂六君子汤[①]

白术（陈黄土炒）一两，陈皮八钱，半夏八钱，厚朴三钱，白蔻二钱，砂仁二钱，炒萝卜子一两，人参量力用之，槟榔十个，木香五钱，茯苓（与干姜共泡一日夜）一两，干姜五钱，苦瓠子（炒微焦）二钱。若在夏天有苦壶芦[②]了，只尝苦底，即以酒浸炒之，用一二钱上下。共末，炼蜜为丸，弹子大，时常嚼一丸，既知不敢饮食冷物，便不须再饮食之矣。

【释义】香砂六君子汤的功效是益气健脾，行气化痰。

10. 三垣兄方[③]

牛膝一两，甘草梢子三钱，黄柏（蜜水炒）三钱，灯心一大撮，水两碗，泡透煎一碗，空心极热饮。

【释义】这个是傅山写给三垣的处方。三垣无从考证为何人。处方用于清泄心肝之火，应为针对热淋的方子。为西医学所指的急慢性前列腺炎、前列腺增生肥大、急慢性肾盂肾炎、膀胱炎、尿道炎等疾患。

11. 余弟疮甫[④]

余弟[⑤]疮甫有收长意，似可无虑。而暴一加寒证甚剧，日日为理之，甚焦愁人，不知当如何也。草草附闻。枫老仁丈。

弟山

月半之约，且当愆期。须弟病渐有起色，始得遄[⑥]赴。目下危疑之急。

【释义】这件手稿大致是说，我弟弟傅止的疮疡已开始收长，已无大碍，无须担心了。但是稍微受凉病情就加重了，时刻照料离不开人，很是焦虑发愁，不知如何是好。半月前的约定，看来是得耽误几天了。须待我弟的病好转后，我将立即赶赴。

---

① 2009年7月1日、2日，上海崇源艺术品拍卖有限公司2009年春季大型艺术界品拍卖会会（第三场）上编号：1589的傅山“傅山、陈奕禧等行书信札”之一。

② 壶芦：为葫芦科葫芦属植物的别名。

③ 和中浚、吴鸿洲：《中华医学文物图集》，四川人民出版社，2001年，第38页。1936年医史学家宋大仁从南京市场文管会程万孚处收藏。处方前有傅山致友人居先生的信。

④《傅山书法全集》第四册《傅山草书与枫仲等人手札册页》，第1084页。纸本高22.8cm。现藏苏州博物馆。

⑤ 余弟：可能指傅山的弟弟傅止。

⑥ 遄（chuán）：快，迅速。

12. 切贤仲脉[①]

切贤仲脉，六分病耳，喜未大数[②]也。微察其意，以未得适理。养病亦须造适[③]，而食息起居不时，监之以一严君，此中不无爱而不得其爱之法，或当别有机权于中，非我所敢知，余图晤尽，附后不一。

弟山顿首

岑寂[④]萧寺[⑤]，弟不能略为主人，会须见亮旅人也，行笥[⑥]中有点书朱锭[⑦]，急需一二块，可得否？不然，且须绝高银朱[⑧]亦可。想来此时官衙亦无此佳物耳。

【释义】这件手稿为傅山写给魏一鳌的信。信中的意思是说：

看你叔父的情况，切脉后，他已有六分病情了，好在还不是不能治疗。初步判断，此病是生活中没有适当调理。调养病要根据病情发展的情况去调理，如果是饮食、休息、起居不按时，这就不好说了。对待你叔父的疾病，你应像对待父亲那样对待。这不是有没有爱与有没有得到爱的问题。另外，也许有其他机会和变通之法，但这不是我知道的办法了。我的谋划相对而言已经说完了。即便顺从这一办法，也不一定能做到。

这段文字的主旨是要求他人要从思想感情上像对待自己的父母一样去照顾叔父的病。

13. 火病之药[⑨]

火病之药，无过平心。春肝用事，君焰易张，听政之时，切忌暴怒。待弟至，再一切之，可斟酌一常服丸方，济门下平和之用，万无燥急加剧。篝镫草勒[⑩]，一候兴居，不尽。

弟山再顿首　慎

【释义】这件手稿是傅山写给魏一鳌的信札。魏一鳌可能素有肝旺之象，叮嘱“听政之时，切忌暴怒”。信的意思是：治疗上火的要药，最好的就是让心情平定下来。心属火，居君位，春属木属肝，“君焰易张”，心火上炎，本来心火已大，再有肝怒，就是火上浇油。阁下处理政务时，切记要心平气和。待弟去后，斟酌一个可以长期服用的“丸”方，

---

① 切贤仲脉：尹协理，《傅山致戴廷栻魏一鳌手札》，山西人民出版社，2015年，第90页。现藏上海图书馆。

② 大数：命运注定的寿限。

③ 造适：寻访。

④ 岑寂：寂静冷清。

⑤ 萧寺：佛寺。

⑥ 行笥（sì）：指外出时携带的小箱子。笥，一种盛物的器具，形状如今之长方形小箱。

⑦ 朱锭：指用朱砂制作的红色墨锭。

⑧ 银朱：无机化合物，由汞和硫混合升炼而成，呈粉状的赤色硫化汞，分子式Hgs，有毒。用作颜料和药品。功效攻毒杀虫，燥湿劫痰。治疥癣恶疮、痧气心腹痛。

⑨ 火病之药：尹协理，《傅山致戴廷栻魏一鳌手札》，山西人民出版社，2015年，第115页。现藏上海图书馆。

⑩ 篝镫草勒：意指自己流浪漂泊，居无定所。篝，指在野外燃起的一堆一堆的火焰。镫，指古代盛熟食的器皿。勒，指套在马头上带嚼子的笼头。

用以调理阁下心火易张的症候。我流浪漂泊，居无定所，先在这里住四五天。

14. 向药肆取之①

篆隶闻命，不能顷刻办。一二日内，可向药肆②取也。丹翁道兄。

弟山顿首

【释义】这件手稿可以佐证写作时间为傅山55～73岁，傅山侨居于距故居西村（今太原市尖草坪区向阳镇）东南30里的松庄（今太原市迎泽区郝庄镇）。他在太原开了两处药铺，即子傅眉在大南门小铁匠巷元通观设“药局”，侄傅仁在三桥街路东设药铺“卫生馆药饵”。从这件手稿的内容可以看出，傅山的药铺不仅用于治病救人，还是与朋友相互联络的地方。

15. 茯苓酥③

茯苓酥：白茯苓三十斤，山之阳者甘美，山之阴者味苦，去皮薄切，曝干蒸之。以汤淋去苦味，淋之不止，其汁当甜。乃曝干筛末，用酒三石、蜜三升相和，置大瓮中，搅之百匝，密封勿泄气。冬五十日，夏二十五日，酥自浮出酒上。掠取，其味极甘美。作掌大块，空室中阴干，色赤如枣。饥时食一枚，酒送之，终日不食。名神仙度世之法（又服食法：以茯苓合白菊花，或合桂心，或合术，为散、丸、散自任。皆可常服，补益殊胜）。

【释义】据《傅山全书》提示茯苓酥手稿原件由甘肃邓宝珊先生所藏。

茯苓酥在唐·孙思邈《千金翼方》、宋·苏颂《本草图经》木部上品卷十、宋·唐慎微《证类本草》及《本草纲目》中均有记载。原为道家的养生秘方，适宜中老年平素脾虚湿盛者服用，特别是伴浮肿、肥胖、腹泻者，服之更为适宜。

茯苓酥为傅山抄录《本草纲目》卷37“木之四·茯苓·附方”中“茯苓酥法”的一部分。茯苓酥全文156字，傅山手稿存124个字，以楷为主，杂以行、草。笔致以颜体为主，参以隶和二王笔意。点画一丝不苟，顾盼有情，笔笔有弹性，点点有情趣，给人以闲逸、平和、雅致的视觉享受。

16. 药性大纲④

药性大纲，莫过于精读《经》《录》⑤，及历代以来续入《草本》。至于用药之微，

---

①《傅山书法全集》第四册《傅山致玄翁等人的手札》，第1195页。高22.8cm。

② 药肆：药铺。肆，店铺。

③ 茯苓酥：《傅青主先生草稿真迹》，敦煌文艺出版社，2007年，第117页。

④ 手稿：何高明《傅山医学手稿》，山西人民出版社，1982年。文：《霜红龛集》卷二十六·杂文·医药论略，第716页。影印清宣统三年（1911）山阳丁宝铨刊本，山西人民出版社，1984年，因引用该书内容较多，以下省去版本信息。《傅山全书》第二册，卷三十三《医药论略》，山西人民出版社，2006年，第290页。因引用该书内容较多，以下省去版本信息。

⑤ 经、录：指《神农本草经》《名医别录》。

又向《本草》中会通性、气、味、走、注，关键之妙，亦犹轮扁之斫，不可与人言也。吾每推求后代名医认药之性、气、味及用药之法，皆各自有一话说。有使此药贯者，有使彼药者。从其贯者而偏任之，偏表见之，岂无合者？岂无未全合者？岂无乖者？岂无不大乖者？亦多坐有傅会自弊之类，不可不知其说，亦不可尽倚其说。且一药而名医争论往往矛盾，故凡歪好胡混文章，子从他妄行，不过出丑惹笑。若医药之道，偶尔撞着一遭，即得意以为圣人复出，不易吾言。留其说于人间，为害岂小。

[处一得意之方，亦需一味味千锤百炼。"文章自古难，得失寸心知"，此道亦尔。卤（鲁）莽应接，正非医王救济本旨]

【释义】《药性大纲》是傅山最为著名的医学篇章，是一篇关于医疗和用药的理论性文章，收载于《霜红龛集》卷二十六 · 杂文 · 医药论略，全文 255 字，手稿仅存 214 字。傅山这篇医学文献中深入论述了药物、处方、医病相得不相得等问题。

17. 医犹兵也[①]

《南阳活人书一百一问》[②]，非不精细，吾亦不无二三则疑之。来星海多所拨辨。唯太阴腹痛一条，柱杖芍药[③]加大黄汤，最得长沙奥旨，不可思议耶！

医犹兵也，古兵法法阵图，无不当究，亦无不当变。用运之妙，在乎一心。妙于兵者，即妙于医矣。总之，非不学问人所可妄谈。

贞五

【释义】这是傅山读《南阳活人书》的读书笔记。侯文正[④]先生认为：

它援引军事说医学，指出其共同之点，一是对待古代医籍如同对待古代兵法阵图，必须全面研究，深入钻研，"无不当究"，但又不可泥古不化，如赵括纸上谈兵一流，而要从实际出发，审时度势，因人因地因时制宜，即所谓"无不当变"。

二是掌握基本方法之后，贵在"用运之妙"，而"用运之妙"又系于一心，全在于调动智慧，精心策划，运筹帷幄。

三是一个高明的军事家同一个高明的医学家有共同之处，因为表里虚实、攻防战守，事虽异而理实同，"妙于兵者，即妙于医矣"。

四是兵与医都需要广博的知识基础和高超的思维能力，都是没有学问之人"不可

---

① 手稿：《傅山书法全集》第七册《傅山太原段帖残稿册页》，第 2261 页，高 26.5cm。文：《霜红龛集》卷四十 · 杂记五，第 1134 页。

②《南阳活人书一百一问》：宋 · 朱肱撰，《活人书》原名《伤寒百问》，又名《南阳活人书》《类证活人书》《重校证活人书》《无求子活人书》等。成书于北宋大观二年（1108），全书共二十卷。《活人书》对学习和研究《伤寒论》以及提高中医临证能力都有重要的参考价值。

③ 柱杖：根粗大直伸似柱杖，柱杖芍药为上好的芍药。

④ 侯文正：《傅山传》，山西古籍出版社，2007 年，第 223 页。

妄谈”的事关重大的专门之学。傅山此论，比一般以兵法喻治法、以兵法指导组合方剂看得更深、更广，提到了根本方法论的高度。

18. 胃虚火动

罙[①]

示安和甚慰

福德君子儿孙满前，斑斓[②]笑舞，便是人间天际不孝辈哪敢伦拟。且病来百许日矣，滨死三次然甚无挂碍，无时不收拾行李，早叫早应，晚叫晚随。若复宽限，亦只得悠游待之，情理如此。若陶贞向老而弥笃者，亦复似于今月初一日，儿妇勉身复得一雄附闻。知己。

每少饥即口流白沫，此是胃虚火动[③]，不关甚病，亦当用白术二两，黄连（姜炒）一两，共为细末，用乌梅肉三四个，好口开花椒一大撮，熬浓汤和作小丸子，朱砂为衣，每服三四十丸，食稍远白水下，可除此症。车寿适在，定于正月初旬至县奉。谓也，便意脚力还得一头。孙儿日夕有火炮，老翁洒之若术承。

惠即推原其意，而问之容图别谢不爱。

不孝弟山稽拜

【释义】这是傅山写给一位名叫福德的朋友的一封信，信中回复福德所问“每少饥即口流白沫”的病的治疗方法，傅山回复说，只要是“胃虚火动”这一类病，就用如下方法，可除此症。

白术二两，姜炒黄连一两，共研为细末。用乌梅肉三四个，好开口花椒一大撮，熬浓汤后加入上述的二味中药的细末，和成小丸子，再用朱砂包衣，饭后稍远用白开水送下，每次服三四十丸。

19. 饮食消息静摄

医本不济，而加以老懒昏昧，实不能精心事此。老婶样既无国医[④]审其寒热，但用饮食消息[⑤]静摄[⑥]，行当平复也。縠[⑦]涂两方索来责耳，可笑，可笑。附，小候。

春禧不尽

弟山稽之

【释义】《三国志 · 卷二十七 · 魏书二十七 · 徐胡二王传第二十七》记载：曹操执政

---

① 罙：音 shēn，同“深”。

② 斑斓：喻孝养父母。

③ 胃虚火动：即西医所指慢性胃炎，常见的有慢性浅表性胃炎和慢性萎缩性胃炎。

④ 国医：即中医，医生。

⑤ 消息：指休养恢复元气。

⑥ 静摄：即静养。

⑦ 縠（hú）：《辞海》：酒浊。

时，法令禁止酗酒，但徐邈常私下痛饮以至于酩酊大醉。校事赵达询问政事，徐邈称他是“中圣人”。赵达把这话传给曹操，曹操很是恼怒。度辽将军鲜于辅劝说道：“平常喝醉酒的人称清酒为圣人，浊酒为贤人。徐邈性情谨慎，这不过是酒醉胡言乱语罢了。”结果没有被判刑。傅山一生嗜好喝酒，自号“酒道人”“酒肉道人”。徐邈酒后用“浊酒”自诩为“中圣人”，这里傅山用“㲉涂”自嘲贪酒误事，但非酒鬼，亦属“贤人”之列。

从信中表述的内容看，傅山写这封信时，年高体衰，还贪酒误事，力不从心。这封信的大意是：我的医术有限，再加上年老懒惰昏庸，不能精心对待医事。像老婶子这样的病，既然眼下还找不到合适的中医详细诊断，就用饮食调理，静心调养，估计也能恢复如初。老夫贪酒误事，草拟了两个方子，权且承担治病的重任，感到有点可笑。稍微等候，我把治疗这个证候的方子附上。

20. 侍老亲汤液

次长榆再得家信，隐虹[①]松侨略侍[②]老亲[③]汤液三四日，幸全安矣，偶失左右[④]，于初十日平地小蹶[⑤]，伤筋至今，吟苦床茵[⑥]不能展转，极知神气无方，察脉亦复调和无他可虑，但老人不能伸缩，如

【释义】这也是傅山给朋友的一封信，信中说，我现在侨居在松庄，初十那天，我母亲不小心平地跌了一跤，伤了筋，疼痛呻吟不能伸缩，躺在床上也不能翻身，万幸神气无妨，没有大碍，察脉后也再未见其他疾病，只是身边缺少侍候的人，我服侍母亲煎药喂汤三四天了。

21. 祁寯藻[⑦]题跋

大字直逼山谷，小札信笔掷来，都成规矩，此老胸中常有恃，谈笑可却千熊罴，识者当共领之。

道光丙申三月寿阳祁寯藻拜观并识

祁寯藻私印　　　　字叔颖号淳甫印

---

① 隐虹：喻长虹。楚辞·刘向《九叹·远逝》：“佩苍龙之蚴虬兮，带隐虹之逶蛇。”傅山《虹巢诗》云：“虹巢不盈丈，卧看西山村。”虹巢是傅山先生的一处书斋，因屋前“一株老杏如虹”得名。明崇祯十二年（1639）32岁的傅山上京请愿回到太原，把位于太原市窦大夫祠西南角僧人闲置的一间小屋稍作整理，作为书屋。用“隐虹”暗中激励自己虽然侨居松庄，心中仍怀反清复明大计。

② 略侍：侍奉病人不怎么费事。

③ 老亲：年老的父母。傅山侨居松庄时，只有母亲在世，这里的老亲应指傅山的母亲。

④ 偶失左右：身边暂时缺少侍候他（她）的人。

⑤ 小蹶：轻微地跌了一下。

⑥ 床茵：床褥。

⑦ 祁寯藻（1793—1866），字叔颖，一字淳甫，避讳改实甫，号春圃、息翁，山西寿阳人。清朝大臣，三代帝师。嘉庆十九年（1814）进士，累官至体仁阁大学士、太子太保，谥号文端。

【释义】以上第18、19、20三件傅山医药手稿及祁寯藻题跋，皆引自《傅青主先生真迹》小册子，高26cm，宽15cm。

石印是平版印刷技术，1798年由德国A.逊纳菲尔德发明。19世纪初在欧洲普及。清道光十四年（1834）引入中国。祁寯藻于道光丙申（1836）三月看到为三件手稿，当时作了题跋。从这本小册子的印刷质量和上面的时间推测，这本《傅青主先生真迹》小册子，应为石印本。后还附有斋居士张穆的题跋。张穆（1808—1849）为西平定人，杰出的地理学家、书法家和编辑大家，近代爱国思想家、诗人。

22. 邛钜[①]

《尔雅》荞，邛钜。注即大戟[②]。大戟逐水，荞麦亦能逐水。《圣惠方》十种水肿喘，用生大戟和荞麦面作饼，炙熟为末服。麦以荞名，此亦取邛钜之义耶？邛钜之义不解，吾固强解之。邛，病也。钜，能解也。俗言：荞麦一年沉积在肠胃者，食之亦消去，亦是钜邛之义耶！

【释义】郭璞注《尔雅》云：荞，巨，即大戟也。大戟又取了邛钜的别名。为什么叫邛钜，傅山也感到很是奇怪和好奇。傅山理解：邛的意思是病、劳；钜，解除。荞麦具有与大戟相同的逐水功能。把大戟和荞麦打成面作饼，烤熟了服，可治疗《圣惠方》中记载的水肿喘病。荞麦能消除肠胃中一年的积食，想来也具有邛钜的本事了。

23. 疮痛[③]

疮痛急时不暇理，噎膈及大便秘时又不暇理。疮痛苦哉！老人之苦遝集，展转无俚[④]，良难生活，气血俱衰极矣。即药饵何裨，不但补益难，即消导亦不灵也。

【释义】傅山在信札中说，疮痛也来不及治疗，饮食不能吞咽和便秘也来不及治疗。疮痛痛苦极了，老人受多种疾病折磨，没有好办法，生活艰难，气血都衰极了。补益药、消导药都不管用了。

---

① 邛（qióng）钜：《邛钜》与《疮痛》二帖，选自上海朵云轩藏品《傅山傅眉书册》。《傅山傅眉书册》发表于2007年第4期《书法》。

《傅山傅眉书册》为纸本，十二开，每开高26cm，宽10cm。内容为傅山杂记五则五开，傅眉家书一件七开。傅山书写内容有政论、修身、解药、析病及言志等，字体有楷、有行草，楷书苍老劲健，行草风神萧散。

② 大戟：李时珍曰："大戟生平泽甚多，直茎高二三尺，中空，折之有白浆。叶长狭如柳叶而不团，其梢叶密攒而上。杭州紫大戟为上，江南土大戟次之。北方绵大戟色白，其根皮柔韧而绵，甚峻利能伤人。弱者服之，或至吐血，不可不知。"《本草纲目》："大戟，其根辛苦，戟人咽喉，故名。"

③ 疮痛：朵云轩藏《傅山傅眉书册》，高26cm。

④ 展转无俚：没有办法。

24. 水泻不能弄笔墨①

弟以水泻三四日，便不能弄笔墨。今始少停。容三两日中，一总报命。弟欲过仙寓，不能独行，若再有一二人同造时，不知能青目生客否？附问玄翁老仁丈先生。

弟山顿首

【释义】这是傅山写给玄翁道丈的一封信札。信中说傅山自己因为腹泻不能用笔，今日好转，所嘱之事，请再宽限几日。我早想到仙寓拜谒，只是一人不能独行，待有人与我一同拜谒，不知能否遇上那一位未曾谋面的高僧。玄翁道丈，据姚国瑾先生考证，玄翁道丈即文玄锡，山西太原阳曲人，回回人。《霜红龛集》卷十一有五言排律《老来皤然敬元锡丈为作诗二十四韵》，题下注：元本回人。《霜红龛集》为避康熙名讳改玄为元，后世因之，故为元锡。文玄锡长傅山 11 岁。傅山青年时代与文玄锡即有交往，甲申后成为挚友。傅山甲午"朱衣道人案"出狱后，文玄锡携酒问候。康熙十年辛亥三月，文玄锡 76 岁生日，傅山为作《荷花图》，并题"因芙蓉以为媒，惮褰裳而濡足。写为玄翁道丈。"文玄锡 81 岁时，傅山又为其作《天泉舞柏图》。

25. 疮发不理弄笔研事②

弟自疮发以来，两手两臂肿痛，于已九十日许不见消散。不理弄笔研事，亦百日余矣。违教久，不欲负来命，满纸败笔，先报联命，扇求稍宽三两日，且弟处实无书扇之笔耳。弟无印丹，故不用名章。玄翁道丈先生。

弟山顿首

【释义】这也是傅山写给玄翁道丈的一封信札，信中说傅山自己因为生疮，两臂肿痛百余日，不能用笔，所嘱书扇子之事，不能按时负命，请再宽限几日。

26. 处方用人参③

贫道间为人处方，数用人参，人遂谓贫道为"人参医"。贫道亦自信无他技。正如拙厨子舍椒，无他调和也。往往见下药者与服药者皆视人参为毒药，过于牵牛、巴豆。冤哉！有人问贫道：亦有不用人参时否？复有人先自谓敢服人参，而就贫道取方者，可笑如此！

【释义】贫道我为人治病，处方中经常使用人参，故世人戏我为"人参医"。我用人参

① 水泻不能弄笔墨：《傅山书法全集》第四册，傅山《草书与玄翁等书札册页》，第1190页。高33.3cm。

②《傅山书法全集》第四册，傅山《草书与玄翁等书札册页》，第 1191 页。高 33.3cm。

③ 此条图片录自文物出版社《书法丛刊》1997年第1期第57页，由窦元章释文整理。文字：《傅山全书》第三册，卷四十五 · 杂记（九），第 353 页。

如拙厨子烹饪喜用花椒一样。常常见下药与服药的人把人参视为毒药，甚于牵牛和巴豆，实在是冤枉。我开方下药时，有人问我：有不用人参的时候吗，也有敢服人参的人吗？实在是可笑啊。

27. 白蒿[①]

白蒿，《尔疋》[②]：蘩，由胡。《本经》：主治五脏邪气，风寒湿痹；补中益气，长毛发，令黑；疗心悬、少食常饥；久服轻身，耳目聪明不老。如此嘉卉，何惮长啜？鹿食九种解毒之草，此其五。孟诜[③]曰："生挼[④]，酢[⑤]淹为菹[⑥]食，甚益人。"今人采之，共米面蒸为磈𥗉[⑦]，盐糖如食，性皆爽。

【释义】经许多研究者考证，《尔雅》与《神农本草经》中记载的白蒿为菊科植物艾蒿或蒌蒿（别名芦蒿）。

白蒿在《尔雅》"释草第十三"中释为"蘩，皤蒿"。皤蒿，即白蒿，嫩茎叶可供食用。李时珍是把白蒿作为艾蒿或蒌蒿对待的："白蒿有水陆二种，《尔雅》通谓之蘩，以其易蘩衍也。曰：蘩，皤蒿。即今陆生艾蒿也，辛熏不美。曰：蘩，由胡。即今水生蒌蒿也，辛香而美。曰：蘩之丑，秋为蒿。则通指水陆二种而言，谓其春时各有种名，至秋老则皆呼为蒿矣。曰蘋，曰萧，曰荻，皆老蒿之通名，像秋气肃赖之气。"

鹿食九种解毒之草，有葛叶花（豆科蝶葛属葛的叶和花）、鹿葱（石蒜科石蒜属鹿葱）、鹿药（百合科鹿药属鹿药）、白蒿、水芹（伞形科水芹菜属水芹）、甘草（豆科甘草属甘草）、齐头蒿（菊科蒿属牡蒿）、山苍耳（菊科苍耳属野生苍耳）、荠（十字花科荠属荠菜）。

这一件傅山关于白蒿的手稿，可能是傅山读"本草"典籍中关于"白蒿"篇的笔记。短短120个字的读书笔记中，包含了关于白蒿的五个方面的内容，可以看出傅山读书的认真。先从《尔雅》入手，讲到药用和食用的功能和效用；为九种鹿吃的可解毒的草之一；孟诜《食疗本草》中说到的用醋淹制作白蒿泡菜的方法；当地人用米或面上笼蒸后，加盐和糖，用油下锅炒，做成磈𥗉，特别爽口。

《啬庐妙翰》是题为1650年初的一件傅山手稿卷。《啬庐妙翰》包含真、草、行、篆、隶、和傅山自创混合体。以王羲之、钟繇风格写小楷，以颜真卿风格写中楷。全卷分为26个段落。"白蒿"是选自其中的第四个段落。

清顺治七年（1650），傅山44岁。在这前后的几年中，傅山经历了反清复明大起大落

---

① 此条据台湾何创时书法基金会藏《啬庐翰墨》手稿释文，由堀川英嗣整理。《傅山全书》第三册，卷四十五·杂记（九），第354页。

②《尔疋》：疋同雅，《尔疋》即《尔雅》。

③ 孟诜（shēn）：唐代汝州梁县新丰乡子平里人（今河南省汝州市陵头镇孟庄村）世界上现存最早的食疗专著《食疗本草》的作者。

④ 挼（ruó）：揉搓。

⑤ 酢（cù）：同醋。

⑥ 菹（zū）：指泡菜。

⑦ 磈𥗉（kuǐlěi）：山西的一种面食。

的激荡时代，澎湃、激烈、苦恼、悲愤、悲壮等异常复杂的心情，一齐笼罩着傅山。

42岁，大顺军将领郝摇旗与南明联合抗清。大同总兵姜瓖（xiāng）也起兵反清。正月，姜瓖部将刘迁攻代州，姚举陷忻州。二月、三月，姜瓖部将姜建勋自忻州经静乐、西山、与交城农民义军王显明部联合，图谋南下取汾州，形势一片大好。五月“交山军”进军太原，在晋祠与清兵交战，苦战数日，义军战败，薛宗周、王如金二人兵败身死。姜建勋缢死于汾州城南楼，如火如荼的反清复明浪潮急转直下。傅山作《汾二子传》痛悼他们。傅山此时的心情可以用怆天呼地来形容。

“白蒿”手稿中的楷书用笔虽有颜书的特点，但结字和章法杂乱无序。笔画彼此脱节，结构严重变形，甚至解体，字与字互相堆砌，字的大小对比悬殊。甚至打破行间的界限。这件手稿很好地诠释了傅山自己提出的“四宁四毋”的书法美学理想，以一种近乎激进的方式演绎了他的“支离”美学观。“白蒿”传达的书法情感，大不同于其他医药手稿，是与傅山“五峰山草书碑”风格相一致的书法作品。无法宣泄的反清复明失利的悲愤倾注于笔端，似乎要拼尽精力来冲破一切，挣破绑在身上的一切束缚。

28. 蒿艾①②

蒿艾③丛生涸杀鱼，蒺藜④随长不胜锄。

道人卖雨无符咒，浓蘸隃麋⑤画墨猪。

瘦硬通神且莫提，柔毫点点任东西。

凭谁挂面秋风刮，楪⑥上家鸡未下栖。

南帆高兴试一和之，佐酒，略破岑寂，龙池弟子闻道下土。

真山具草

【释义】《蒿艾》七言绝句，我们看到傅山写了两次。另一次傅山落款为松侨老人，说明此时住在松庄。

这是一首以艾蒿、蒺藜中药入诗的诗。傅山借艾蒿、蒺藜、诊病、祈雨、作画、写字、秋风、家鸡等身边的物事，来隐喻自己的人生：我一生不羡荣华富贵，绝不向残暴的清廷低头，心甘情愿居住在草药丛生、鸡鸣犬吠的松庄土窑洞中，任尔东西南北风，我以诊病、画画、写字为乐，度过一生。

---

①《傅山书法全集》第五册《傅山行草诗稿册页》，第1524页。高29.5cm。文：《霜红龛集》卷十三·七言绝句，第347页。

②《傅青主先生草稿真迹》，敦煌文艺出版社，2007年，第142页。文：《霜红龛集》卷十三·七言绝句，第347页。

③ 蒿艾即艾蒿，写诗因为平仄需要常常词序颠倒。艾蒿为菊科蒿属多年生草本植物。艾叶具有散寒、除湿、温经、止血、安胎的功效。中医针灸疗法中的艾灸，其艾就是用艾叶制成的艾炷、艾条。

④ 蒺藜：为蒺藜科蒺藜属一年生草本植物。果实入药，具有平肝解郁、活血祛风、明目止痒的功效。

⑤ 隃麋（yúmí）：东汉时，隃麋（今陕西千阳县）有大片松林，盛行烧烟制墨。墨的质量好，墨以隃麋所制为贵，故名“隃麋墨”。

⑥ 楪（jié）：木桩，亦指鸡栖息的木桩。

29. 柳菇[1]

昨涵虚送柳菇[2]，晚饭熓[3]噉之风韵不可名状，今疽新合，颇疑其湿热蒸成会有发，不敢放口大嚼，然实强忍之，又复时时少啜其汁，真未成有味，夜间疮口微作痒，次早果有一小浆泡，吾终谓是其湿热之性所蒸及也。夜饭尚有十许茎，复熓噉之，美更甚，步初顿，安得日日有此奇脆之味，说此老脾。此物素以春日多生得之。壬午登未时秋住西村沼河柳下[4]，不时摘得，才有秋菇之美。今年秋雨绝少，重九始一场遂能有此奇味，不饱噉此者，实二十余年何去复得食此，哪得不贪。

【释义】这件手稿涉及了一个药、一个病。一个药是柳菇，即柳树菇，是生长在柳树干上的一种蘑菇，一种药食两用的口味鲜美的食用菌，有健脾止泻的功效。那是傅山侨居太原东山脚下的松庄 18 年后，又重返故土西村，逢一位叫涵虚的故友送来了柳树菇，傅山炒食，其味之美，赞不绝口。美中不足的是，吃饭的某个部位生了疮，即手稿中涉及的病——口疮，口疮上还起了水泡（浆泡），故不敢张大口嚼。辨证此疮的病因是湿热蒸发所致。

傅山是名医，凡入药的药材，他不但要弄清典籍记载，还要尽可能亲身验证，弄清生长规律，如柳树菇多生长于春秋两季。通过这一个手稿，我们可以看到傅山治学的严谨认真，即便吃柳树菇这样一个细节，他也不放过，也要认真地记录下来。

这件手稿有两个字难认，一个是“饭”字，一个是“湿”字。来自于傅山喜欢使用异体字。“饭”字在《六书通》中有“”的篆书写法，傅山将篆书的写法移植到行书中来。一个是“湿”字，也是湿的异体字“濕”“溼”的写法。

30. 医工长[5]

医工长[6]

范晔书[7]：“第五伦举孝廉，补淮阳医工长，后从王朝京师。”不知当时医工长何

---

①《傅青主先生草稿真迹》，敦煌文艺出版社，2007 年，第 29 页。

② 柳菇：为球盖菇科柳树菇属柳树菇，又名柳蘑，是一种对木质素、纤维素分解能力较弱的木腐菌。入药性甘温、无毒，有健脾止泻之功效。现代研究认为柳树菇有抗衰老、防癌、抗癌、降低胆固醇的作用。

③ 熓（chǎo）：古同“炒”。

④ 登未：未月为阴历六月，六月尽，则立秋日到来。傅山此段话的意思是六月初，回到西村居住在一个有水池子的河边，一眨眼到了秋天。

⑤《傅山书法全集》第二册《傅山经略一战册页》，第 492 页。高 31.7cm。文：《霜红龛集》卷三十七·杂记二，第 1030 页。

⑥ 医工长：古代医官名，指王宫中负责医药事务的人员。见《汉书·武五子传第33》。师古曰：“……医工长，王官主医者也。”两汉时期，皇子封王其郡为国。故医工长系各皇子宫中负责医疗保健事务者。东汉医官则属少府统领，有太医令一人，掌医药管理，下辖药丞二人，主药事；方丞二人，主配方。员医 293 人，员吏 19 人。其他医官名有侍医、尚药监、药长、医工长等，其中可能有一职多名情况。

⑦ 范晔书：指《后汉书》。

官，实实已知医者为之乎？则弟五公举孝廉者，或亦知医耶？若不必知医，而但为医工之长，以管辖之耶？如今之王官皆有良医，所以知医者充之。即不必高医，亦胡乱抄习方书者。

【释义】这件手稿是傅山读《后汉书》卷41《第五伦传》的读书笔记。原文为："弟五伦，字伯鱼，东汉京兆长陵（今陕西咸阳东北）人。建武二十七年（51年），举孝廉，补淮阳国医工长。光武帝召之，有政见，拜会稽太守。虽为两千万官，亲自铡草养马，妻子为炊。受俸禄仅留一月粮，其余皆助百姓之贫者。后任蜀郡太守。所至皆有政声，举荐贫者为属官，多至两千石。"

原文为"医工长"，傅山记为医士长，可能傅山读的书印刷质量不高，或是其他原因，四次都记为医士长。

这一段读书笔记，辛辣地嘲讽了自古以来官场上外行管理内行的乱象。一名不懂医药的举孝廉者外行，竟然出任了一地的医工长。

31. 左医事[①]

左医事。

襄二十一年，楚医视苏[②]子冯。

医和，昭二。

医衍，僖三十年。晋使医衍酖[③]卫侯。

文十八年，齐侯戒师期而有疾，医曰："不及秋，将死。"

医缓，成十年，晋景公膏肓事。

【释义】这件手稿是傅山读《左传》的读书笔记，涉及六段内容。

1. 左医事，不可考。

2.《左传》"襄公二十一"楚医视伪子冯。原文："夏，楚子庚卒，楚子使薳[④]子冯为令尹。访于申叔豫，叔豫曰：'国多宠而王弱，国不可为也。'遂以疾辞。方署，阙地，下冰而床焉。重茧衣裘，鲜食而寝。楚子使医视之，复曰：'瘠则甚矣，而血气未动。'乃使子南为令尹。"

楚康王想让薳子冯做令尹，薳子冯请教申叔豫，申叔豫说："国家宠臣很多而君王又年轻，国家的事情不能办好。"于是薳子冯装病辞官，楚康王派医生去诊视，医生也回来汇报说，确实病得厉害。记载了一段医生配合应诊者做伪诊的故事。

3. 医和，昭二。不可考。

---

①《傅山书法全集》第二册《傅山左传集锦册页》，第601页。高35cm。

② 苏（wěi）："蔿"的草书。一为芆（一种草本植物）的茎。二为姓。

③ 酖（zhèn）：鸩的异体字。

④ 薳（yuǎn）：一为远志，为远志科远志属植物，根抽去木心入药，用于安神益智、解郁。二为姓，读wěi。

4.《左传》“僖公三十年”“晋侯使医衍酖卫侯”。原文：“晋侯使医衍鸩卫侯。宁俞货医，使薄其鸩，不死。”

晋文公派医生衍去毒死卫成公。甯俞又贿赂医生，让他少放点毒，结果卫成公未被毒死。

5.“文公十八年”。原文：“十八年春，齐侯戒师期，而有疾，医曰：‘不及秋，将死。’”

文公十八年春季，齐懿公下达了出兵日期，不久就得了病。医生说：“过不了秋天就会死去。”

6.《左传》“成公十年”，记载了晋景公膏肓事。医生缓给晋景公治病，诊病后说：“您的病已经不能治了。在肓的上边、膏的下边，艾灸不到，针够不着，药物的力量也到不了，不能治了。”晋景公见缓诊断的结果与他所梦相同，说：“真是好医生啊！”于是馈赠丰厚的礼物，把他送回去了。

32. 读《五灯会元》札记①

张商英问随州大洪山报恩三教大要，曰：“《清凉疏》第三卷，西域邪见，不出四见。此方儒道，亦不出四见。此则只是‘星’‘悟’两字 即庄老。计自然为因，能生万物，即是邪因。易曰：太极生两仪。太极为因，亦是邪因。若谓一阴一阳之谓道，能生万物，亦是邪因。若计一为虚无，则是无因。今疑老子自然，与西天外道自然不同。何以言之？老子曰：‘常无欲以观其妙，常有欲以观其窍，无欲则常，有窍则已入其道教矣，谓之邪因，岂有说乎？易曰：‘一阴一阳谓之道，阴阳不测之谓神。’神也者，妙万物而为言者也。寂然不动，感而遂通天下之故。今乃破阴阳变易之道为邪因，又问得不是了。拨去不测之神，岂有说乎！”

答曰：“西域外道宗多途，要其会归，不出有无‘四见’而已，谓有见，则道教非我有，一无见、二亦有亦无、三非有非无、四见也。盖不即一心为道，此下评说，道非我有，故名外道；不即诸法是心，则法随见异，故名邪见。如谓之有，有则有无；如谓之无，无则无有。有无则有见竞生，无有则无见斯起。若亦有亦无、非有非无见，亦犹是也。夫不能离诸见，则无以明自心；无以明自心，则不能知正道矣。故经云：言词所说法，小智妄分别，不能了自心，云何知正道？又曰：有见即为垢，此则未为见；远离于诸见，如是乃见佛。以此论之，邪正异途，全病在‘见’字上，正由见悟，见悟，悟殊致故也。见非悟，悟全不用见，《清凉》以《庄老》计道法自然，能无生万物，《易》谓太极生两仪、一阴一阳之谓道，以自然、太极为因，一阴一阳为道，能生万物，则是邪因。有一无二，亦有亦无，一非有无。计一为虚无，则是无因。常试论之，夫三界唯心，万缘一致，心生故法生，心灭故法灭。推而广之，弥纶万有而非有；统而会之，究竟寂灭而非无。非无，亦非非无；仍是四见。非有，亦非非有。四执既亡，百非斯遣，则自然因缘皆为戏论，虚无真实俱是假名矣。”

---

①《傅山书法全集》第二册，傅山《行书杂记手卷》，第496页。高31.7cm。现藏晋祠博物馆。此段手稿为傅山读《五灯会元》卷第十四时的笔记。红色字体显示的是傅山的批注。

揔[1]之者四桩，说有耶，也有无时；说无耶，也有有时；说亦有亦无耶，不是；说非有非无，也不是。要之这四桩，实实都有个影子，都可以言语立得，名色只是一个“见”字，与“悟”字有个差别。《金刚经》皆以无为法，而有差别，也只是破得个见字。就这四桩说来，悟后也无非有非无，也无亦有亦无，也无有，也无无，故以无为法。若圪塔住此句，则以“无”为法，又是有个“无”耳。所以，读书皆有从言外着眼如此。限愿麻烦，所言一个心字，必是有耶，无耶？若以《金刚经》“诸心非心”问之，又当何答？

“至若谓太极阴阳能生万物，常无常有斯为众妙之门，阴阳不测是谓无方之神，虽其人设教，不悟多方，然既异一心，宁非四见。何以明之？盖虚无为道，道则是无；若自然，若太极，若一阴一阳为道，道则是有。常无常有，则是亦无亦有。阴阳不测，则是非有非无。先儒或谓妙万物谓之神，则非物，物物则亦是无。故西方诸大论师，皆以心外有法为外道，万法唯心为正宗。盖以心为宗，则诸见自亡，言虽或异，未足以为异也；心外有法，则诸见竞生，言虽或同，未足以为同也。虽然儒道圣人，固非不知之，乃存而不论耳。不劳周旋。良以未明指一心为万法之宗，虽或言之，犹不论也。如西天外道，皆大权菩萨。若尔，告、杨、墨皆是此方大权之儒，示化之所施为。横生诸见，曲尽异端，以明佛法是为正道。此其所以为圣人之道，顺逆皆宗，非思议之所能知矣。故古人有言：缘昔真宗未至，孔子且以系心；今知理有所归，不应犹执权教。然知权之为权，未必知权也；知权之为实，斯知权也。是亦周、孔、老、庄设教立言之本义，一大事因缘之所成始成终也。然有三教一心，同途异辙。究竟道宗，本无言说。非维摩大士，孰能知此意也！”到底囫囵语，没个了乎。

张商英问，便是寻着讨扫兴，自己无真实见解，向他人索个明白，那得明白来。且道者报恩萝萝莎莎，圪喃了个临了，又劳他周旋，瞎捣情怀几句，明眼人只含一笑。《五灯》十四卷三十一。

越州大珠慧海，此老大通。有问儒释道三教同异如何，答曰：“大量者用之即同，小机者执之即异。总从一性上起用，机见差别成三。迷悟由人，不在教之同异也。吾独肯此言，然识变时，随量大小，顿现一相，非别变作众多极微，合成一物。”此等说，本浅易，而措辞破执，实隽永可爱。

《成唯识》第一卷

【释义】这是北宋尚书右仆射张商英，号无尽居士，写信请教报恩禅师三教要旨，二人对答的一段话。其核心是“三教一心，同途异辙”。

儒、释、道三教皆认为：宇宙是一个大宇宙，人体是一个小宇宙。人人与我同体，万物与我同根，我与宇宙均是一个整体，都是回归自己，儒、释、道三家修行，都是为了探索人生，探索宇宙的本初。修炼最终的目的，都是回自己生命的原点、本初。

儒家修炼“圣婴”，释家修炼“法身”，道家修炼“元神”。三者皆体性一心，终极果

① 揔（zǒng）：总的异体字。

皆为成“道”。儒家以“养德尽性”，释家以“明心见性”，道家以“修真炼性”。性即是心，心即是佛，佛即是道，道即是禅，禅即是我，我即是真。

人以心为本，道在心悟，识心自度，儒、释、道三教都是在众生心上建立修法的究竟。三教皆主张以出世的精神去做入世的事情，出世、入世、救世三者相统一。

这段话的核心是讨论儒、释、道三教共同追求的目的，蕴含了三教一心的精髓。傅山除原文抄录，许多地方还作了批注。在抄录原文中，常常二字、三字、四字相连，一气呵成，毫无迟滞的感觉。我们放大了看会惊奇地发现，用笔结体机锋迭出，变化无常，鬼神莫测，其神韵直追《十七帖》，超过他自己写的《丹凤阁记》。可以看出，傅山对此段话，早已烂熟于心。

三教一心，也是傅山治学用世的人生哲学，也是傅山“以天下为己任”的思想源泉。也是傅山儒道释贯通的医学指导思想。

33. 书法隶篆①

书法，篆则李斯玉箸，隶则梁鹄、钟繇，楷草急救则张芝，二王、索靖、欧、褚、李北海、鲁公，皆无所不临。画则北宋时，放笔颠险，层峦瀑布，可惊可喜。图印不大为朱文，专为白文。甚精汉章，尤妙于铜者，大得八分玺法之意，棊②不专精，亦在第三四品。天性近于禅宗，读释典辄如旧熟，每以庄子与佛书参同。

【释义】书法，篆书学李斯的玉箸篆；隶书向学东汉末梁鹄、三国曹魏时钟繇学习；楷书、章草则学张芝；王羲之、王献之、索靖、欧阳询、褚遂良、李邕，颜真卿，无所不临。画则向北宋人学，用笔颠险，山峦瀑布，惊奇令人喜欢。专治为白文印。精于汉印，甚妙用金文入印，大得八分玺法之意。棋不专精，在三四品的位置。天性近于禅宗，读佛学经典熟习程度如读已读过的书，将道学与佛学的道理相互参同。

34. 似与不似间③

似与不似间，即离三十年。青天万里鹄，独尔心手传。章草自隶化，亦得张索源。玺法寄八分，汉碑斥戏研。小篆初茂美，嫌其太熟圆。《石鼓》及《峄山》，领略丑中妍。追忆童稚时，即缩《岣嵝》镌。黝黈④日会通，卒成此技焉。云不能执笔，疾革一日前。此笔真绝矣，砚池墨泪涟。

---

① 手稿：《傅山书法全集》第五册《傅山哭子诗手稿册页》，第1673页。高27.5cm。文：《霜红龛集》卷十四·杂记三·哭子诗十三，第392页。

② 棊（qí）：棋的异体字。

③ 手稿：《傅山书法全集》第五册《傅山哭子诗手稿册页》，第1687页。高27.5cm。文：《霜红龛集》卷十四·杂记三·哭子诗十三，第387页。

④ 黝黈（zhǐzhǔ）：黈，汉字点画之一，形状如“、”。黝黈形容草书笔势，行笔状似连珠。

【释义】学书似与不似间，不即不离三十年。青天万里鸿鹄志，独你心与手相传。章草自隶变化来，也是得到张、索源。玺法寄存八分书，汉碑碉斫险峻妍。小篆原本就茂美，不满其体太熟圆。《石鼓文》及《峄山碑》，领略丑陋之中的美妍。追忆童年的时候，就取用《岣嵝碑》刻镌。草书笔势日益融会贯通，终于此一技艺完成。说不能执笔写字，在病情危急一天之间。此笔真正停止了，砚池墨水如泪涟涟。

35. 作字惟是偶然①

作字惟是偶然，欲书时，其妙不可思议。近来止得一再，差有草浅兽肥、手柔弓燥之意。燕忝②生纸一张劝书，几年许矣。阁壁间，忽忆《康乐拟邺集诗小序》，奇俊不可言，辄取试书之，遂能终。其体不真不草，不篆不隶，亦真亦草，亦篆亦隶。写毕自览之，亦莫测其结构运转之妙。其时积雨连日，绝人事应答，静注《南华》③之从不可解者三四段，颇谓得子玄④之所未得。得意而寐，寐起即书此纸，亦谁知写字之造适于漆园老仙⑤也。近腕日老一日，欲称此尚能鹅颈之转也，而以六书法写六经，补欧阳率更⑥楷书之弊，浸浸上拟中郎⑦，而无法财佐道，徒有其志耳。中郎迹今只《有道碑》在，而亦时简便，有违《说文》，黄初⑧假《钟繇碑》，犹不足观也。

山书

【释义】写字的优劣在于偶然所得，其妙不可思议。近来勉强有得心应手之作。燕忝拿纸一张让我写字，好几年了。我坐在里屋，忽然间想起《康乐拟邺集诗小序》，文辞新奇俊美，于是取纸一试，一气呵成。其体不真不草，不篆不隶，亦真亦草，亦篆亦隶。写完自己观看，亦看不出结构运转之妙。这几天阴雨连绵，正好也没有了人事应酬。可以静心地注解《庄子》当中三四段不好理解的地方，颇得西晋玄学家郭象未解之处。自得其乐睡了一觉，睡起而书，无意中得益于庄子的仙意。近来手腕日益僵硬，但尚能使王羲之鹅颈之转之法，以篆隶法写字，可补欧阳询楷书呆板的毛病。好像有李北海的味道，但是也不像，徒有其志耳。李北海今天有《叶有道碑》，但省简了笔意笔法，有违《说文》，三国时期曹魏时传的《钟繇碑》，都不足观。

---

① 尹协理：《傅山致戴廷栻魏一鳌手札》，第 12 页，山西人民出版社，2015 年。现藏上海图书馆。

② 忝：同忝。

③《南华》：据传庄子曾隐居南华山，唐玄宗天宝初，诏封庄周为南华真人，称其著书《庄子》号《南华真经》。

④ 子玄：郭象字，河南洛阳人，西晋时期玄学家。

⑤ 漆园老仙：庄周曾做过宋国地方的漆园吏，此为傅山的戏称。

⑥ 欧阳率更：欧阳询，字信本，官至太子率更令，世称“欧阳率更”。唐潭州临湘（今湖南长沙）人，唐朝著名书法家。

⑦ 中郎：李邕唐代书法家，字泰和，鄂州江夏（今湖北省武汉市武昌区）人。曾任户部员外郎、括州刺史、北海太守等职，人称“李北海”。

⑧ 黄初（220—226）：为三国时期曹魏的君主魏文帝曹丕的年号，共 7 年。

这是傅山记载写字时的心情状态，告诉我们：写字之时，入静到老庄的虚静状态，无思无欲，自由自在，随性之间妙手偶得，其字妙不可测。有一叫燕忝的书生拿纸一张求字，搁了好几年了一直未动笔。这几天阴雨连绵，没有了人事往来，坐在里屋静心注解《庄子》当中三四段不好理解的地方，得到了西晋玄学家郭象的未解之处。甚是高兴，美美地睡了一觉，睡起，想起了《康乐拟邺集诗小序》，这篇序言文辞新奇俊美，于是取纸一试，一气呵成。其体不真不草，不篆不隶，亦真亦草，亦篆亦隶。写完自己观看，亦看不出结构运转之妙。无意中得益于庄子的仙意。

傅山这篇作字的感受，“写字之造适于漆园老仙”，是写字的最高境界，与蔡邕的“欲书先散怀抱”，苏轼的“无意于佳乃佳”，异曲同工。

第三章

傅山处方手稿赏析

傅山作为一代名医，留传下来的临床基础理论著作有《外经微言》；综合性临床著作有《辨证录》《大小诸症方论》《石室秘录》；专科著作有《傅青主女科》《傅青主男科》《小儿科方论》《洞天奥旨（外科）》《青囊秘诀（外科）》；本草著作有《本草新编》《本草秘录》。许多研究者认为，这些著作疑系后人托名之作，皆没有确凿的证据证明为傅山所著。其墨迹手稿《傅山医学女科残稿》，研究者多以为是傅山家法书，非傅山亲笔。作者从浩瀚的散在的傅山墨迹中蒐罗傅山医药手稿 35 件，其中 10 多件为处方，皆为傅山亲笔所书。尽管数量少，但弥足珍贵，我们从中可以窥探一代宗师的行医和书法轨迹。

一、傅山的医学地位

傅山（1607 ～ 1684）明清之际道家、思想家、书法家、医学家。初名鼎臣，字青竹，改字青主，又有真山、浊翁、石人等别名。哲学、医学、内丹、儒学、佛学、诗歌、书法、绘画、金石、武术、考据等无所不通，被认为是明末清初保持民族气节的典范人物。傅青主与顾炎武、黄宗羲、王夫之、李颙、颜元一起被梁启超称为“清初六大师”。《清史稿》卷五百一有传。

傅山在中医学史上享有“大师”级的地位。

上海辞书出版社出版的《辞海·医药卫生分册》“医学人物”中，共收入中医药界重要人物 71 人，有上自传说中的岐伯、黄帝，下至 1975 年去世的中医研究院（现中国中医科学院）副院长蒲辅周，5000 多年的中医药史，其中山西仅有一人，即傅山。

这 71 人绝大部分一生专门从事医药，然精通经史或兼工书画的仅七八人。其中宋朝的沈括是政治家、科学家兼医学家，傅山是思想家、道家学者、艺术家而又以医名世的大医学家。傅山自称“老夫学老庄者也”，并将其丰富的道家哲学思想运用到医学中。

《中国大百科全书》中，傅山传记被收入《哲学》卷，肯定他“又精医学”。《哲学》卷所列中国古今哲学家约 200 名，除傅山外，其他人中讲到精于医学的只有宋代的沈括。由此可见傅山在中国医学史上的重要地位，他虽以“余力”研究医学，但却称得上“医学大师”，而绝非一时一地之“名医”。

二、各种传记对傅山行医的记述

戴廷栻《石道人别传》：

> 道人善病，受道还阳真人①。

戴梦熊《傅征君传》：

> 又以余力学岐黄术，擅医之名遍山右，罔弗知者……避居远村，惟以医术活人。登门求方者户常满，贵贱一视之，从不见有倦容。里党婣②戚有缓急，视其力而竭诚其心③。

---

①“道人善病”二句：《霜红龛集》戴廷栻《石道人别传》，第 1155 页。

② 婣（yīn）：同姻。

③“又以……竭诚其心”：《霜红龛集》戴梦熊《傅征君传》，第 1157～1159 页。《傅山全书》第二十册，附录四·传略，第 72 页。戴梦熊《傅征君传》，第 40 页。

嵇曾筠《傅征君传》：

精岐黄术，邃于脉理，而时通以儒义，不拘拘于叔和、丹溪之言。踵门求医者户常满，贵贱一视之[①]。

刘绍攽《傅青主先生传》：

避居僻壤，时与村农野叟登东皋，坐树下，话桑麻。或有疾病，稍出其技，辄应手效。一妇嫉疑夫外遇，忽犯腹痛，展转地上，其夫求先生，令持敝瓦缶置妇榻前，捣千杵，服之立止。一老人痰湧喉间，不得出入，其家具棺待殓，先生诊之曰："不死。"令捣蒜汁灌之，吐痰数升而苏。凡沉疴，遇先生，无不瘳。用药不依方书，多意为之，每以一二味取验[②]。

全祖望《阳曲傅先生事略》：

先生既绝世事，而家传故有禁方，乃资以自活。

先生常走平定山中，为人视疾[③]。

忻州志《傅山传》：

以医道活人，神奇变化泄素问之秘[④]。

傅莲苏撰《傅征君传》：

征君诵读余暇，精岐黄术，登门问病者络绎不绝，贵贱一视之，从无倦容，诊视如神，全活甚众[⑤]。

徐昆《青主先生》：

先生精医，晚年以医见者见，不以医见者不见也。某抚军知其名，见之不得。先生偶扶藜郊外，抚军相去约去半里许，一役报抚军曰："前扶藜者即傅先生。"抚军急令前骑追之，肩舆趋而至。先生行不加疾，亦不回顾，约十里许，相去仍如故。抚军曰："休矣，先生殆不吾见也。"一日，抚军太夫人得疾，抚军嘱阳曲令邀先生。先生曰："看疾可，吾不见贵人。"阳曲令曰："诺。"抚军敬避，嘱令陪焉。诊脉毕，怒曰："如此年纪，何得如此病！"不立方，拂衣将去，令强留而婉叩之。初不言，继曰："相思病也，得诸昨日午间。"先生出，抚军来叩令，令无以答。太夫人微闻，自内叹曰："神医也！吾昨午翻箱笼，偶见若父履，遂得疾耳，当以实告。"令转语先生，一贴而愈。

又一民妇，因夫好赌，相诟谇，夫掌击之，遂成气鼓。询先生，先生偶捋草十余把，谓民曰："子持归，在妇前漫火煎之，颜必和，声必下。饮食亲奉外，郎煎药是务，日须十数次。不三日而愈。"或问故，先生曰："所得者浅，勿须药饵。以草焉媒，平其心而和其气足矣。"

---

① "精岐黄术……视之"：《霜红龛集》嵇曾筠《傅征君传》，第1164～1165页。

② "避居僻壤……取验"：《霜红龛集》清·刘绍攽《傅青主先生传》，第1168～1169页，第1176页。

③ "先生……为人视疾"：《霜红龛集》全祖望《阳曲傅先生事略》，第1173～1174页，第1176页。

④ "以医道活人"二句：《霜红龛集》忻州志《傅山传》，第1178页。

⑤ "征君……全活甚众"：《傅山全书》第二十册《傅征君传》，第48页。

又少年辈方土筑，见先生过，曰："盍妆病试之？"一少年跃而下，群遮先生曰："此病人，请视。"先生一望，曰："死人也。"众大笑。先生曰："肠断矣[①]。"搩至家而死。

又公方在西山读书，一幼妇步至求医，先生诊而执其手，持砚将击之，曰："何物妖狐，敢来尝我！"狐跪曰："妾实非人，江南某公子，妾将媚之，可否？"先生曰："此亦有缘，然不应死，垂危时当令邀吾，吾救之。"狐诺而去。至江南与某生遇，初缠绵而消瘦，渐劳瘵而奄奄也。狐曰："太原傅先生能生汝。"遂绝。其家素闻先生名，然去太原数千里，度病必不可待，相向而哭。门外报傅先生至，搩家大喜。数剂而起[②]。

清史列传《傅山》：

精医，晚年颇资以自给[③]。

清史稿《傅山》：

山常卖药四方，与眉共挽一车，暮抵逆旅，篝灯课经，力学，继父志[④]。

邓之诚《傅青主逸事》

太原古晋阳，城中有傅先生卖药处，竖牌"卫生堂药饵"五字，为先生笔，字大如斗，端方圆正，逼真鲁公书。

世传先生善医而不耐俗士，病家多不能致。然喜看花，必置病者于有花之寺中，令善先生者诱致之，一闻病人呻吟，僧人辄言羁旅贫无力延医耳，先生即为治，无不应手而愈也。其技神而性癖如此[⑤]。

蔡冠洛《傅山》

既绝世事，家传故有禁方，遂精其术[⑥]。

清·阮葵生《茶余客话》：

太原古晋阳，城中有傅先生卖药处，立牌'卫生堂药饵'五字，乃先生笔也……一闻病人呻吟，僧即言羁旅（寄居异乡）贫无力延医耳。先生即为治剂，无不应手而愈也[⑦]。

三、傅山医药手稿的写作时间

38岁时，傅山步入人生最为辉煌的时期。但生不逢时，这一年却是明朝最为黑暗的一

---

①（qiān）：同举。

②"先生精医……数剂而起"：《傅山全书》第二十册，附录四·传略，第49～50页。

③"精医"二句：《傅山全书》第二十册，附录四·传略，第57页。

④"山常卖药……继父志"：《傅山全书》第二十册，附录四·传略，第66页。

⑤"太原古晋阳……如此"：《傅山全书》第二十册，附录四·传略，第69～70页。

⑥"既绝世事……遂精其术"：《傅山全书》第二十册，附录四·传略，第72页。

⑦"原古晋阳……愈也"：清阮葵生《茶余客话》卷十五，上海古籍出版社，2012年，第358页。

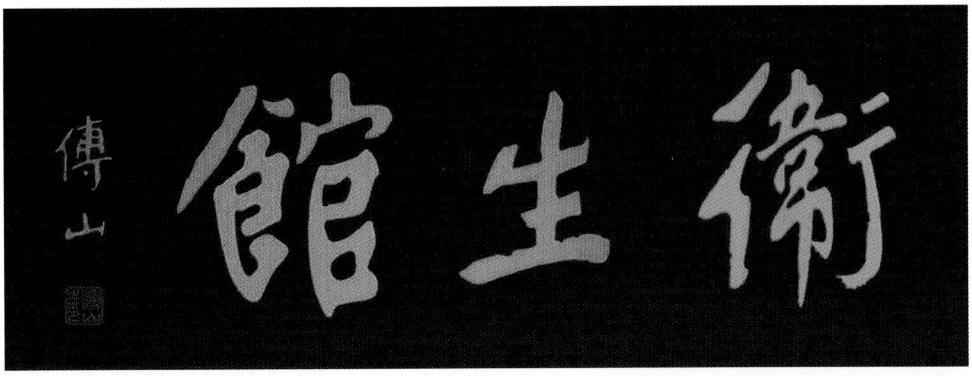

傅山题“卫生馆”

年。1644年农历甲申年，是崇祯在位的第十七个年头。这是一个天崩地解的年份，史称“甲申国难”。春，李自成率领农民起义军，从西安经山西直捣北京，除了二月底在宁武关遇到强劲对手三关总兵周遇吉，打了七天七夜，打了一场几乎打不赢的硬仗，一路浩浩荡荡，势如破竹，四月便入主北京称帝。34岁的崇祯皇帝，走投无路，在煤山（今北京景山）的一个歪脖子树下缢死，明王朝宣告灭亡。是年二月，李自成兵祸太原，傅山全家遭追脏助饷之劫，是为家仇。六月，从东北崛起的满人劲旅又轻而易举地摘取了李自成的果实，开始了长达两百多年的清朝统治。

满人强权治汉人，激起了汉人的强力抵抗。清军极力镇压，发生了多次屠杀事件，如扬州十日、江阴三日、嘉定三屠的血腥屠城事件，广州、赣州、湘潭、大同、四川、南雄、潮州等地的屠杀事件，数百万汉人惨死在满人的屠刀下，是为国恨。

傅山学医之前，家中多人因病罹难。18岁（1624）父亲染伤寒病，傅山到南关文昌庙祈药。26岁（1632）爱妻张静君病卒。35岁

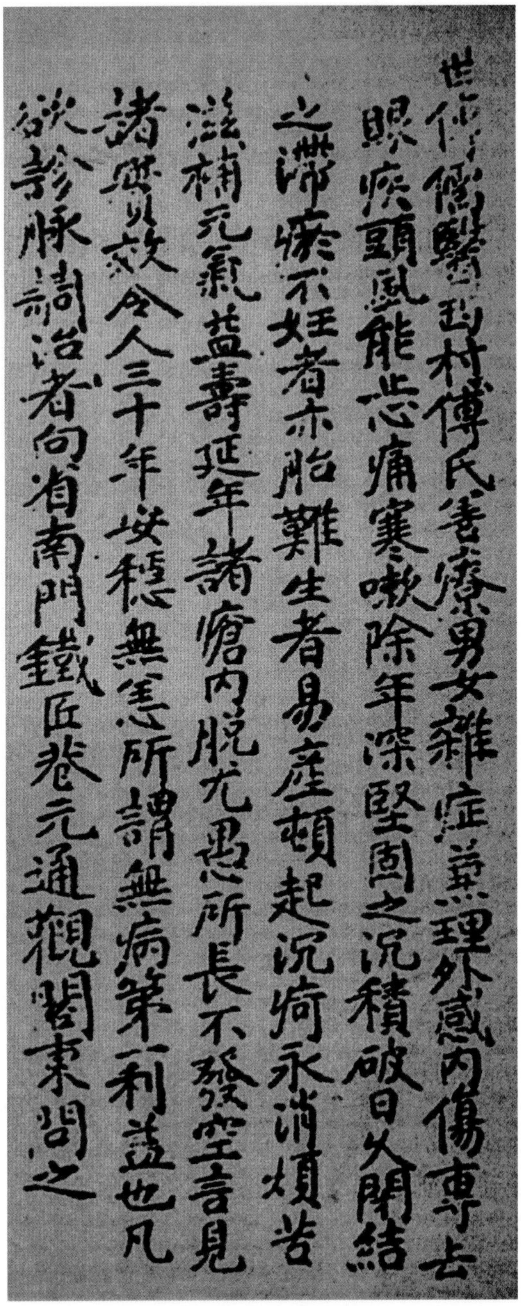
世傳儒醫西村傅氏善療男女雜症兼理外感內傷專去
眼疾頭風能止心痛寒嗽除年深堅固之沉積破日久閉結
之滯瘀不妊者亦胎難生者易産頓起沉疴永消煩苦
滋補元氣益壽延年諸瘡內脫尤愚所長不發空言見
諸實效令人三十年安穩無恙所謂無病第一利益也凡
欲診脈調治者向省南門鐵匠巷元通觀閣東問之

傅山书行医招贴

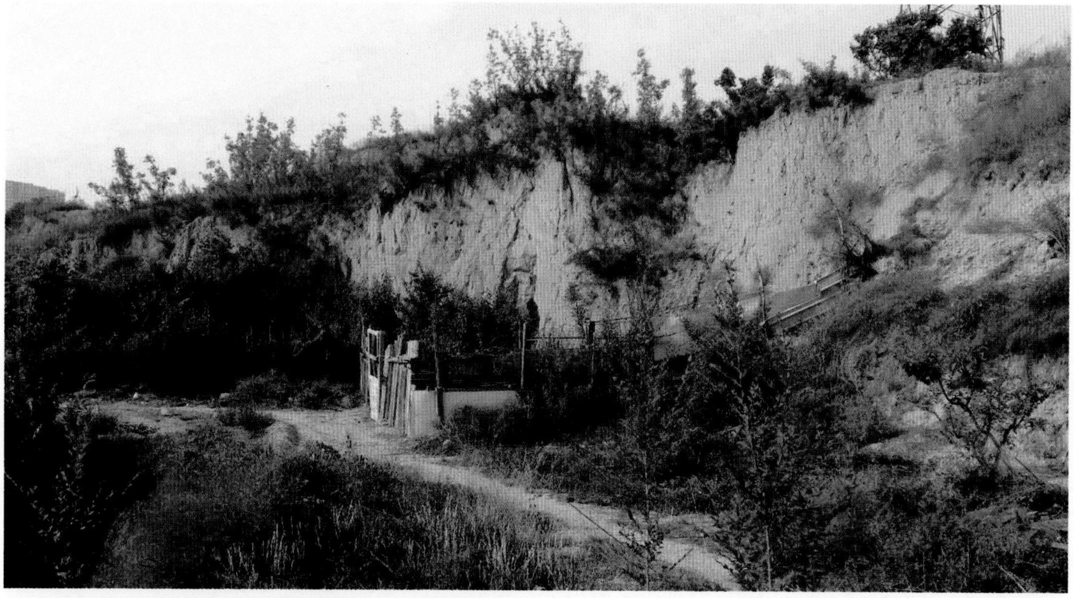

傅山侨居太原松庄遗址

（1641 年春），傅山自已染瘟疫，几乎病死，亏有兄长悉心服侍，方活了下来，直到秋天身体才恢复。36 岁（1642 年 4 月）兄长傅庚不幸染病去世，日夜共老母哭泣。

国难家仇，促使傅山早早下定了发奋学医的决心。

之前，傅山也读了不少医学经典，“家传有禁方”，曾辟谷食柏叶。但不经师，难以真正走上悬壶济世的道路。傅山早已听闻寿阳五峰山龙泉寺有一位名道士郭真人，几经周折，崇祯十七年（1644）秋，38 岁的傅山拜郭真人为师，被赐朱衣黄冠，道号公他，或青主，此后傅山以朱衣道人自称。郭真人姓郭，名静中，为明末全真龙门派第五代道士，河南修武人，在华山遇刘姓异人，授以金丹术及五雷正法。医术高超，善祈雨。第十一代晋王，世子、晋裕王朱求桂好道，在桧柏园中建宫观，延请郭静中主持，谈玄论道，为一时盛事。

是时郭真人被驻守在寿阳的大顺义军请为军师，在一个大雪天傅山上山拜师，二人彻夜长谈。此后的五年中，傅山常住五峰山，至郭还阳归真，才正式辞别云游。

此后，傅山以道士和医家的身份往来于寿阳、盂县、平定、祁县、汾阳、晋源一带，开始行医和秘密的反清联络活动。几年间，傅山的医德医技名声远播，妇孺皆知，当时即得“仙医”之名。

傅山在《壬午六月十五日至十九日即事成咏二十一首》诗中写道：“怕官非欠税，寻寺不逃禅。我有我身患，何求何处仙[①]。”

傅山在《刑部尚书任濬等人题本》中说道：“因闯贼破城，追饷败家，就在太安驿出家作了道士，师傅是太安驿人，号郭还阳[②]。”傅山在《无家赋》中，悲愤不能自已：“某尝读汉将军霍去病传，以未灭塞外匈奴耻为家，曰：嗟哉，天乎！斯何时也？桑弧蓬矢，我非男子也哉？顾孱弱不振，痛哭流涕之不遑，尚安能汲汲室家也者！”[③]

① 壬午六月……二十一首：《傅山全书》第一册，卷九《五言律诗（二）》，第 174 页。
②《刑部尚书任濬等人题本》：《傅山全书》第二十册，附录六“有关朱衣道人案的三个题本”，第 203 页。
③《霜红龛集》卷一·赋，第 9 页。《傅山全书》第一册，卷一·赋，第 4 页。

傅山48岁时，湖广蕲春生员宋谦与其父宋遇春均被南明桂王朱由榔任命为南明总兵。宋谦化名李三，以道士身份往来于蕲春与太原之间，从事反清活动。原定于顺治十一年（1654）三月十五日起义，攻取河北涉县，然事泄，于顺治十一年（1654）三月十三日父子二人在河北武安县午汲镇被捕，被搜出方形银印、龙扎（即委任状）、“党人簿”等，其供词称：傅山也接受了“督粮通判扎付（即委任状）”。顺治十一年（1654）六月十三日傅山被捕，被关押在太原府狱，提审时傅山请将自己混入人群中让宋谦辨认，如认出自当伏罪。然顺治十一年（1654）六月十日经刑部咨准，河南巡抚亢得时奉圣旨已将宋谦斩首。傅山绝食九天，抗词不屈，又在魏一鳌、龚亮等官员的多方周旋下，清廷拿不到确凿的证据，于顺治十二年（1655））七月二十二日将傅山释放。傅山入狱一年零三十九天，史称“朱衣道人案”。

此后，清朝定鼎，反清复明气焰渐趋暗淡，大势已去，回天无力。无奈中的傅山，从55岁到73岁，即清顺治十八年（1661）到清康熙十八年（1679），18年间，侨居于距故居西村（今尖草坪区向阳镇）东南30里的松庄（今太原市迎泽区郝庄镇），开始了他“太原人作太原侨”“松庄烟树十余年”的“侨居”生活。因住在松庄，故自起别号为“松侨”，意为明朝已亡，无国无家，虽然住在熟悉的故乡，却如住在异域海外。

“不为良相，便为良医”，壮志难酬，退而求其次，就做一名良医，济世救人。甲申后傅山把田产分给族人，自己失去了生活来源，难以抚养老母、儿孙、侄儿等家人，不得不以行医卖药为生。于是傅山在太原开了两处药铺，即子傅眉在大南门小铁匠巷元通观设“药局”，侄傅仁在三桥街路东设药铺“卫生馆药饵”。傅山亲自写行医“招贴”，还写了《儿辈卖药城市》五律12首。玄通观位于今太原市后铁匠巷街“成成中学”的东北角，由唐初道人李单子所建，初名天庆宫，明初更名为玄通观，清初为避康熙皇帝玄烨之讳，又更名为元通观。这也说明这幅招贴写于清初康熙年间。元通观经唐、宋、明扩建，规模宏大，为三晋知名道观，省城八景之一。清初之后，玄通观年久失修，残破不堪，逐渐衰败，成为小商小贩、耍把式卖艺的场所，类似北京的天桥。辛亥革命后，玄通观逐渐破败消失。

这些处方是傅山辞别五峰山，以道士和医家身份游历晋中一带后的手迹，且多是傅山50岁以后（即清顺治和康熙年间），正式挂牌行医所写。这个时候，傅山的书法趋于成熟。

四、傅山医事中涉及的人物

傅山一般不待见官府的人，即便见也是“以医见者见，不以医见者不见也[①]。”但是，对于一些身仕清廷、心向汉人的好官，本人或家人有疾，傅山都会不遗余力，出手医治。

杨思圣，字犹龙，号雪樵，河北巨鹿人。少有神童之目，年十二，应童子试，拔得头筹。顺治三年（1646）入进士，十二年（1655）十月，由内国史院侍读学士补山西按察使，十三年（1656）十月，任河南右布政使，迁四川左布政使。工诗，兼擅书画。

据申涵光《杨方伯传》等书记载，顺治十八年（1661）夏，傅山55岁，四川左布政使杨思圣在由京城回四川途中，病倒在河南轵关清化镇。杨思圣特遣故友殷岳千里跋涉，昼夜兼程至太原，请傅山前去诊治。傅山得知杨思圣病重，抱病慨然而行，冒暑前往，然

①《傅山全书》第二十册，附录四·传略，第49～50页。

路途遥远，及傅山赶到，杨思圣已辞世两天。可见二人交谊非同一般。杨思圣和傅山之交有同好之因。

孙茂兰，汉军正红旗人，曾任直隶霸州知州。顺治三年（1646）二月，任山西按察使司佥事、蓟州兵备道。顺治四年（1647）二月，由蓟州兵佥事升任山西布政使司左布政使。顺治九年（1652），升都察院右副都御史，巡抚宁夏，赞理军务。顺治十一年（1654）二月，从宁夏巡抚卸任。孙茂兰在山西任布政使期间，傅山曾为其及家人治病。“朱衣道人案”中孙茂兰之子孙川曾参与营救傅山。康熙十八年，傅山应征“博学宏词”，孙川曾前往看望。傅山病辞不试，旋而放归，孙川有《送傅青主先生归里》诗一首：“春色满皇都，萧然物外身。难禁双眼泪，不染一丝尘。侧席劳明主，还山老逸民。蒲轮从此去，书札莫辞频。”从孙川和傅山之关系来看，傅山与孙茂兰父子均有交往。

本书所收傅山医药手稿中直接涉及的有戴廷栻和魏一鳌。

戴廷栻（1618 ～ 1691），字枫仲、维吉、补岩，号符公。祖籍山西代州（今山西代县），明初迁居祁县戴家堡，明亡后隐居于祁县麓台山。清廷开博学鸿词科，戴廷栻屡辞不准之后，只好于第二年赴京应试。后出任山西闻喜县训导、曲沃县教谕。为明末清初著名学者、收藏家。

戴廷栻出身世宦家庭，曾祖戴宾为直隶大名府通判；祖父戴光启，历任陕西按察使、河南右布政使等；父戴运昌，任河南尉氏知县、户部员外郎，颇有政声。

戴廷栻 20 岁入太原三立书院读书，与傅山同受业于袁继咸门下，出身、志向与傅山同，遂结为莫逆之交，过从甚密。

傅山 44 岁，清顺治七年（1650）年末，寓祁县，访戴廷栻。49 岁，清顺治十二年（1655）夏，书小楷《千字文》赠戴廷栻。50 岁，清顺治十三年（1656）秋，作《奉祝硕公曹先生六十岁序》《贺戴枫仲得孙》。53 岁，清顺治十六年（1659），寓祁县，戴廷栻请刻《青主诗略》。56 岁，清康熙元年（1662），戴廷栻兴建三间四层“丹枫阁”初成，自撰《丹枫阁记》，用晦涩的语言，委婉表述怀念明朝、立志反清的意向。傅山为“丹枫阁”题写了匾额，并加跋语。61 岁，清康熙六年（1667）八月，为戴廷栻父戴运昌作传。62 岁，清康熙七年（1668）春，戴廷栻至太原，访傅山不遇。65 岁，清康熙十年（1671）九月九日，戴廷栻 54 岁生日，邀傅山、潘耒、阎古古于崇善寺饮酒赋诗。67 岁，清康熙十二年（1673），戴廷栻作《石道人传》。68 岁，清康熙十三年（1674）二月，傅山至祁县，登丹枫阁，读戴廷栻《枫林草残编》，略加澄汰，编为《枫林一枝》，并作叙。71 岁，清康熙十六年（1677）九月九日，傅山作《高阁飞泉图》，为戴廷栻祝寿。

戴廷栻刻《晋四人诗》，冠傅山为四人之首。晋四人者，傅青主山、白居实孕彩、胡季子庭、傅寿毛眉。白孕彩（也作白允彩），字居实，平定人，与傅山为太原三立书院同学。与傅山志同道合，结为密友，为一生知己。一并参与“伏阙讼冤”，反清复明。傅山入狱，孕彩悉心照料，多方奔走营救，直至傅山出狱。傅山于 38 岁、43 岁、48 岁、75 岁，4 次寓居平定，多寓居白孕彩家，为村民看病，二人饮酒作诗，情谊颇笃。子傅眉娶平定人朱氏为妻，侄傅仁娶居实女，成为儿女亲家。汾阳胡季子是傅山的学生，傅眉是傅山之子。四人都是清初不仕的遗民。

傅山医药、书论手稿第三件手稿“老人加瘦”、第四件手稿“熟半夏”可能是傅山给戴廷栻的父亲或是长辈开的处方。

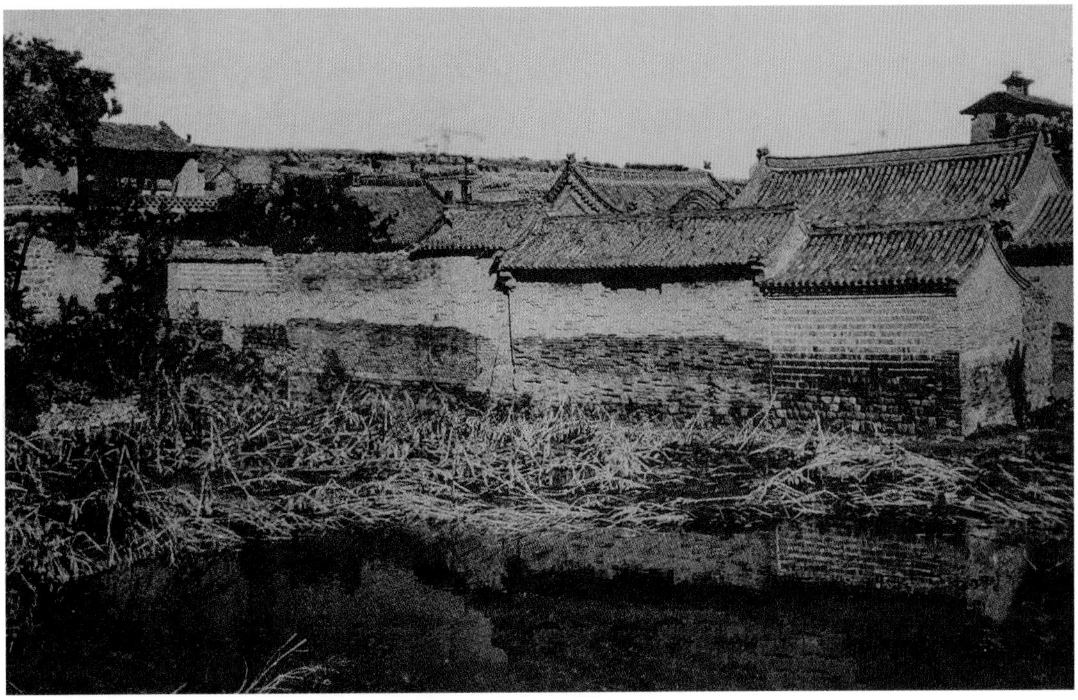

傅山38岁，崇祯十七年（1644）二月，避居平定

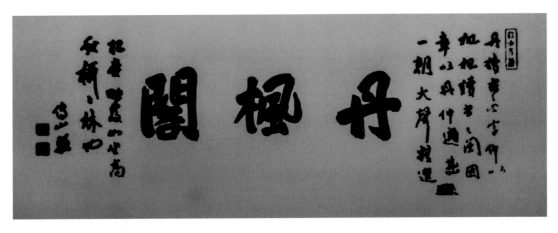

傅山题“丹枫阁”

魏一鳌（约1620～1692），字莲陆，号雪亭。河北新城人。崇祯十五年（1642）举人。顺治二年（1645），魏一鳌任平定知州。

傅山与魏一鳌的认识交往可能来自于两个人，一为张日葵，平定人，曾为明大理寺卿，入清后拒不仕清，与魏一鳌老师孙奇逢颇有交谊。孙奇逢曾信嘱魏一鳌拜谒张日葵。孙奇逢，直隶保定府容城（今河北省保定市容城县）人，晚年讲学于河南辉县夏峰村二十余年，与傅山都曾参与抗清活动。傅山时避难于平定，寓张日葵“赵氏山池”。二是白孕彩。魏一鳌与白孕彩结识，是在魏一鳌任平定知州时。傅山与魏一鳌相识应在此段时间。后魏一鳌贬官，任山西布政使，与傅山成为知交。“朱衣道人”案发后，有赖于魏一鳌六次冒险作证，傅山方幸免于难。后魏一鳌任忻州知州，傅山多次请魏一鳌在经济上给予帮助，曾致信请魏一鳌帮忙免去老家顿村的赋税。顺治十年（1653）魏一鳌捐资三十金，为傅山在太原城外的土塘村购置房屋。魏一鳌致仕，傅山有《饯莲道兄》十二屏赠之。贫困中的傅山能够给予回报的就是为魏一鳌及其友人写字和诊病。

傅山医药、书论手稿第 12 件手稿“切贤仲脉”是傅山嘱咐魏一鳌如何照料其叔父的事项。第 13 件手稿“火病之药”是傅山写给魏一鳌的信，嘱咐“听政之时，切忌暴怒”。

杨思圣、孙茂兰、戴廷栻、魏一鳌皆是饱读之士，与傅山同为一代英才。他们与傅山意趣相同，惺惺相惜。他们敬重傅山人品，仰慕傅山才学，笃信傅山医术，钦佩傅山字画，方能对傅山的医嘱、处方视若珍宝，严存密藏。如此我们今天才能欣赏到傅山的医药手稿。

五、傅山的医理医技是儒医、道医、佛医的糅合

1. 问题的提出

本书《傅山医学女科手稿》第四“妇人有数月一行经者”（手稿第 12 ～ 15 幅）认为，在世间存在特殊资质的妇人：

> 妇人之中，有天生仙骨者，经水必四季一行，盖以季为数，而是不以经为盈缩也……真气内藏，则坎中之阳不损。倘加以炼形之法，一年之内便可飞升……虽然天生仙骨之妇，世正不少，而嗜欲深者天力损，又何可不立一疗救之方。方名助仙丹。

矛盾的普遍性与特殊性存在于任何事物中。此段论述，我们拨开傅山使用的“仙骨”“炼形”“飞升”等道教术语，会看到傅山善于从常人体质的普遍性中找出具有特殊体质的人的特殊性，认为四季一行经的妇人，不但不是疾病，而是具有常人所不具有的“仙骨”。

过去在讨论这一段论述时，受时代局限，往往停笔不前，或是当作迷信的成分，或是作为傅山医学思想的糟粕对待。

这一段记述，让我们看到傅山不囿于儒医一家之说，是将道医吸收纳入自己的医学体系中的一个例证。

过去人们习惯将人类认识不了的事物和论述，粗暴地扣上一顶唯心或者迷信的帽子，今天我们重温这段论述，需用一种开放的、包容的哲学思想重新审视。因为宇宙和生命是无限的，而人类的认知永远是一个点、一个过程、一个片段、一个侧面。对中国传统文化及全人类文化的态度和认识，首先应在哲学思想上建立起一个高的起点。对某一领域、某一学术，不应轻易地划分为唯物或是唯心、科学或是迷信，对号入座，打入冷宫。什么是迷信，窃以为以某学某术欺世盗名、谋财害命者为迷信，除此之外，不应乱扣迷信帽子。

中医、道医、佛医、藏医、蒙医、苗医、维医、傣医、西医等，都是从一个方面对生命、对疾病进行认识，都有局限性，都有优缺点。判断医术先进优劣与否的标准，不是具体的理论、方法和技术，终极目标是对生命健康的呵护。

在人类社会，我们不能排除存在特殊体质的人，傅山书中记述的“天生仙骨者”，常人没有见过，不等于傅山没有见过。

在“卫生堂药饵”有傅山亲笔书写的一副对联“以儒学为医学，物我一体；借市居作山居，动静常贞”，表达了他对“儒医”身份的认同，以及其医术以儒学功底为基础。综合看傅山的岐黄术，非止儒医一家，而是参道医、佛医的综合医术。

由此引出傅山医学思想形成的一系列记述，从中我们可以看出傅山医学思想是以儒医为基础，糅合道医、佛医思想的。

2. 关于傅山道医、佛医思想形成的一些记述

戴廷栻《石道人别传》[①]：

父离垢先生，母贞髦君。孕十二月而生道人。

先是道人从叔某托朝海比丘造旃（zhān）檀香佛。佛至所费过赢，中悔。

离垢先生告贞髦君。贞髦君出所积簪珥资百金，请事佛。

即梦，佛指以一，臞（qú，瘦）老修为比丘曰以是子汝。

及生道人时，见所指比丘来。俄而，龙起所居屋极，雷电大雨。道人生而雨止。

三岁时，离垢先生偶诵心经句，问道人。道人不觉应声，诵其下句。

六岁见离垢先生买黄精，云服之不死，辄出入取，啖不肯复谷食。强之，乃复谷食。

七岁，使就小学，凡所授书，倾注如宿通者。

十五，补太青先生，小试博士弟子员。

道人方服柏叶，辟谷。

岁壬午（1642），道人梦上帝议劫，给道人单字，不可识，单尾识高尚字，且赐黄冠衲头。心知无功名分，遂制冠衲如梦中赐者。放榜罢，百三十岁长寿比丘贺道人，道人曰："比丘诬矣，吾不中式。"比丘曰："不中，故贺。"道人颔之，取所制冠衲服之。甲申之变，竟服之不脱，为真道士。

嵇曾筠《傅征君传》[②]：

山生而颖异，读书十行并下，过目辄能成诵。

全祖望《阳曲傅先生事略》[③]：

其子曰眉，字寿髦，能养志。每日樵于山中，置书担上，休担则取书读之。中州有吏部郎者，故名士，访先生。问："郎君安往？"先生答曰："少需之，且至矣。"俄而有负薪而归者，先生呼曰："孺子，来前肃客！"吏部颇惊。抵暮，先生令伴客寝，则与叙中州之文献，滔滔不置，吏部或不能尽知也。诘朝，谢先生曰："吾甚惭于郎君。"

眉乃自称曰小蘖禅。每出游，眉与先生共挽车，暮宿逆旅，仍篝灯课读经、史、骚、选诸书。诘旦，必成诵始行，否则予杖。故先生之家学，大河以北，莫能窥其藩者。尝批欧公《集古录》曰："吾今乃知此老真不读书也"则予杖。故先生之家学，大河以北，莫能窥其藩者。尝批欧公《集古录》曰："吾今乃知此老真不读书也。"

---

① 石道人别传：《霜红龛集》附录一，第1153～1155页。

② 傅征君传：《霜红龛集》附录一，第1163页。

③ 阳曲傅先生事略：《霜红龛集》附录一，第1176～1177页。

先生尝走平定山中，为人视疾，失足堕崩崖，仆夫惊哭曰：“死矣！”先生旁皇四顾，见有风峪甚深，中通天光，一百二十六石柱林立，则高齐所书佛经也。摩挲视之，终日而出，欣然忘食。盖其嗜奇如此。惟顾亭林之称先生曰：“萧然物外，自得天机。”(《亭林文集广师》)予则以为是，特先生晚年之踪迹，而尚非其真性所在。卓尔堪曰：“青主盖时时怀翟义之志者。”可谓知先生者矣。

刘绍攽《傅青主先生传》[1]：

有苦劳瘵者，教之胎息，不三月而愈。年八十余卒。无能传其术。至今晋人称先生皆曰仙医。

《傅山全书》：

“三世通医，卫生傅氏，专治一切寒热虚实，心痛头风[2]。”三世主要指傅山，傅山子傅眉、侄傅仁、长孙傅莲苏。

《傅山书法全集》收录的傅山书写的道、佛经文及读道、佛经文的笔记有：

“草书淮南子评注手稿册”“草书管子评注残稿册”“行草读鬼谷子公孙龙子等杂记册”“墨子经”“楷行草道经佛经册”“小楷庄子逍遥游人间世则阳外物”“楷书庄子养生主册”“小楷录周易册页”“草书知佛法不相违背册”“草书续华严经第六卷等文杂记册”“行书金刚般若波罗蜜多心经上卷等册”“楷书般若波罗蜜多心经册”“小楷金刚经册”“小楷药师琉璃光如来本愿功德经残稿册”“草书录佛经目录”“小楷正果无路手卷”“《菩提续集》《正果篇》”。

以上这些文献记述让我们看到，傅山博学精研，是一位颇具天赋、有特殊资质的人。母亲舍尽家资事佛，怀胎12个月生傅山，三岁可接父亲读《心经》下文。六岁食黄精，七岁入小学，一目十行，过目不忘，所授不学自通。后又服柏叶辟谷。成年后，精研道佛。记忆力惊人，20岁左右读《文选·京都》诸赋，念三遍即能背诵。22岁时，与同学马生比记性。傅山兄傅庚为他们点定了53篇诗文。马生自负高资，以为必胜无疑，但背了一整天才背会四五篇。傅山从起床洗漱完毕起至早饭前，“则五十三篇上口，不爽一字”“马生惊异，叹服如神”。傅山在平定山中为人视疾，失足坠崖，见126根石柱，书有佛经，不吃不喝，整整观摩一天。得道医治病，不依经方。劳瘵，即痨瘵，即西医所指的结核病。在异烟肼、利福平、链霉素等西药发明前，劳瘵很难治愈。傅山却找到了对付的方法，不施药而是教以道家的高级功法——胎息法，即丹田呼吸法治之。流传至今的胎息法近百种，傅山教的是哪一种，不得而知。如能挖掘傅山所传“胎息”，则可减少抗生素对人类的危害，功莫大矣。

“茯苓酥”原为道家的养生秘方。傅山的“茯苓酥”手稿，写得极其认真，点画一丝不苟，顾盼有情，散发着傅山对道教医药学的一片虔诚。

给后学以启发，傅山岐黄术“不拘拘于叔和、丹溪之言”，必糅合佛、道两家修炼所

① 傅青主先生传：《霜红龛集》，附录一·传，第1169页。

② “三世通医……心痛头风”：《傅山全书》第十九册·附录二·傅莲苏集·卷七·文，第380页。

得，即对生命本源的深刻认识。儿傅眉、侄傅仁、孙傅莲三代从医，自幼学识过人，却“无能传其术。”非资非学非勤也，乃机缘也，不得道也。顾炎武叹：独得天机。天机被喻为自然界的秘密，即不是写在书本上人人可读、可学、可以掌握的东西，而是具有特殊禀赋的人才可以参透的理法术。

那么是不是说傅山医学不可学？非也。在科技进入迅猛快速发展的时代，有志者在精研儒医的同时，应放开眼界。从关注一理一法一术扩展到审视生命、关注健康，不受具体的理法术制约，同时关注道医、佛医、藏医、蒙医、苗医、维医、傣医和西医学等，从中探寻关联的东西，挖掘神秘的内容，即天机，变只有少数人、具特殊资质的人才可以学习、理解、领悟的为多数人皆可学习的理法术。

在无限的宇宙和生命面前，人类的认知大都是一个点、一个阶段、一个过程，对待医学和生命，应学习傅山以天下为己任的人文精神，以关注生命健康为终结目标，不囿于一家一法，一理一术，应兼收并蓄，博采众长，以推动新时代中医的发展。

3. 傅山的医理医技是儒医、道医与佛医的融合

傅山的医学思想与其人生思想是一脉相承的。傅山留下的医药诗中，强烈地表露出行医济世不过是更大的抱负难以施展的无奈之举。傅山高度的社会责任感和英勇的大无畏精神，是“以天下为己任”的中国士人精神的突出代表。

（1）自幼受儒家思想熏陶，却是反理学的勇士

傅山六世祖傅天锡以《春秋明经》为临泉王府教授，祖父傅霖，嘉庆壬戌（1562）科进士，博览群书，“渔猎六艺百家”。曾批点班氏《汉书》，刊印《淮南子》。父亲傅之谟，为贡生（由府、州、县送入中央官学国子监深造的优秀秀才），自号离垢先生，“独好檀孟”，刊行《礼记》《孟子》，手泽《汉书》授徒乡里。傅山在《家训》中说：“吾家自教授以来，七八代皆读书解文。”傅山是传统意义上的儒家文人。宋明理学的“理”是至高无上的封建制度的象征，是万万不能违背的，但是傅山却又是“反常之论”反理学的勇士，“常”即理学。

傅山从封建统治的专制性，到理学的奴人迂腐，再到理学“存天理，灭人欲”的核心主张，进行了全面梳理、挑战、嘲讽和批判。

傅山一反两千多年来“普天之下，莫非王土；率土之滨，莫非王臣”的传统观念，响亮地提出了“天下者，非一人之天下，天下人之天下也”的口号[①]。

傅山认为：“今所行《五经》《四书》，注一代之王制，非千古之道教统也[②]。”

傅山认为：“宋儒好缠‘理’字。‘理’字本有义，好字，而出自儒者之口，只觉其声容俱可笑也。如《中庸》注‘性即理也’，亦可笑，其辞大有漏[③]。”

傅山大声呼喊：“‘饿死事小，失节事大[④]’“如此真有饿不杀底一个养法！[⑤]”剑指宋明

①《傅山全书》第四册卷五十四 · 老子解 · 第三十二章，第 122 页。
②《傅山全书》第三册，卷三十八 · 杂记 · 五经四书，第 71 页。
③《傅山全书》第二册，卷三十三 · 杂文 · 理字考，第 275 页。
④《霜红龛集》卷四十 · 杂记五。第 1142 页。
⑤《傅青主先生草稿真迹》，敦煌文艺出版社，2007 年，第 221 页。

理学主张“存天理，灭人欲”的谬见。

傅山认为理学毁灭人的个性，让人奴化，无益于社会。“自宋末入元百年间，无一个出人头地，人号为贤者，不过依傍程朱皮毛蒙袂，侈口居为道学先生，以自位置。”[①]

（2）极喜佛学，却反对佛学中不合理的主张

傅山熟稔佛学，几乎内化于其生命。傅山认为，佛经能言儒家经书所不能言之境界，是归根复命之学，为真实践履者不可不读之书，绝不能以专断之儒学权威来否定其价值。傅山批点《金刚经》《楞严经》《五灯会元》等书，均有其独到的观点。我们看傅山以蝇头小楷恭敬抄录的《金刚经》，可见其虔诚之情。

傅山在《百泉帖 · 管子》说：“释氏说断灭处，敢说个不断灭？”直指佛家提倡“禁欲”主张。他也敢指出佛教中虚幻不实的说辞，在《叙灵感梓经》中说观音大士“亦聋瞎人也”，因为受苦受难者满眼皆是，而未见观音大士一一援引救助。

（3）为道家龙门派“真”字辈传人，却反对道教中不合理的主张

傅山拜寿阳五峰山龙泉寺郭静中为师，得道法，为道家龙门派“真”字辈传人。其名号诸如青羊庵主、朱衣道人、石道人、酒肉道人、真山、五峰道人、闻道下士等多与道相关。傅山的小楷精品，如《逍遥游册》《玄天上帝垂诫文垂训文》等都与道教有关。他对道法的兴趣，绝非文人一时附庸风雅，而是亲身试法。《霜红龛集》内有《读老子》《读淮南子》等大篇，也有读《庄子》《亢仓子》的散论。

傅山对道家的一些观点也不盲从，特别是对道家对混沌时期的留恋不予赞同，在读《庄子 · 应帝王》篇时批注：“混沌毕竟不能再活[②]。”

（4）作为书法大家，遍临诸帖，却提出了“四宁四毋”的主张

傅山为大书法家，被誉为“清初第一写家”，强调“字一笔不似古人即不成字[③]。”“吾八九岁即临元常，不似。少长，如黄庭、曹娥、乐毅论、东方赞、十三行洛神，下及破邪论，无所不临[④]。”“贫道二十岁左右，于先世所传晋唐楷书法，无所不临[⑤]。”

同时他又提出了对整个艺术创作具影响深远和普遍意义的“四宁四毋”的美学思想：“宁拙毋巧，宁丑毋媚，宁支离毋轻滑，宁真率毋安排[⑥]。”

（5）作为仙医，遍读医药典籍，看病却又不依方书

傅山为仙医，一生慎行：“卤（鲁）莽应接，正非医王救济本旨[⑦]。”但“用药不依方书，多意为之，每以一二味取验[⑧]”“精岐黄术……不拘拘于叔和、丹溪之言[⑨]。”

他曾说：“读三年方书，天下无可治之病；治三年病后，天下又无可读之方书。此古

---

①《傅青主先生草稿真迹》，敦煌文艺出版社，2007 年，第 221 页。

②《傅山全书》第五册，卷六十五 · 庄子翼批注 · 应帝王第七，第 186 页。

③《霜红龛集》卷二十五 · 家训，第 700 页。

④《霜红龛集》卷二十五 · 家训，第 694 ～ 695 页。

⑤《霜红龛集》卷四 · 五言古 · 作字示儿孙，第 90 ～ 91 页。

⑥《霜红龛集》卷四 · 五言古 · 作字示儿孙，第 92 页。

⑦《霜红龛集》卷二十六 · 杂文 · 医药论略，第 717 页。

⑧《霜红龛集》清刘绍攽（bān）《傅青主先生传》，页第 1169 页。

⑨《霜红龛集》嵇曾筠《傅征君传》，第 1164 ～ 1165 页。

人经历实在之言[①]。"

"傅山医药、书论手稿"第三件手稿"老人加瘦"中的"马溺"，最早记载于我国第一部临床医学百科全书，即"药王"、道士孙思邈的《备急千金要方》中。

清乾隆年间徐昆在《青主先生》中记载了许多傅山行医的故事。其中一件是："一民妇，因夫好赌"，争吵时挨了丈夫的打，得了气鼓病。丈夫着急，请傅山先生诊治。傅山随便捋了十几把野草，对其丈夫说：你拿回去，在妇人面前慢火煎熬，"颜必和，声必下。饮食亲奉外，即煎药是务，日须十数次，不三日而愈"。有人问其故，傅山说："所得者浅，勿须药饵。以草为媒，平其心而和其气足矣[②]。"

傅山的医学精神与其人文精神相一致，同样遵循着中国传统士人"以天下为己任"的人文精神。正如傅山所言"我取其是而去其非"[③]。众生林林总总，各有各的气质，各有各的病痛，兼容并蓄，博采众长。即便是一术内，傅山也不盲从。

"吾以管子、庄子、列子、楞严、唯识、毗婆诸论，约略参同"(《读管子》)。傅山以天下为己任，凡涉猎的事物和学问，都尽力学深学透，去伪存真，去粗取菁，将儒、道、佛等医理医术兼容并蓄，独树己见，言他人未言，发他人未发，自成一家。

六、傅山医药手稿的书法价值

本书搜罗的傅山医药手稿 35 件，其中 13 件为处方，皆为傅山亲笔所书，十分珍贵。傅山为仙医，又被誉为"清初第一写家"。所留下的这些医药手稿，抛开巨大的医学史料价值，静谧仙逸的手稿本身就有极高的艺术欣赏价值。

凡艺术大致都包含两个层面，一是具有共性特征的技术层面，二是带有个性特质的艺术层面。就书法而言，技术层面主要是笔法和结体。笔法是技术层面的核心，即赵孟頫说的"用笔千古不易"。个性特质层面则包含个人的阅历、才识、思想、情感、气质等，即不同于他人的内容。

共性层面的技术是日后支撑个性特质叠加于共性层面的基础，基础越牢固、越坚实、越浑厚，则越可以承载更丰富的个性内容。而书写的内容与书法所表现的内容又是两个不同的范畴。书写内容是艺术服务的对象，而非书法艺术本身。

汉字由点和线组合而成，具有高度抽象化的特质。书法艺术以汉字为载体，以点、线为生命之本，通过点、线结合的和谐美与动态美产生艺术感染力，向人们呈现诗情画意般的美感、舞蹈的节奏、音乐的旋律感受。共性的技术层面的训练，就是日复一日地攻克用毛笔如何表现点、线的一个又一个难关。这其中无数的难关就是笔法，也就是操纵毛笔的本事。

傅山从八九岁开始，"于先世所传字帖""无所不临""渐欲知此技之大概矣[④]"，为日后打破篆、隶、楷、行、草间的界限，贯通各体书风，将多种书体融入其书风之中打下了坚实的基础。

---

①《傅山全书》第三册，卷四十五 · 方书与治病，第 349 页。

②《傅山全书》第二十册，附录四 · 传略，第 49 ～ 50 页。

③《傅山全书》第三册，卷四十六 · 杂记（十）· 看古人行事，第 367 页。

④《霜红龛集》卷二十五 · 家训，第 694 ～ 695 页。

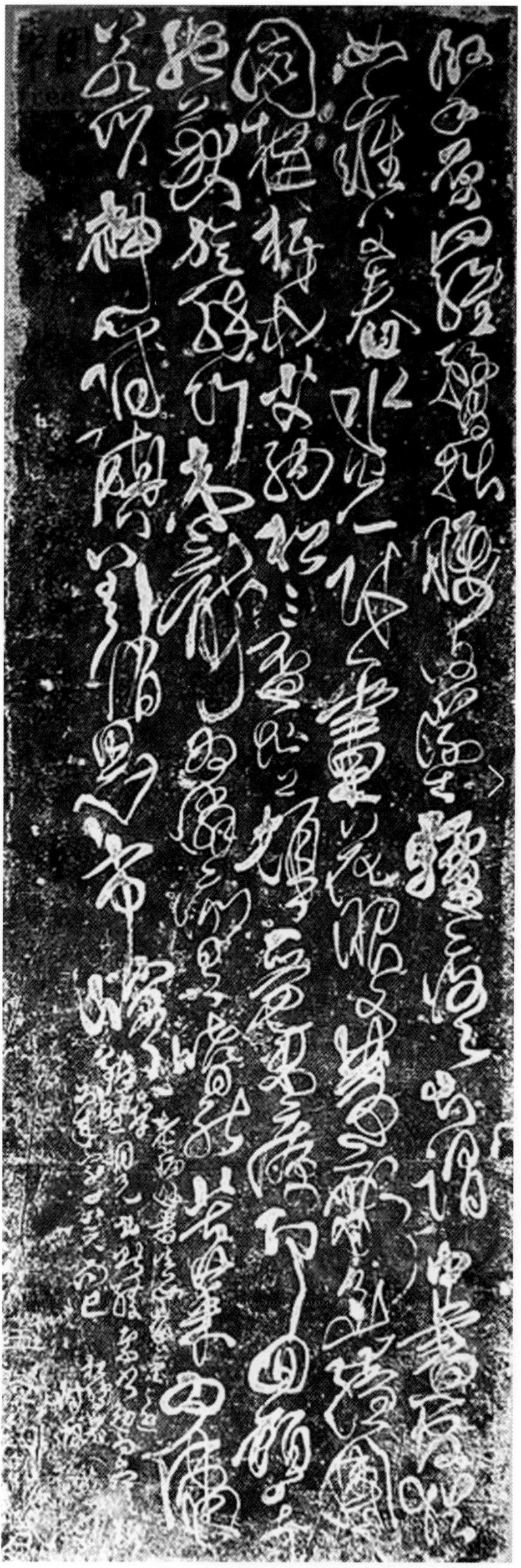

五峰山龙泉寺傅山草书碑

傅山尤其对“二王”书法用功精深，今天我们能看到傅山所临王羲之的有褚本《兰亭序》《初月帖》《十七帖》《伏想清和帖》《昨安西疏帖》《小园帖》《阔转帖》《得万书帖》《旃罽帖》《初月十二日帖》《诸怀帖》《诸从帖》《殊愁帖》《伦等帖》《安西疏帖》等；所临王献之的帖有《江州帖》《玄度帖》《冠军帖》《安和帖》等。傅山一生都在探寻“二王”的用笔规律。

傅山的禀赋与勤奋使得他“独得天机”，深谙并娴熟笔法规律，达到了技道两进的境界。他手中的笔如公孙大娘手中的剑、老艄公手中的桨，挥洒自如，孤蓬自振，静坐沙飞，其书法风格随年龄和境遇的不同而不同。

傅山书法大致可分为两个阶段、两种风格。

一是甲申之变前后，他愤世嫉俗，关注社稷存亡和民族兴衰，力图扭转乾坤。其结体鬼神莫测、气概豪迈的连绵大草，成为他批判腐朽朝政的利器，成为反清复明的号角。

以五峰山草书碑为代表的连绵大草，宣示着愤懑、抗争、不屈的斗争精神。五峰山草书碑为傅山的一首诗，诗的内容讲述了傅山骑驴行路，从驴上坠落，腰腹疼痛，住在寿阳县石河村原晋王府仪宾（女婿）郝新德（字旧甫，号滥盘，明诸生）家，郝旧甫持绫子请傅山书写。傅山作了一首论述草书艺术的诗，并将草书写至一段绫子上。后刘霏得到了傅山草书手迹，并勒石于五峰山龙泉寺。碑高 185cm，宽 60cm，其碑云：

擘原罗鹜拙，腰复附驴疼。不谓中书管，犹如雍父舂。水光才一画，花眼又双庸。断续团圞构，枒杈艾纳松。三杯忙上顿，一觉未疗邛。回顾奔驰兽，旋骇竹木龙。为怜痂是嗜，能苦菜为俑。若作神符镇，差消鬼市崆[1]。

这段碑文的意思是：我写字的手腕本来就像野鸭子走路那样笨拙，写出的字是“骛书”，更何况从毛驴身上坠落扭伤腰而疼痛难忍。现在我们不去谈书法创新的事，就像当年黄帝的臣子雍父创造了舂一样并没有什么神秘之处。老眼昏花提起笔来勉强写字，写出的字就像那太阳光照在水中一样，忽忽影影。像毂树一样相互缠绕在一起，时断时续，字的笔画就像松树皮一样龟裂而苍老。喝了三杯酒下肚赶忙打个盹，醒来时觉得尚未解除疲劳。回过头来再看那像野兽奔跑和行雨出千山的竹龙一样的字，心中感到惊骇。个别人的嗜好不要去理会，要想写好字就得肯吃苦。倘若把我的字当成镇鬼的神符挂起来，它一定会镇住那些害人的众多鬼魅。

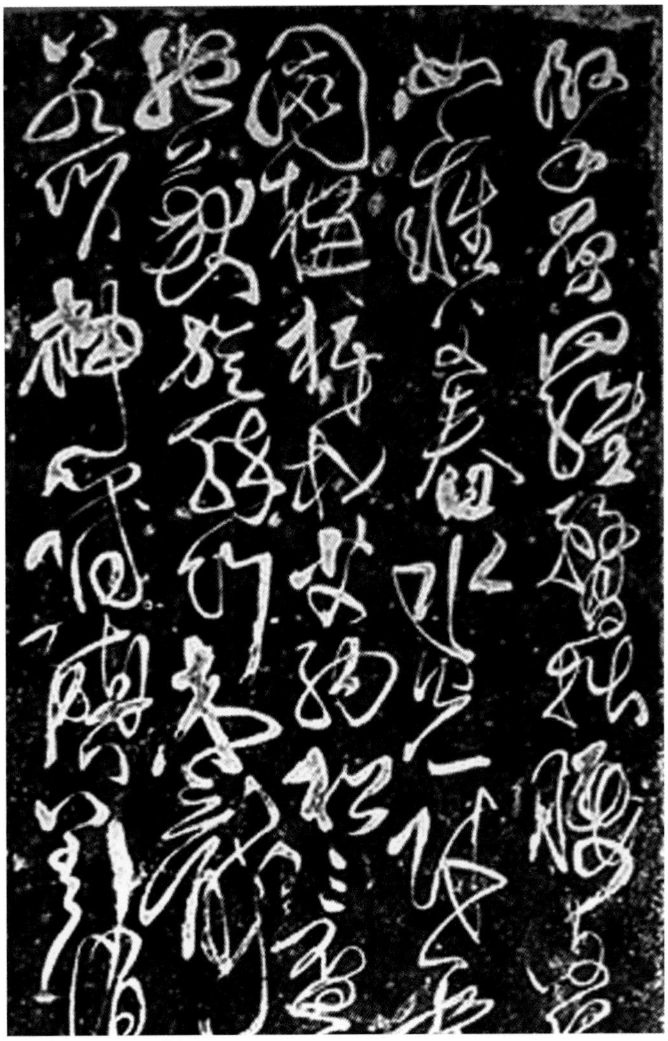

五峰山龙泉寺傅山草书碑局部

傅山青年时，因引领“伏阙讼冤”的近代启蒙运动而享誉大江南北，壮年时，逢天崩地解的甲申国变，先是李自成起兵，傅山痛心于山河破碎，常怀恢复大志，直到明亡前一直致力于挽救明王朝的危覆。清兵入关，傅山又开始了长期、秘密的反清活动。将个人荣辱与国家命运连在一起，视国恨为家仇，将满腔愤懑宣泄于笔端，傅山《五峰山草书碑》，笔法桀骜不驯，结体神鬼莫测，气势磅礴豪放，有倨傲不可一世之概。此作堪称草书艺术的典范，为傅山的草书代表作。

二是“朱衣道人案”后，清廷定鼎，大势已去，傅山潜心读书，精研学问。学问上专注于子学、道学、佛学，探究人生哲学，校注了诸多先秦诸子著作，如《老子注》《庄子注》《管子注》《荀子评注》《列子注》《墨子注》《鬼谷子注》《公孙龙子注》《淮南子评注》等。

这一阶段傅山的书法，特别是札记、诗稿、医药手稿等，大不同于连绵大草《五峰山草书碑》给人以侠气袭人的紧张气氛，而是透着睿智、深邃、仙逸的超凡脱俗气息。后《五峰山草书碑》的内容，傅山稍加推敲后，收入“题书自笑八韵”组诗，又用行书重新

①《霜红龛集》卷十·七言律，第299页。

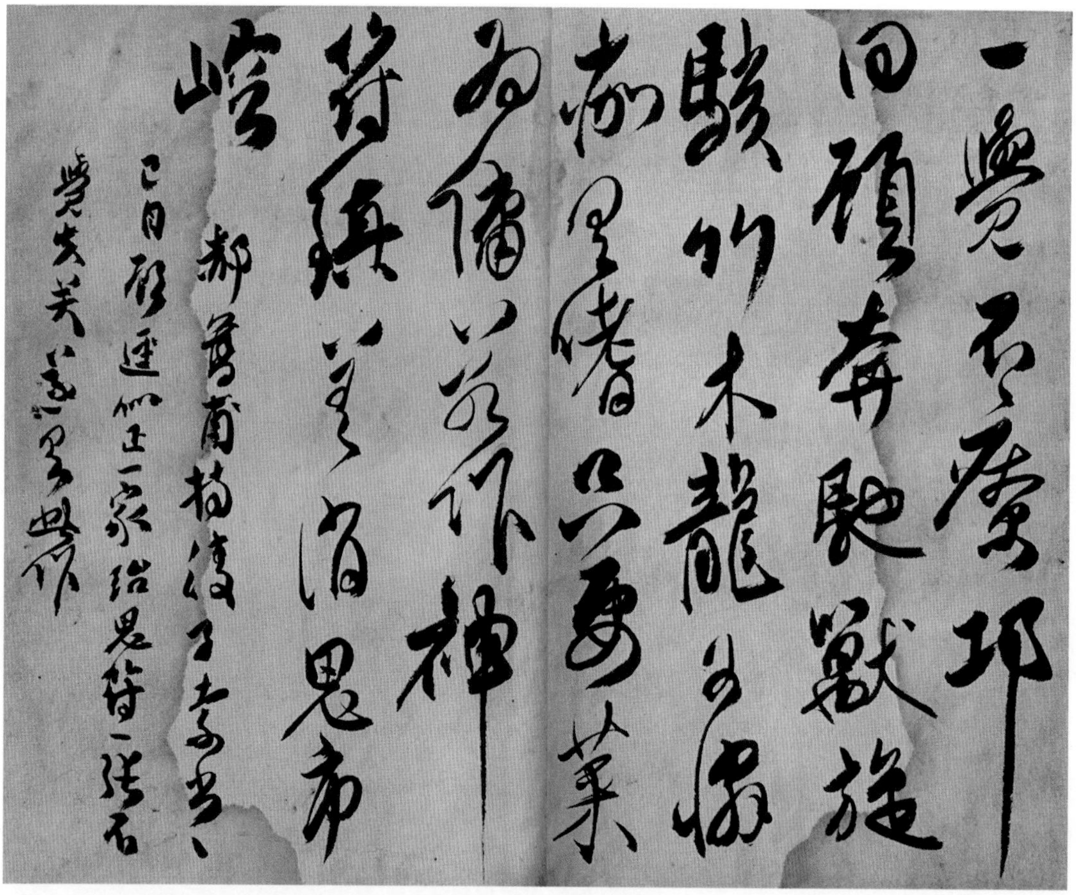

傅山行书 题书自笑八韵“腰复坚驴疼”

书写了一遍，“题书自笑八韵”收入《傅山书法全集》第五册第 1494 页。

> 题书自笑八韵
>
> 擘原罗鹜拙，腰复坚驴疼。不谓管城重，真如雍父舂。水光才一画，花眼又双庸。断续檀栾构，枒杈艾纳松。三杯忙上顿，一觉不疗邛。回顾奔驰兽，旋骇竹木龙。又怜痂具嗜，只要菜为佣。若作神符镇，差消鬼市崆。
>
> 郝旧甫持绫子索书，书已自顾，迳似正一家治鬼符一张，不觉失笑，遂有此作。

“题书自笑八韵”行书诗稿可以说是傅山札记、书信手稿的代表作，傅山医药手稿风格体现其中。

傅山 50 岁以后更加关注人的生命健康和生老病死。为人诊病时，手指间脉搏的息息跳动，无意间化为笔尖的微妙韵律。这个时候，面对病家病痛的折磨，生死一瞬间的攸关时刻，也需暂时将反清复明之大业搁置一边，而专注于望闻问切，辨证析病，遣方施药。至于社稷民族存亡兴衰，无暇也不可能再虑。书法线条如何把握，章法如何布局都不是考虑的范畴，他一门心思只是治病活人。其处方手稿无意间上升到了无意于佳乃佳的最高境界。

此时此刻，傅山全身心投入到治病活人之中。他的医药手稿处处洋溢着对病患的无限关怀，信手拈来，真草间出，映带匀美，笔意婉转停匀，妍润多姿，给人以平和、静逸、

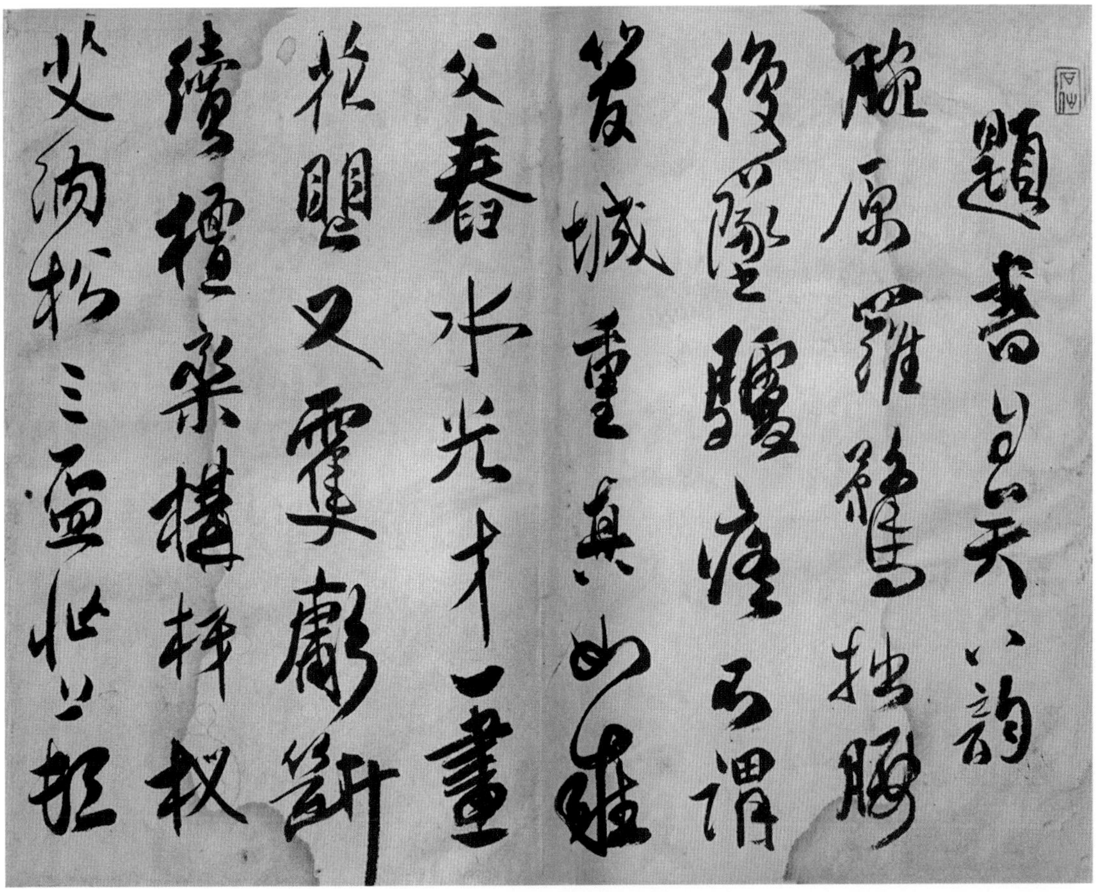

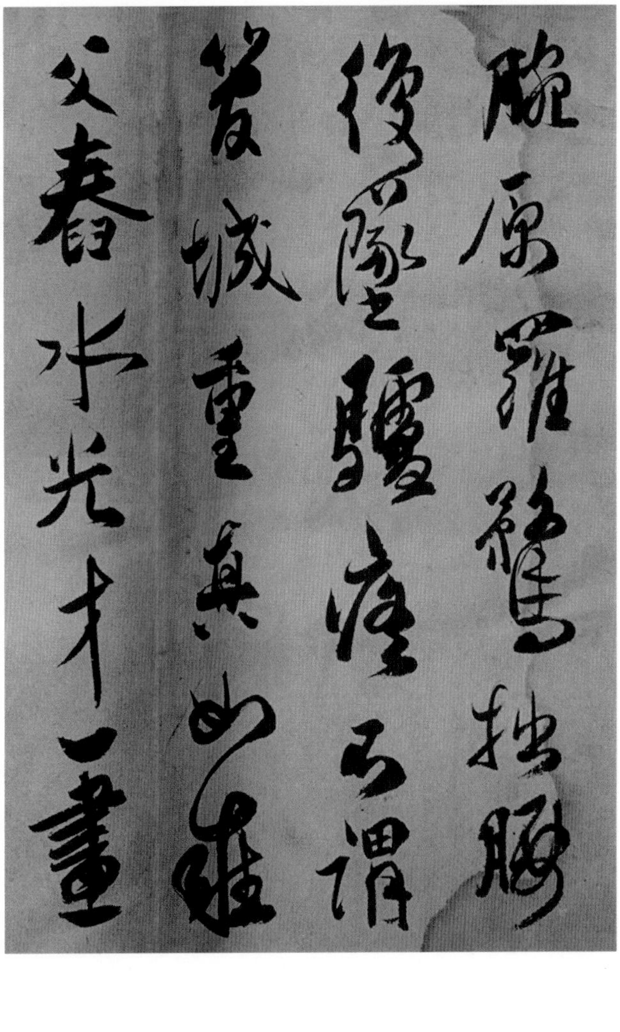

傅山行书
题书自笑八韵“腰复坠驴疼”局部

闲适、恬淡的感觉，病家尚未服药，病已好了三分。

傅山反清复明的思想是终身的。康熙十八年（1679）三月一日，傅山 73 岁，开博学鸿词科试。五月，朝廷授傅山中书内阁舍人，阳曲县县令戴梦熊奉部文及《凤阁蒲轮》牌匾，到西村拜见傅山，傅山将匾留下，并不悬挂。仙逝后，按照其遗言，以朱衣、黄冠道家的身份入殓，未以官服入殓，表明傅山至死不承认清朝的统治。

我们看傅山的书法墨迹，自始至终两种风格交替出现，处在诊病施药环境时，其医药手稿表现的是一种悲天悯人的闲逸风格；离开这种诊病环境，回到反清复明的思绪时，则又会表现出壮志难酬、愤懑豪放的风格，只是两种风格时有侧重罢了。

第四章

傅山医学女科手稿

1. 经水先期（辨证录·卷之十一·妇人科·调经门·一）

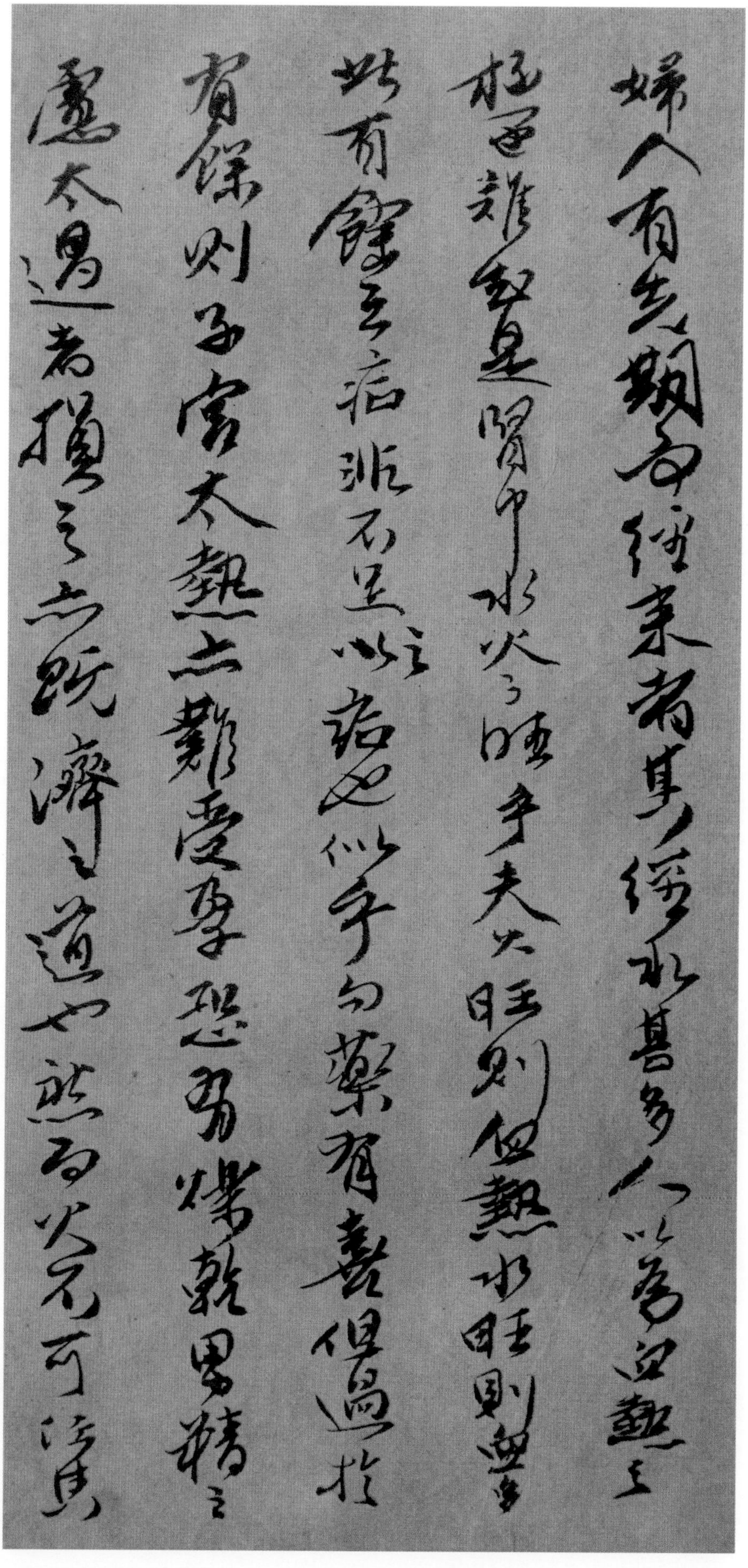

妇人有先期而经来者，其经水甚多，人以为血热之极也，谁知是肾中水火之旺乎？夫火旺则血热，水旺则血多，此有余之病，非不足之症也。似乎勿药有喜，但过于有余，则子宫太热亦难受孕，恐有烁干男精之虑。太过者损之，亦既济之道也。然而火不可任其

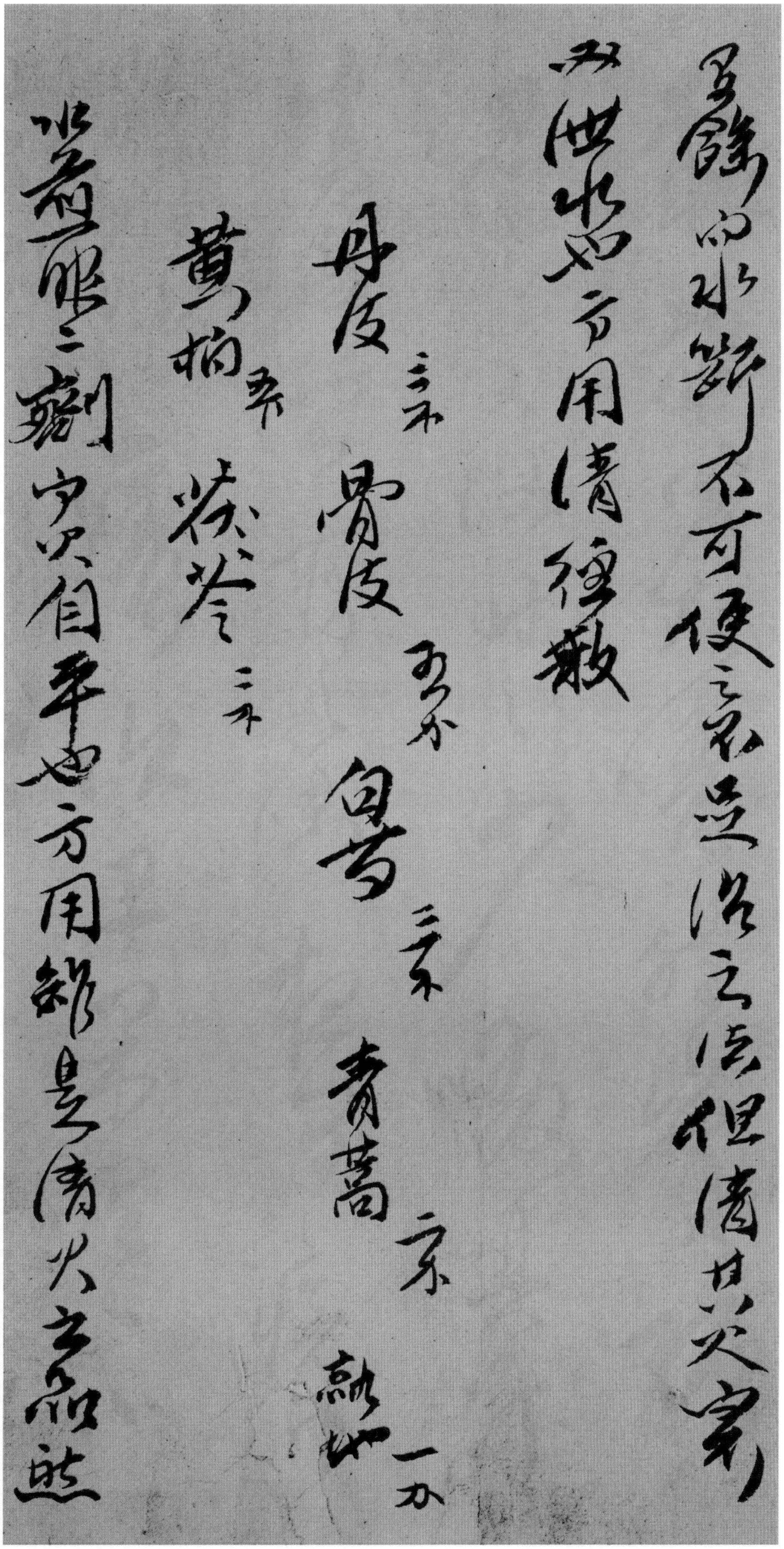

有余，而水断不可使之不足。治之法，但清其火，而不必泄水也。方用清经散：

丹皮三钱　骨皮五钱　白芍三钱　青蒿二钱　熟地三钱　黄柏五分　茯苓二钱

水煎服，二剂而火自平也。方用虽是清火之品，然

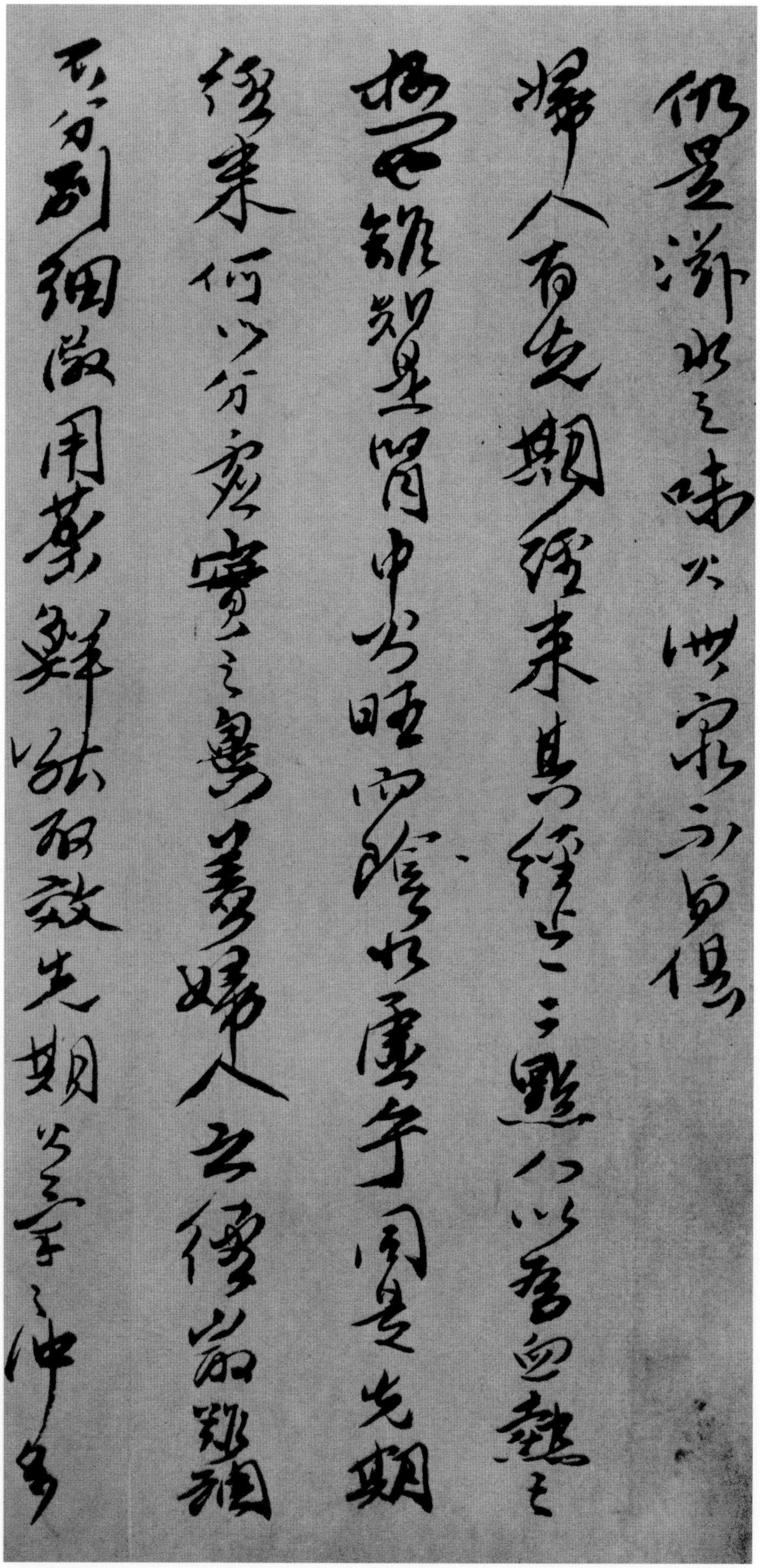

仍是滋水之味，火泄而水不与俱。

妇人有先期经来，其经止一二点，人以为血热之极也，谁知是肾中火旺而阴水虚乎？同是先期经来，何以分虚实之异？盖妇人之经最难调，不分别细微，用药鲜能取效。先期，火气之冲，多

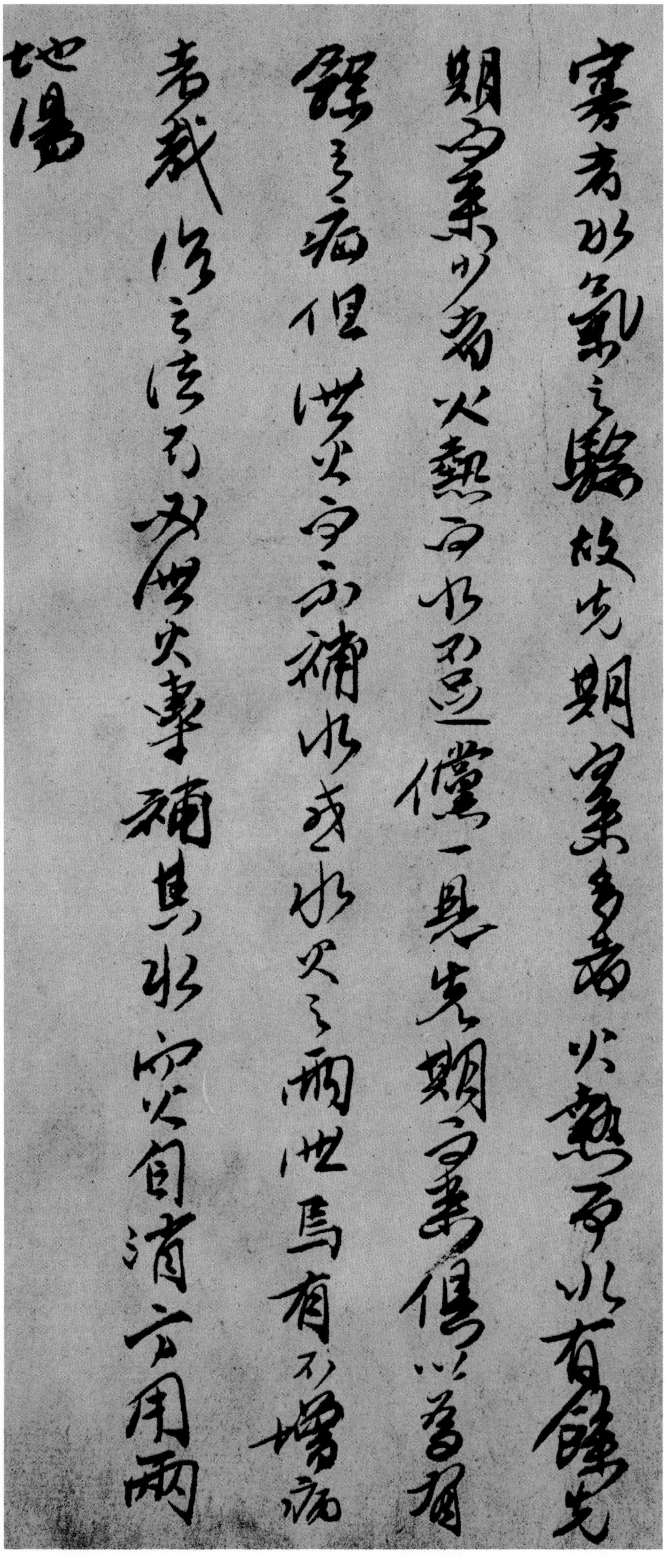

寡者，水气之验。故先期而来多者，火热而水有余；先期而来少者，火热而水不足。倘一见先期而来，俱以为有余之症，但泄火而不补水，或水火之两泄，焉有不增病者哉?治之法，不必泄火，专补其水，而火气自消。方用两地汤：

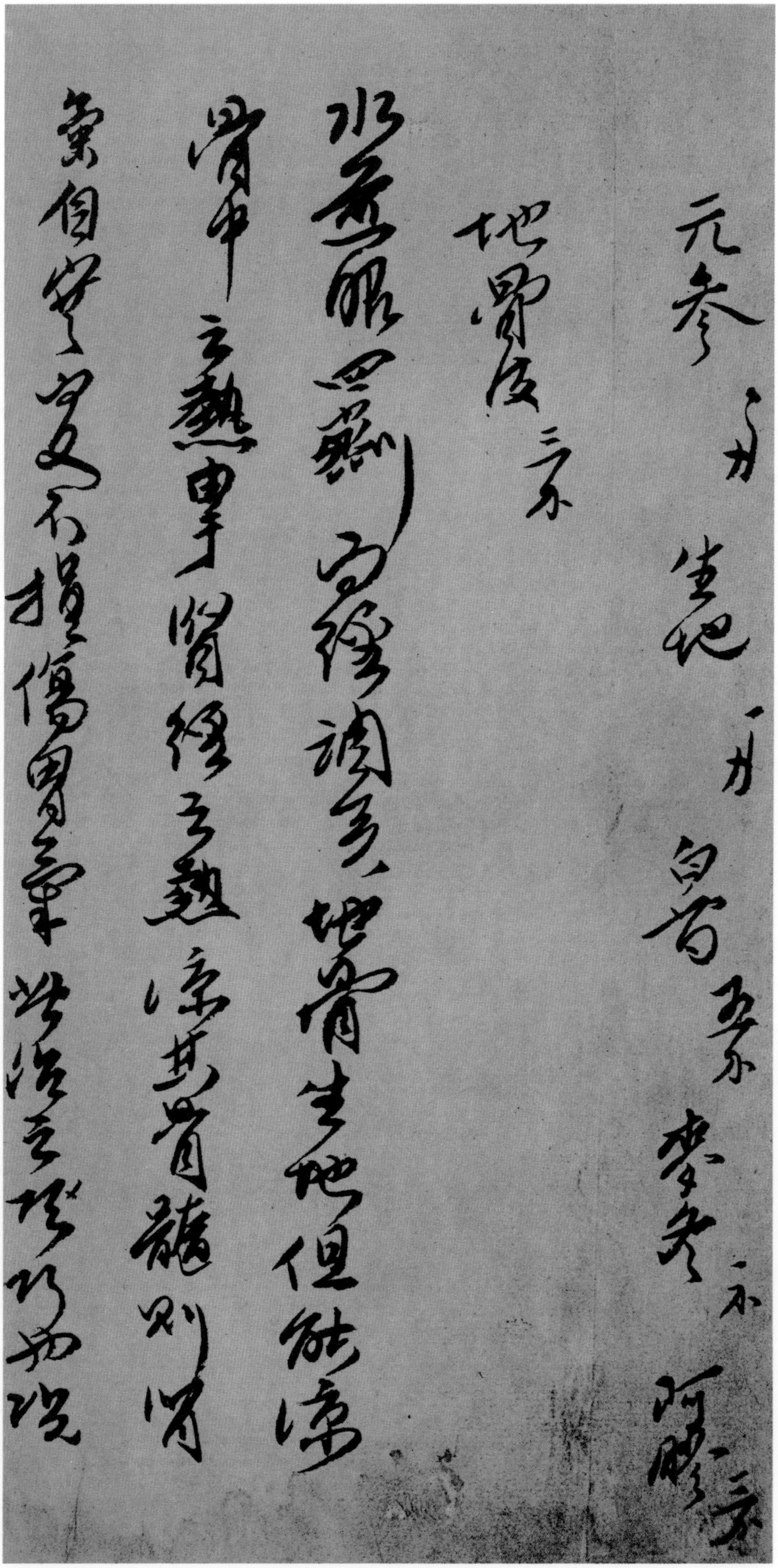

元参一两　生地一两　白芍五钱　麦冬一钱　阿胶三钱　地骨皮三钱

水煎服，四剂而经调矣。地骨、生地，但能凉骨中之热，由于肾经之热，凉其骨髓，则肾气自寒，而又不损伤胃气，此治之巧也。况

2. 经水后期（辨证录·卷之十一·妇人科·调经门·三）

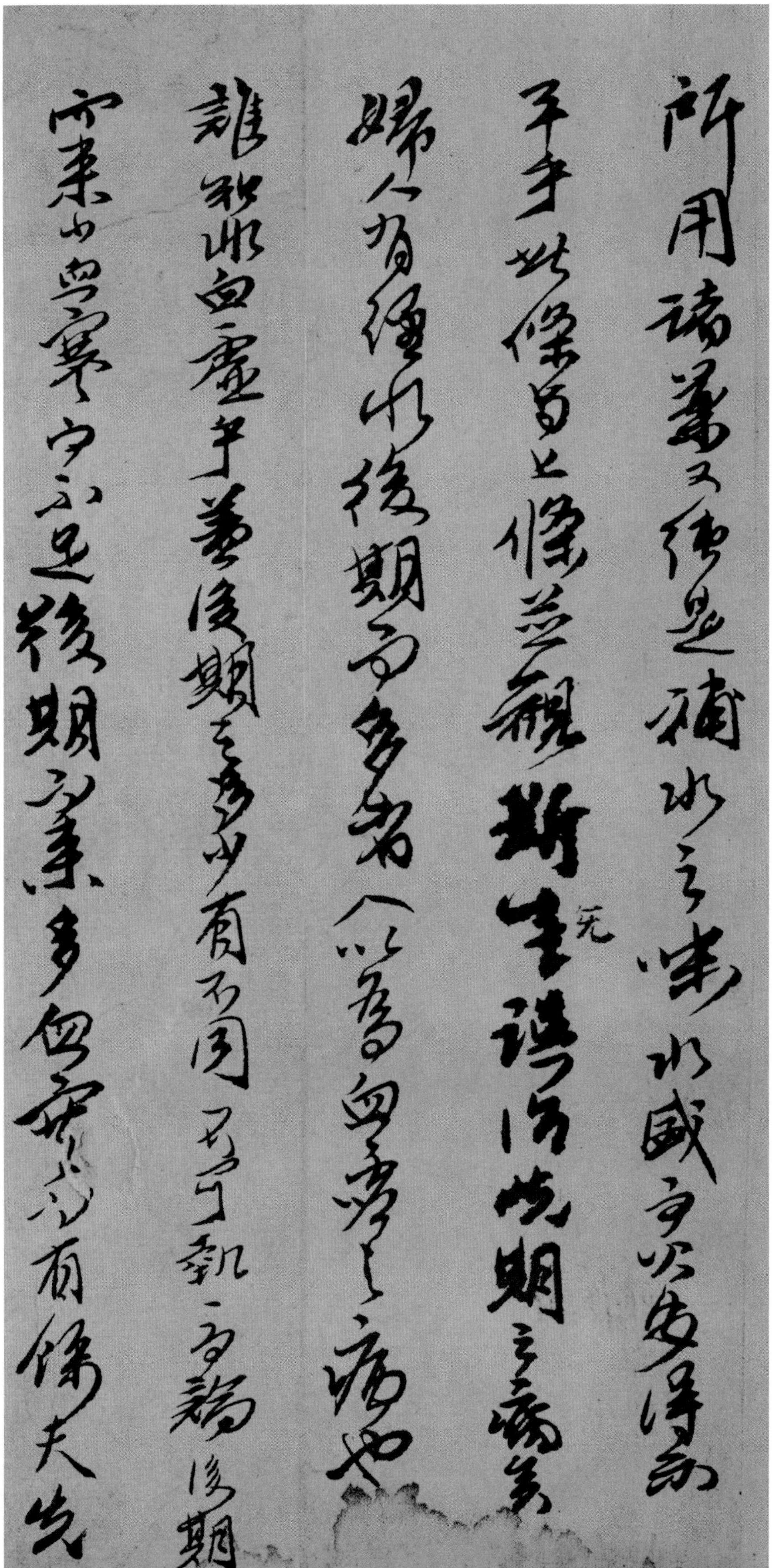

所用诸药又纯是补水之味，水盛而火安得不平乎？此条与上条并观，断无误治先期之病矣。

妇人有经水后期而多者，人以为血虚之病也，谁知非血虚乎？盖后期之多少有不同，不可执一而论。后期而来少，血寒而不足；后期而来多，血寒而有余。夫先

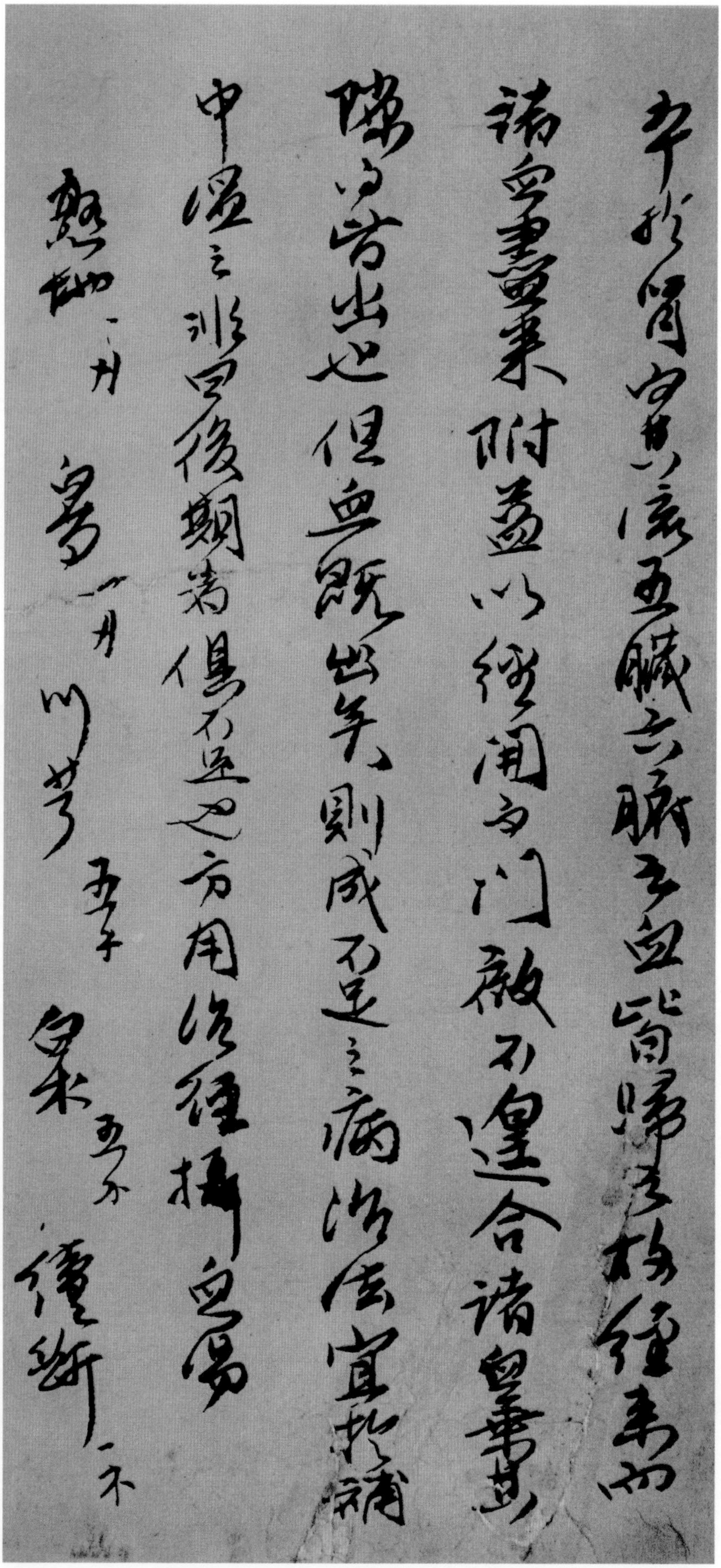

本于肾，而其流五脏六腑之血皆归之。故经来而诸血尽来附益，以经开而门启不遑合，诸血乘其隙而皆出也。但血既出矣，则成不足之病。治法宜于补中温之，非曰后期者，俱不足也。方用温经摄血汤：

熟地一两　白芍一两　川芎五钱　白术五钱　续断一钱

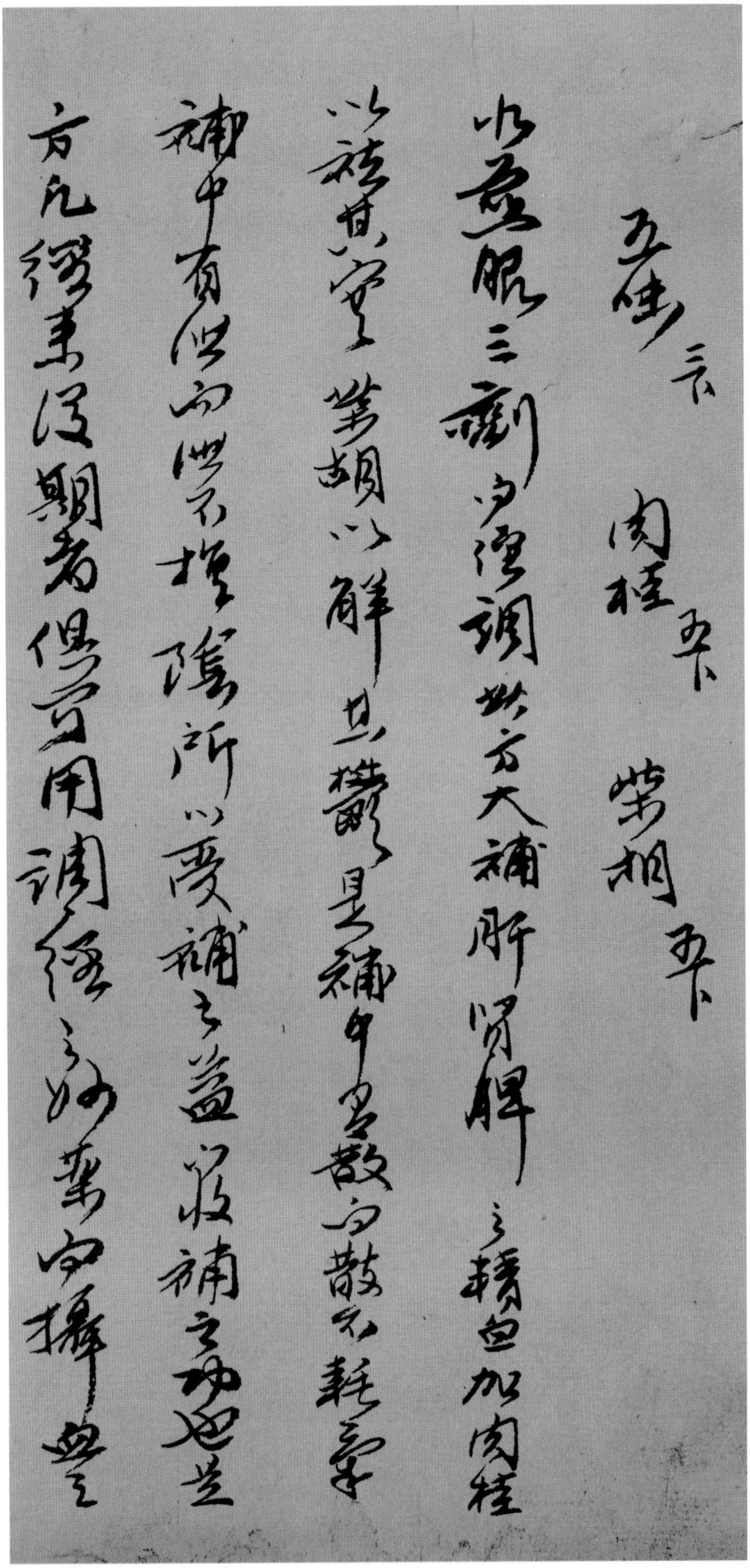
五味三分　肉桂五分　柴胡五分
水煎服三剂而經調此方大補肝腎脾之精血加肉桂
以祛其寒柴胡以解其鬱是補中有散而散不耗氣
補中有泄而泄不損陰所以受補之益收補之功也是
方凡經來後期者俱可用調經之妙藥攝血之

五味三分　肉桂五分　柴胡五分

水煎服，三剂而经调。此方大补肾、肝、脾之精血。加肉桂以祛其寒，柴胡以解其郁，是补中有散，而散不耗气；补中有泄，而泄不损阴。所以受补之益，以收补之功也。是方凡经来后期者俱可用，调经之妙药，摄血之

3. 经水先后无定期（辨证录·卷之十一·妇人科·调经门·四）

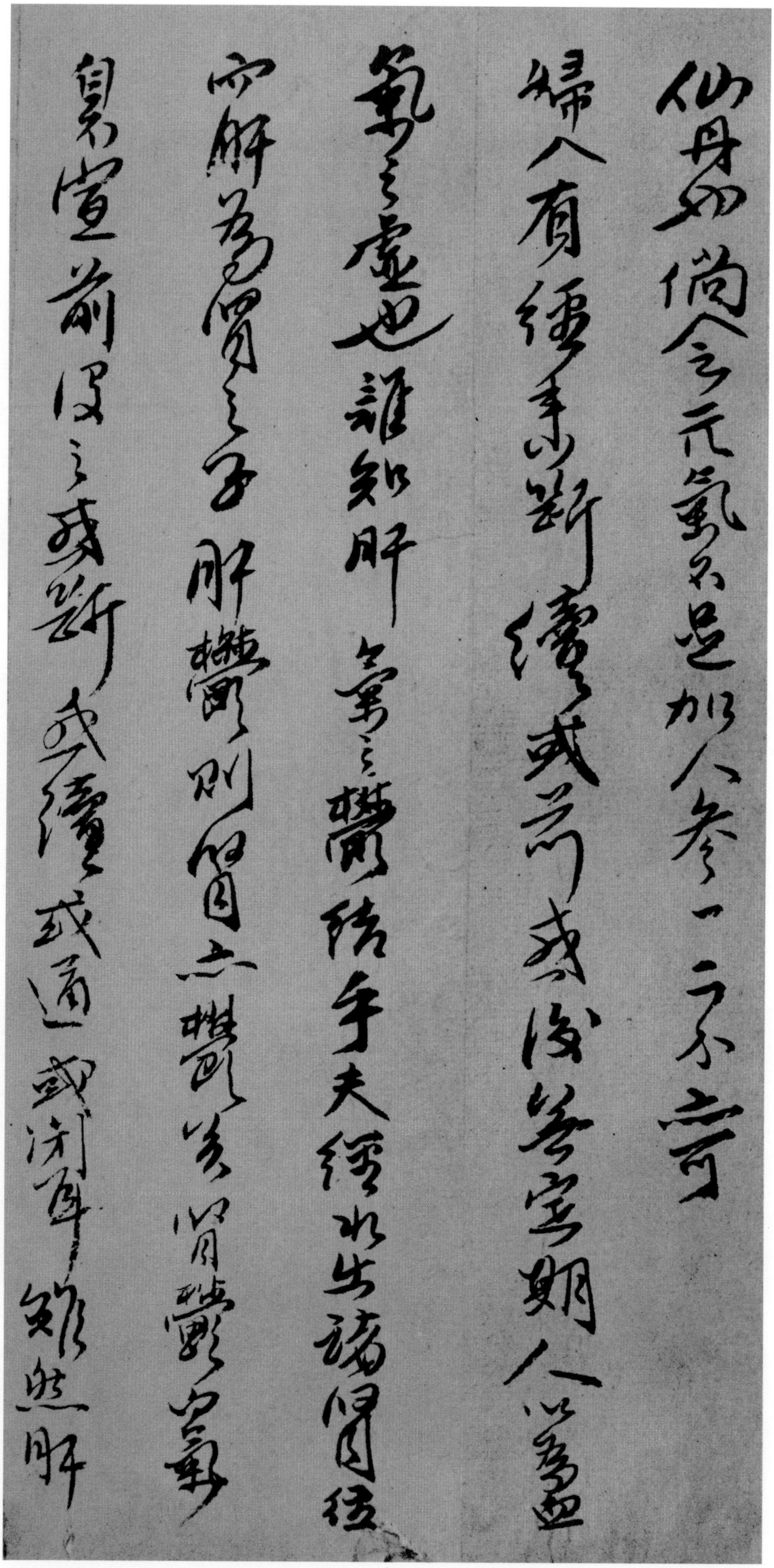

仙丹也。倘人之元气不足，加人参一二钱亦可。

妇人有经来断续，或前或后无定期，人以为血气之虚也，谁知肝气之郁结乎？夫经水出诸肾经，而肝为肾之子，肝郁则肾亦郁矣，肾郁而气自不宣，前后之或断或续，或通或闭耳。虽然肝

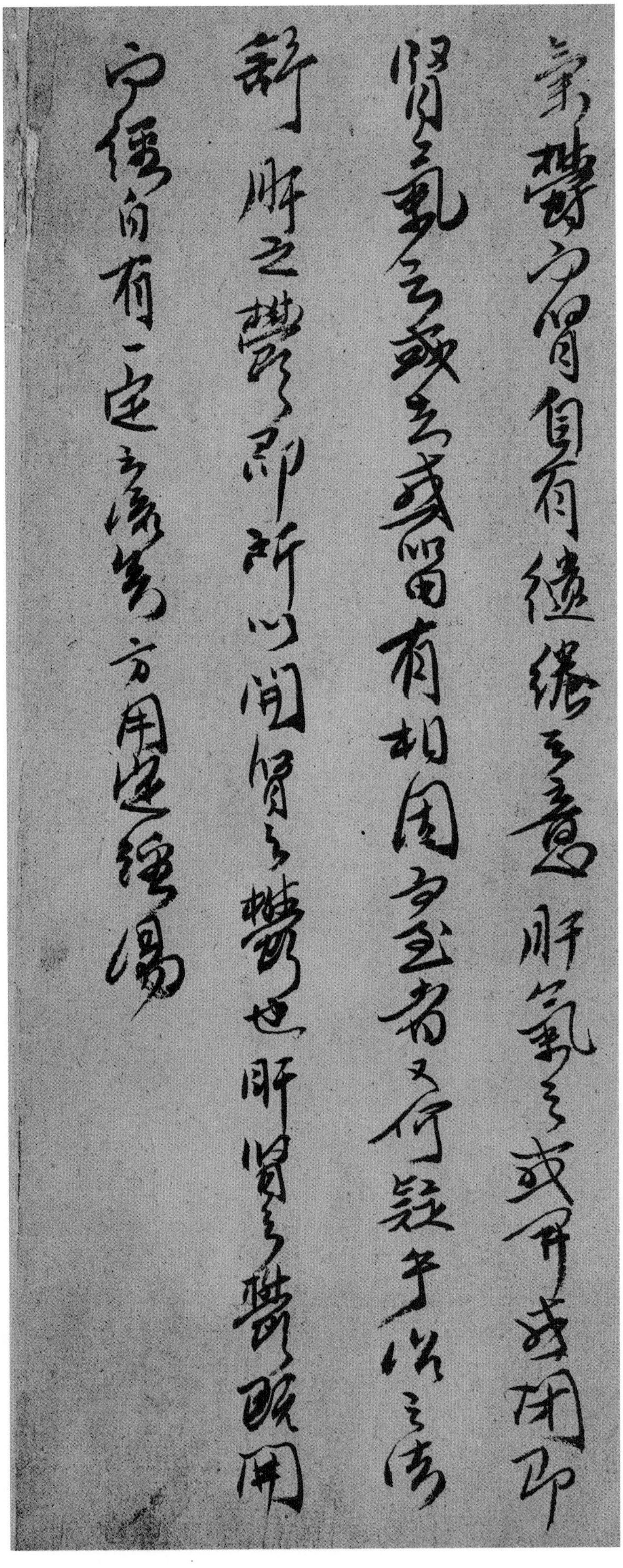

气郁而肾自有缱绻之意，肝气之或开或闭，即肾气之或去或留，有相因而至者，又何疑乎？治之法，舒肝之郁，即所以开肾之郁也。肝肾之郁既开，而经自有一定之流矣。方用定经汤。

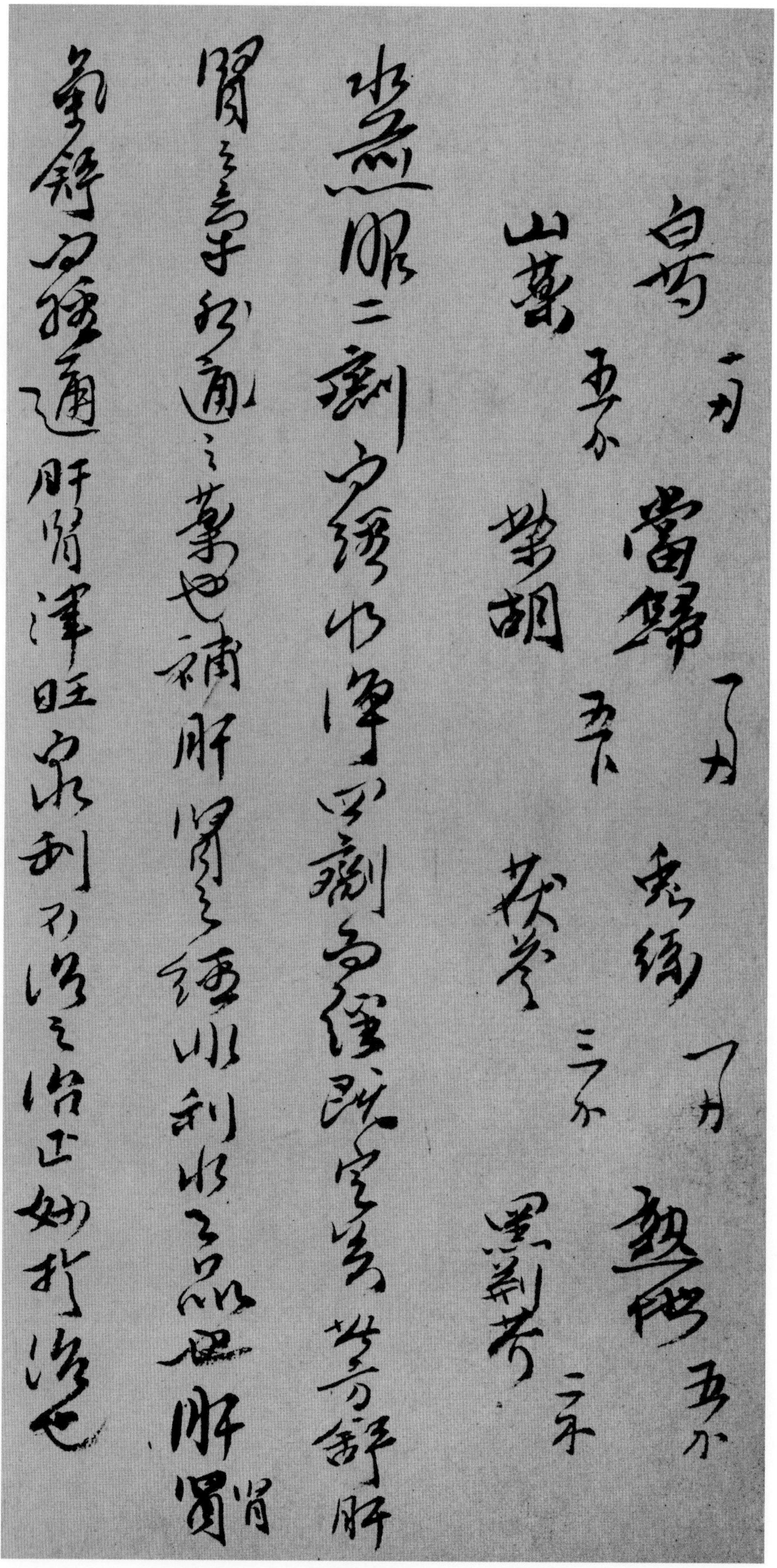

白芍一两　当归一两　菟丝一两　熟地五钱　山药五钱　柴胡五分　茯苓三钱　黑荆芥二钱

水煎服，二剂而经水净，四剂而经既定矣。此方舒肾肝之气，非通之药也。补肝肾之经，非利水之品也。肾肝气舒而经通，肝肾津旺而水利，不治之治，正妙于治也。

4. 经水数月一行（辨证录·卷之十一·妇人科·调经门·五）

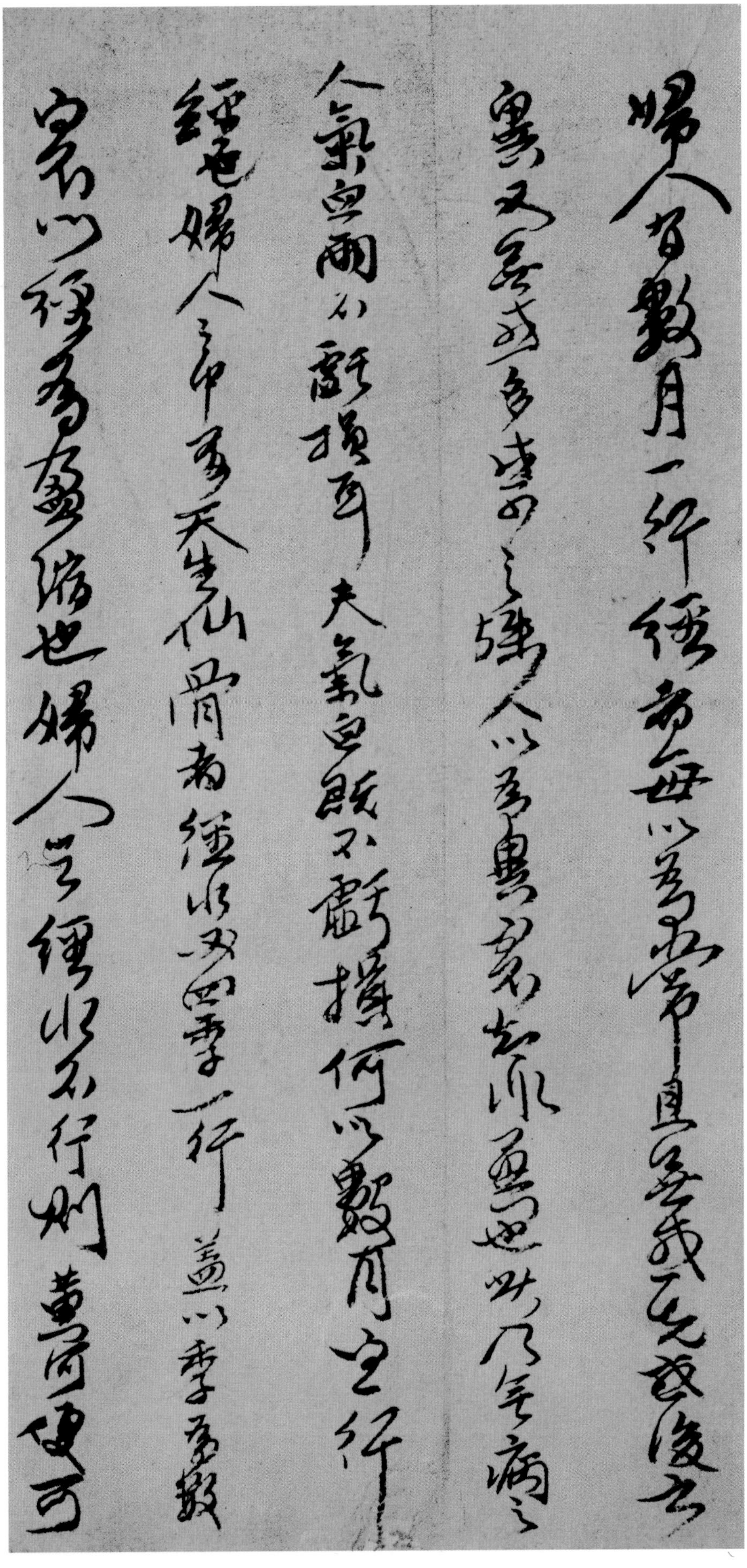

妇人有数月一行经者，每以为常，且无或先或后之异，又无或多或少之殊。人以为异，而不知非异也，此乃无病之人，气血两不亏损耳。夫气血既不亏损，何以数月而一行经也？妇人之中，有天生仙骨者，经水必四季一行，盖以季为数，而不以经为盈缩也。妇人之经水不行，则黄河便可

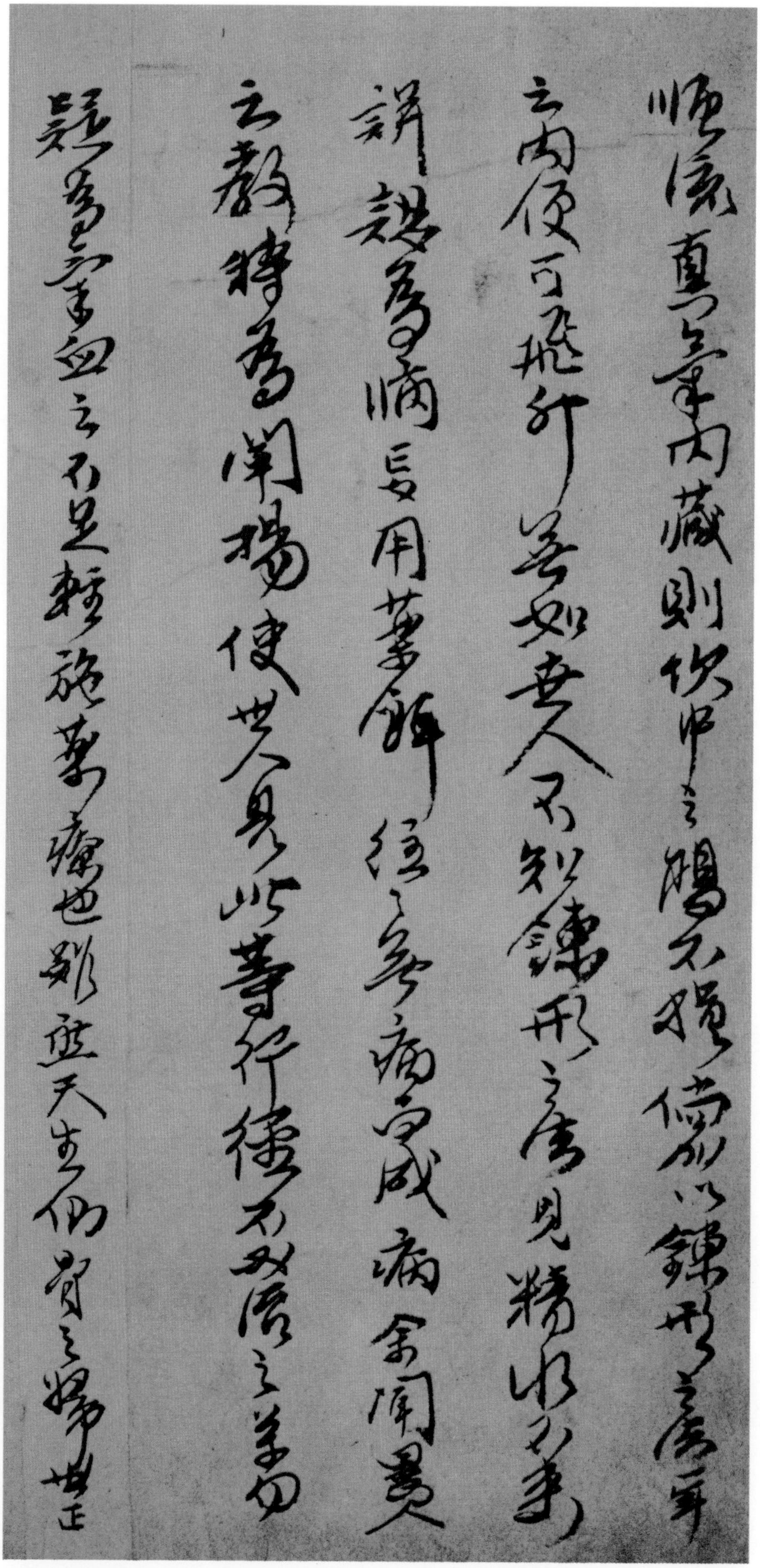

顺流。真气内藏，则坎中之阳不损。倘加以炼形之法，一年之内便可飞升。无如世人不知炼形之法，见精（经）水不来，误认为病，妄用药饵，往往无病而成病。余闻异人之教，特为阐扬，使世人见此等行经，不必治之，万勿疑为气血之不足，轻施药疗也。虽然天生仙骨之妇，世正

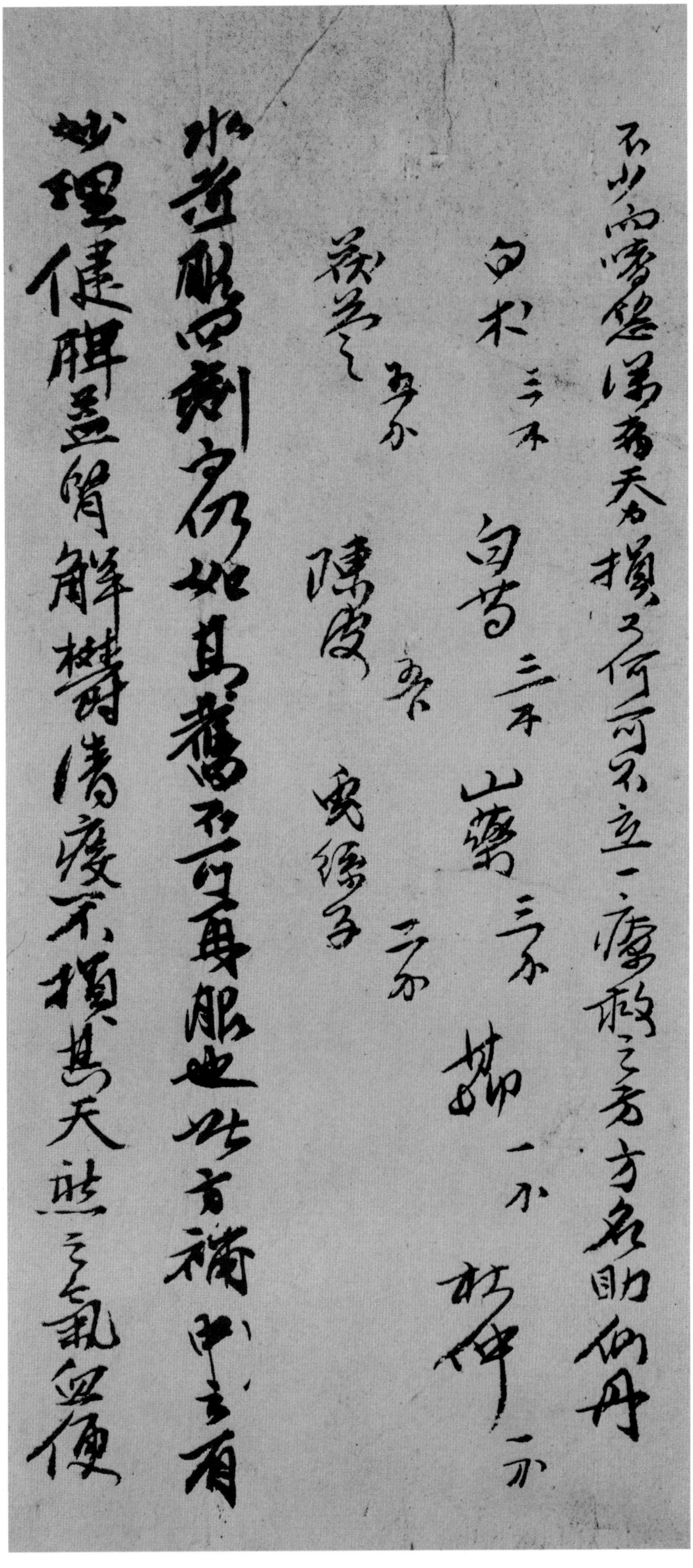

不少，而嗜欲深者天力损，又何可不立一疗救之方。方名助仙丹：

白术三钱　白芍三钱　山药三钱　甘草一钱　杜仲一钱　茯苓五钱　陈皮五钱　菟丝子二钱

水煎服，四剂而仍如其旧，不可再服也。此方补之有妙理，健脾益肾，解郁清痰，不损其天然之气血，便

5. 年老经水复行（辨证录·卷之十一·妇人科·调经门·六）

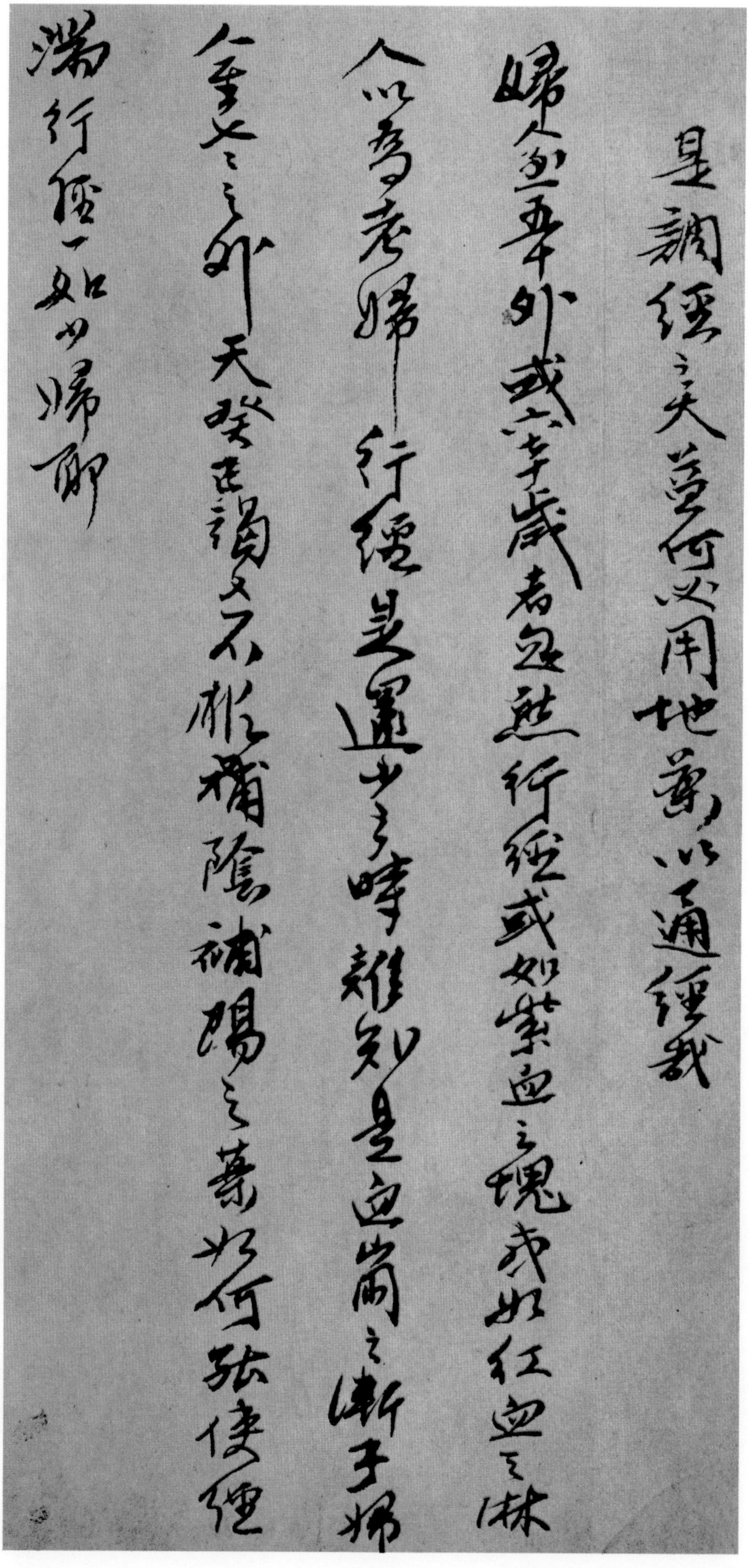
是調經之大益何必用他藥以通經哉
婦人至五十外或六七十歲者忽然行經或如紫血之塊或如紅血之淋
人以為老婦行經是還少之時誰知是血崩之漸乎婦
人至七七之外天癸已竭又不服補陰補陽之藥如何能使經
滿行經一如少婦耶

是调经之大益，何必用他药以通经哉。

妇人至五十外，或六七十岁者，忽然行经，或如紫血之块，或如红血之淋，人以为老妇行经是还少之时，谁知是血崩之渐乎。妇人至七七之外，天癸已竭，又不服补阴补阳之药，如何能使经满，行经一如少妇耶。

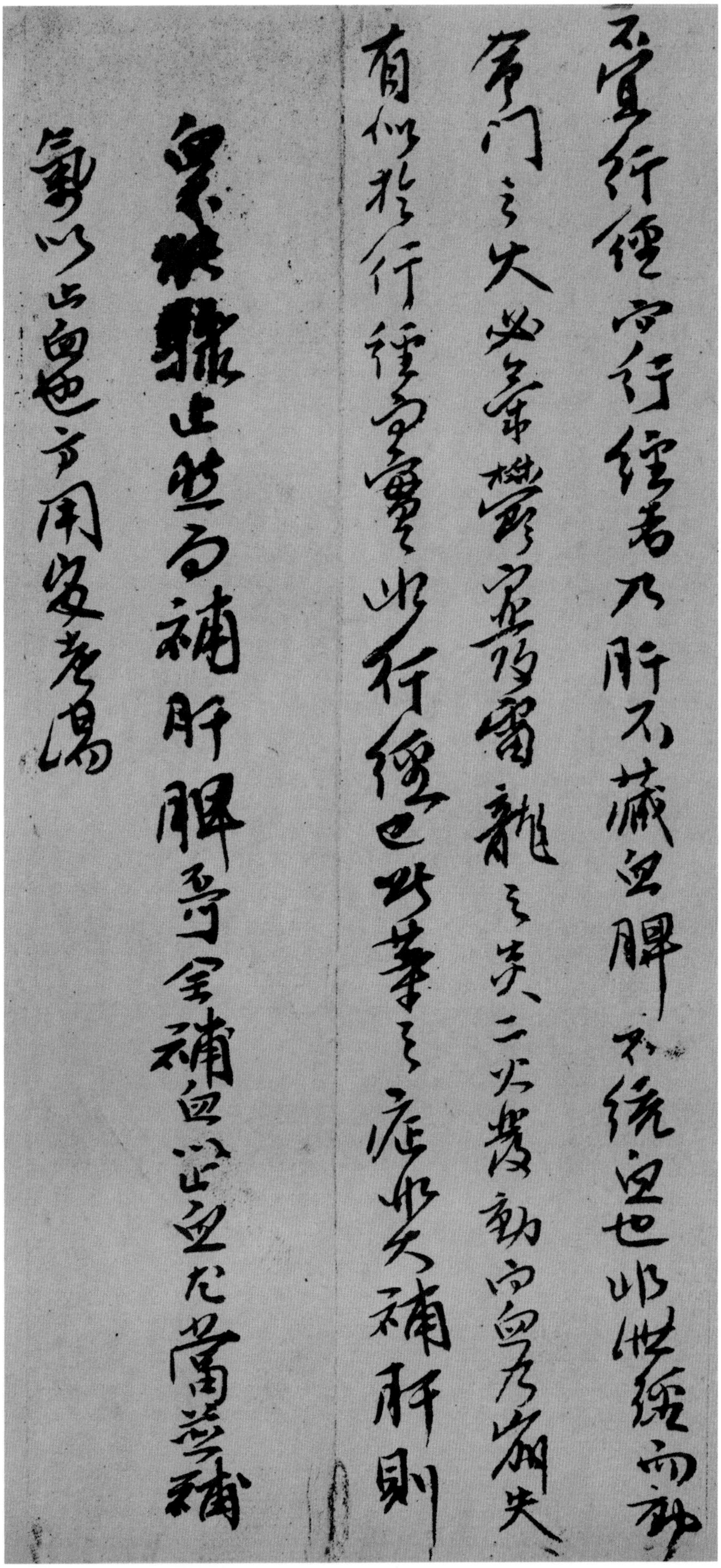

不宜行经而行经者，乃肝不藏血、脾不统血也。非泄经而动命门之火，必气郁而发雷龙之炎。二火发动，而血乃奔失，有似于行经而实非行经也。此等之症，非大补肝则血不能骤止。然而补肝脾，不可全补血以止血，尤当兼补气以止血也。方用安老汤：

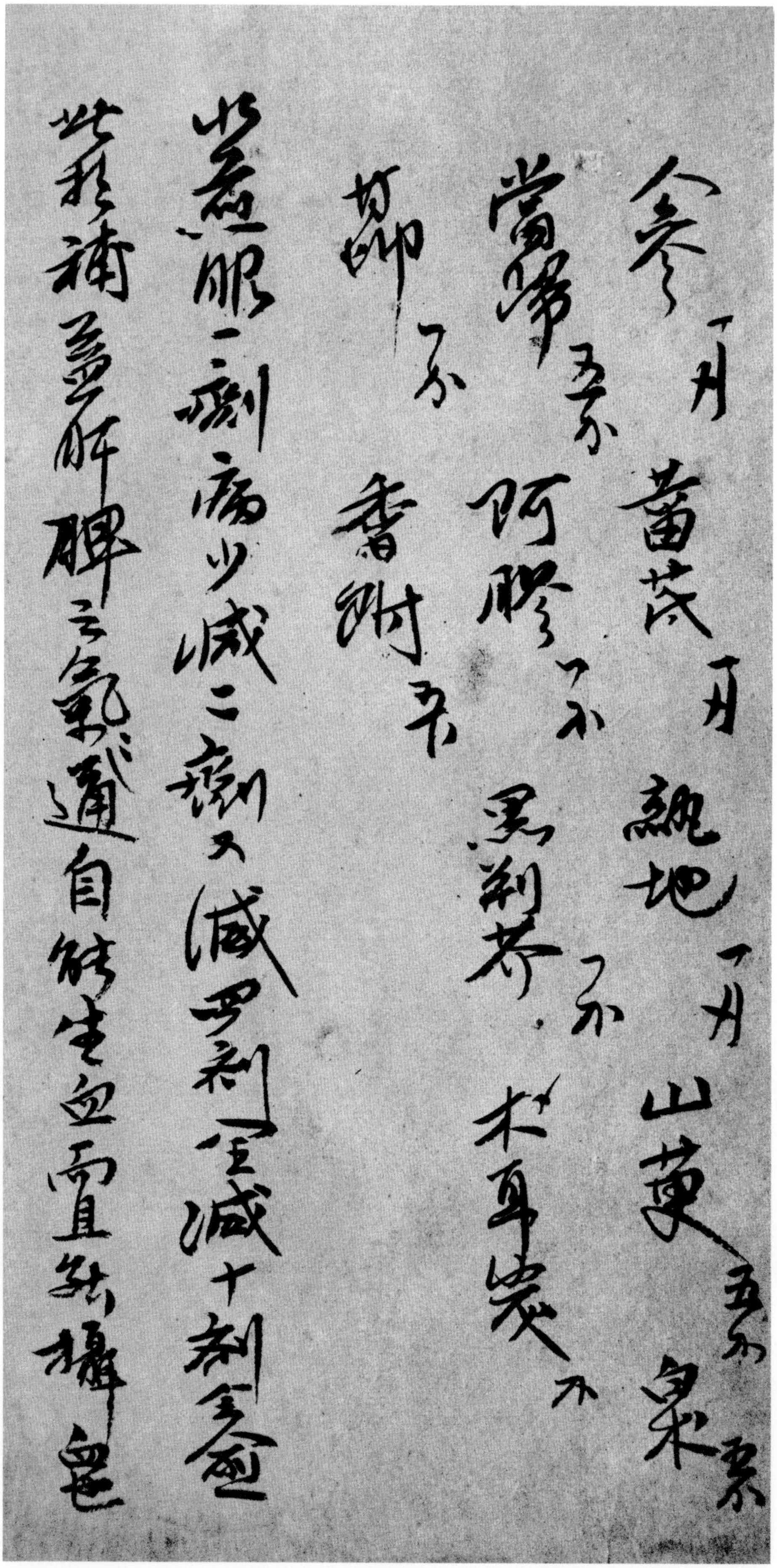

人参一两　黄芪一两　熟地一两　山萸五钱　白术五钱　当归五钱　阿胶一钱　黑荆芥一钱　木耳炭一钱　甘草一钱　香附五分

水煎服，一剂病少减，二剂又减，四剂全减，十剂全愈。此于补益肝脾之气，气通自能生血，而且能摄血也。

6. 经水忽来忽断时痛时止（辨证录·卷之十一·妇人科·调经门·七）

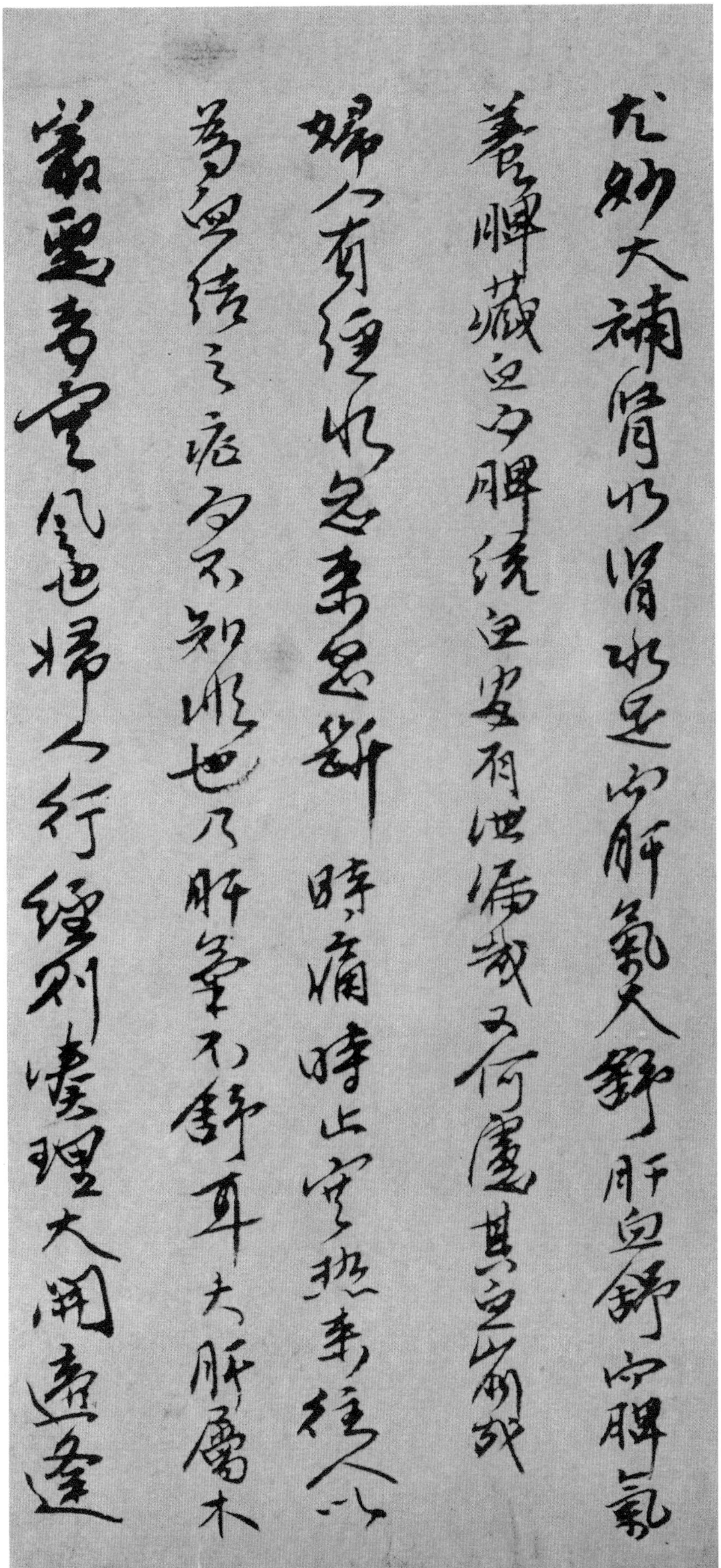

尤妙大补肾水，肾水足而肝气大舒，肝血舒而脾气养，脾藏血而脾统血，安有泄漏哉，又何虑其血崩哉。

妇人有经水忽来忽断，时痛时止，寒热来往，人以为血结之症，而不知非也，乃肝气不舒耳。夫肝属木，最恶者寒风也。妇人行经则腠理大开，适逢

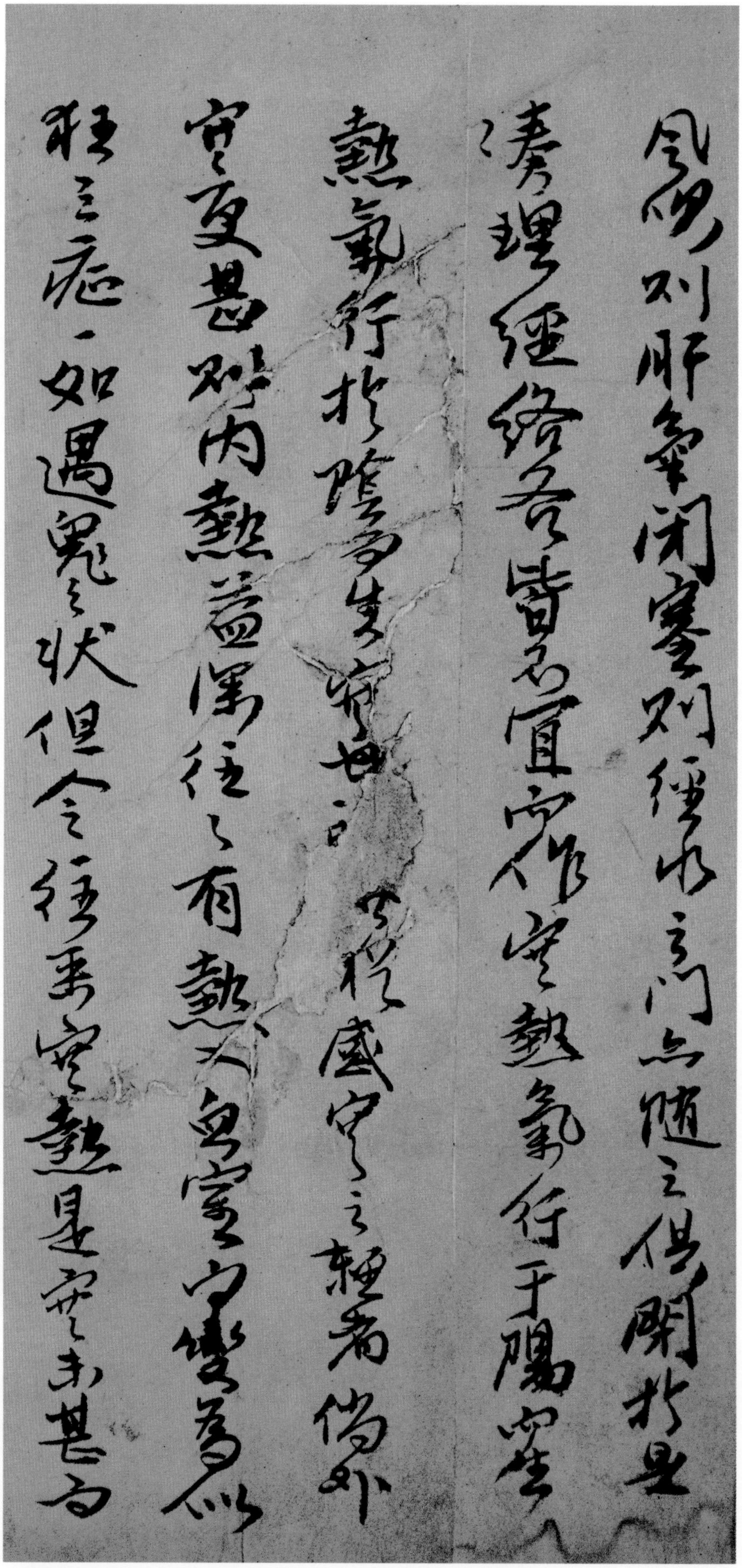

风吹，则肝气闭塞，则经水之门亦随之俱闭，于是腠理经络，各皆不宜而作寒热。气行于阳而生热，气行于阴而生寒也。然此犹感寒之轻者。倘外寒更甚，则内热益深，往往有热入血室而变为似狂之症，一如遇鬼之状。但令往来寒热，是寒未甚而

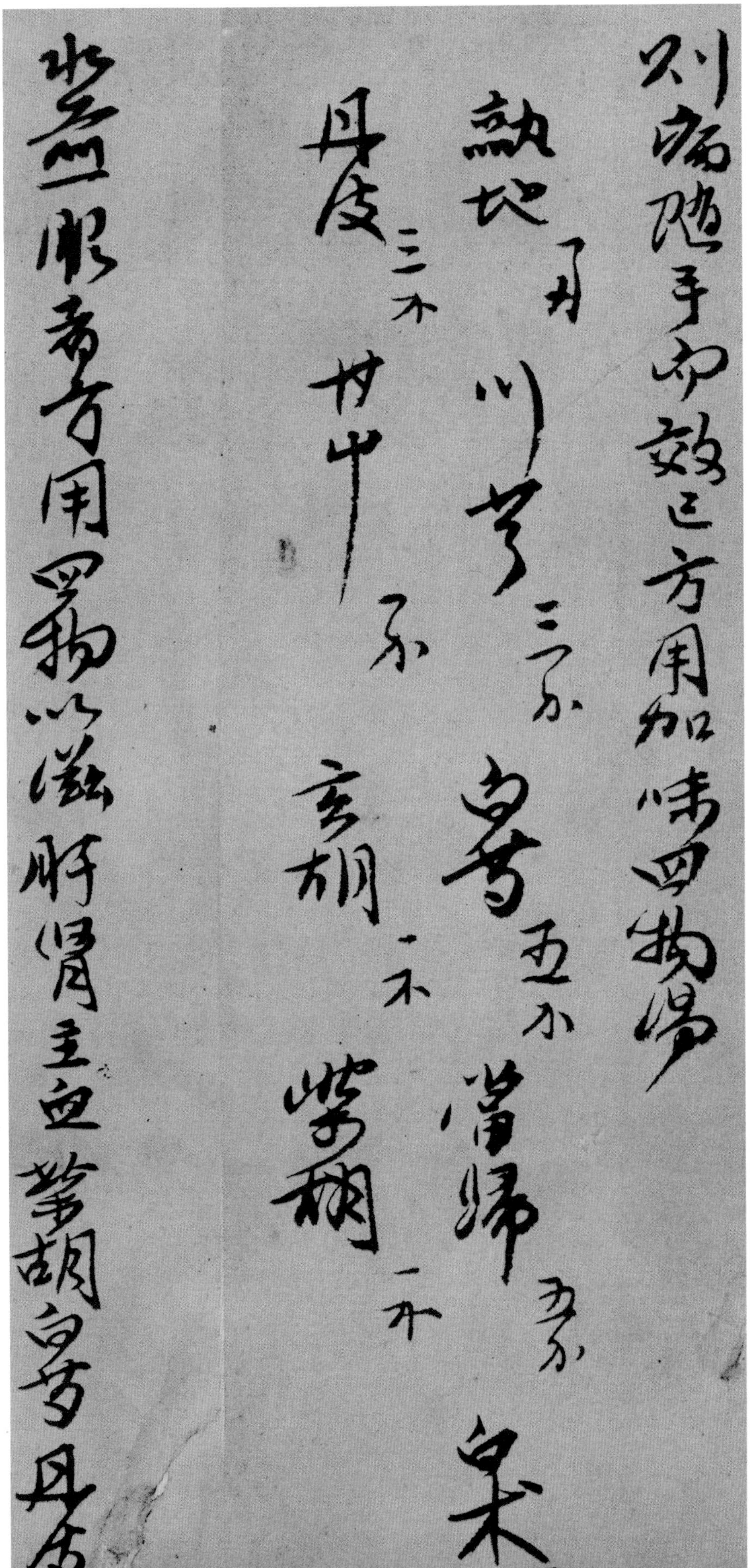
则病随手而效已方用加味四物汤
熟地一两　川芎三钱　白芍五钱　当归五钱　白术
丹皮三钱　甘中一钱　玄胡一钱　柴胡一钱
水煎服方用四物以滋肝肾主血柴胡白芍丹皮

热未深耳。治之法，补肝中之血，通其郁而散其风，则病随手而效已。方用加味四物汤：

熟地一两　川芎三钱　白芍五钱　当归五钱　白术五钱　丹皮三钱　甘草一钱　玄胡（延胡索）一钱　柴胡一钱

水煎服者，方用四物以滋肝肾主血；柴胡、白芍、丹皮以

7. 经水未来腹先疼（辨证录·卷之十一·妇人科·调经门·八）

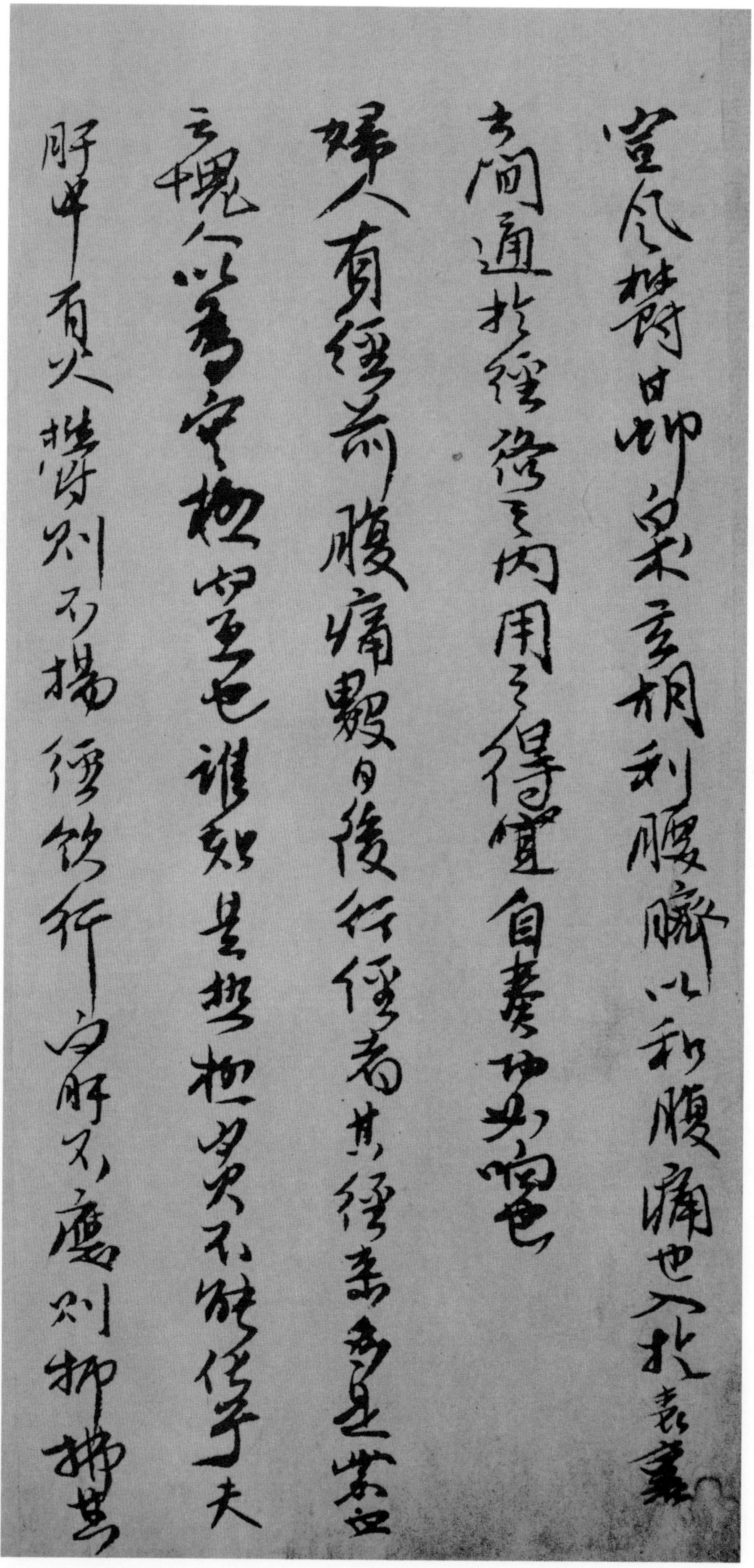

宣风郁；甘草、白术、玄胡利腰脐，以和腹痛也。入于表里之间，通于经络之内，用之得宜，自奏功必响也。

妇人有经前腹痛数日后行经者，其经来多是紫血之块，人以为寒极而至也，谁知是热极而火不能化乎。夫肝中有火郁则不扬，经欲行而肝不应，则抑拂其

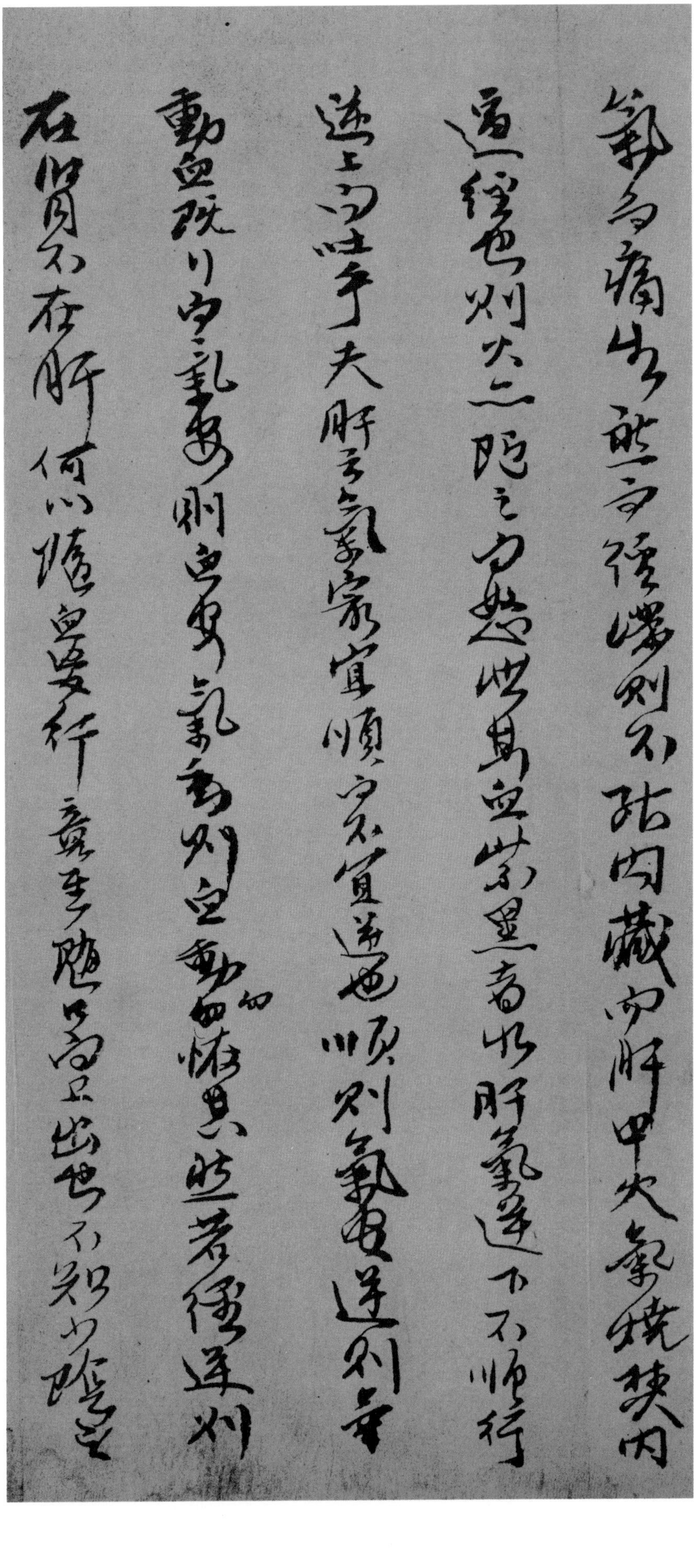

气而痛生。然而经满则不能内藏，而肝中火气烧焚，内逼经也，则火亦随之而怒泄。其血紫黑者，水火两战之象也，其血成块者，园火煎成形之状也。经失其为经者，正郁火内夺其权耳。治之法，似宜大泻肝中之火。然泻肝之火不解肝中之郁，则热之标可去，而热之本未除也其何能益？乃肝气逆下不顺行，逆上而吐乎。夫肝之气最宜顺而不宜逆也，顺则气安，逆则气动，血既行而气安则血安，气动则血动，勿怪其然，若经逆则在肾不在肝，何以随血妄行，竟至随口而上出也？不知少阴之。方用宣郁调经汤：

白芍五钱　当归五钱　丹皮五钱　栀子三钱　甘草一钱　白芥子二钱　柴胡一钱　香附一钱　郁金一钱　黄芩一钱

水煎服，连服四剂，下月断不先腹痛而后行经矣。此方补肝之血而又解肝之郁，利肝之气又退肝之火，所以奏功之速也。

8. 经前腹痛吐血（辨证录·卷之十一·妇人科·调经门·十）

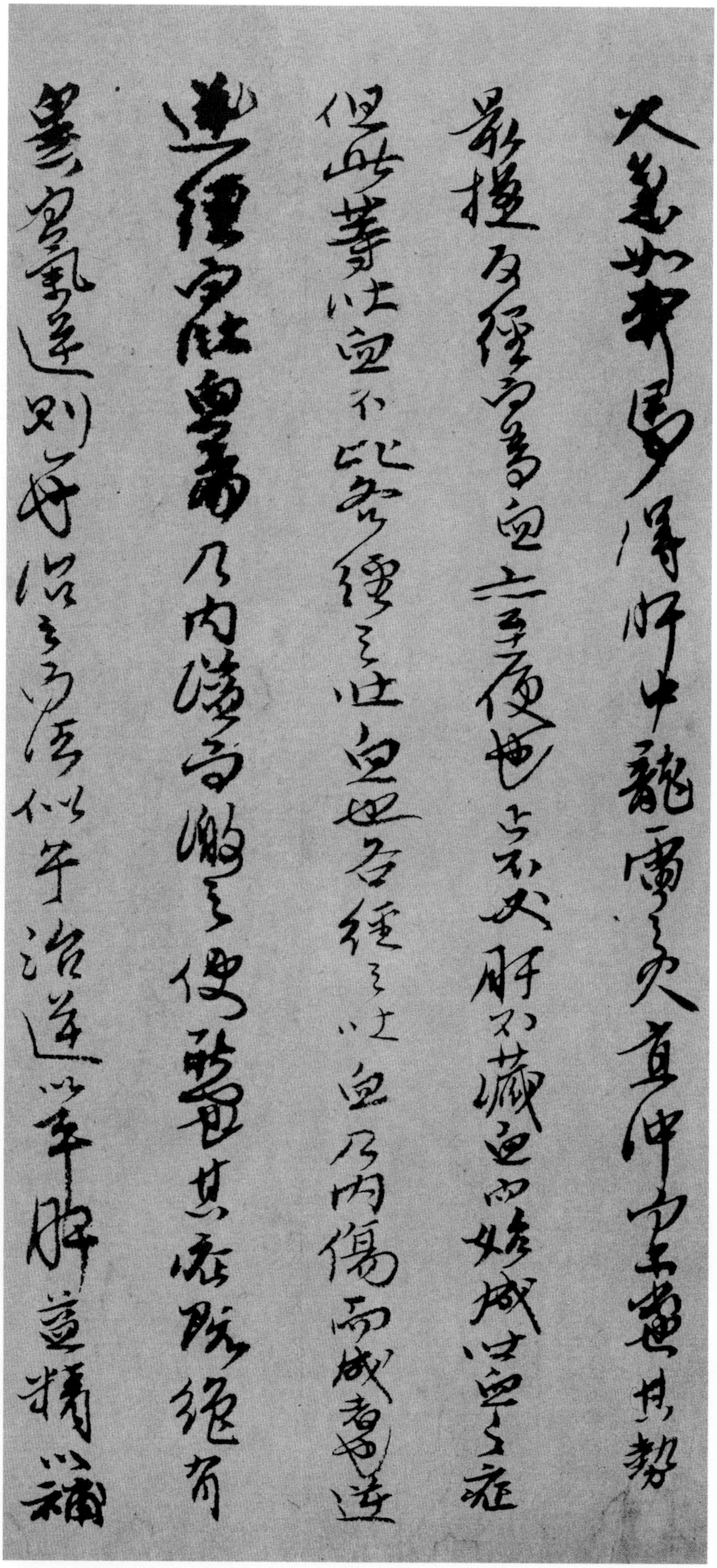

妇人有行经之前一二日，忽然腹痛而吐血，人以为火热之极也，谁知乃肝气逆下不顺行，逆上而吐乎。夫肝之气，最宜顺而不宜逆也，顺则气安，逆则气动，血既行而气安则血安，气动则血动，勿怪其然，若经逆则在肾不在肝，何以随血妄行，竟至随口而上出也？不知少阴之火急如奔马，得肝中龙雷之火直冲而上出也，其势最捷，反经而为血，亦至便也。正不必肝不藏血，而始成吐血之症。但此等吐血，不比各经之吐血也，各经之吐血乃内伤而成者也，逆经而吐血者，乃内溢而激之使然也。其症既绝有异，而气逆则一也。治之得法，似乎治逆平肝益精，以补似乎治逆而平肝，益精以补

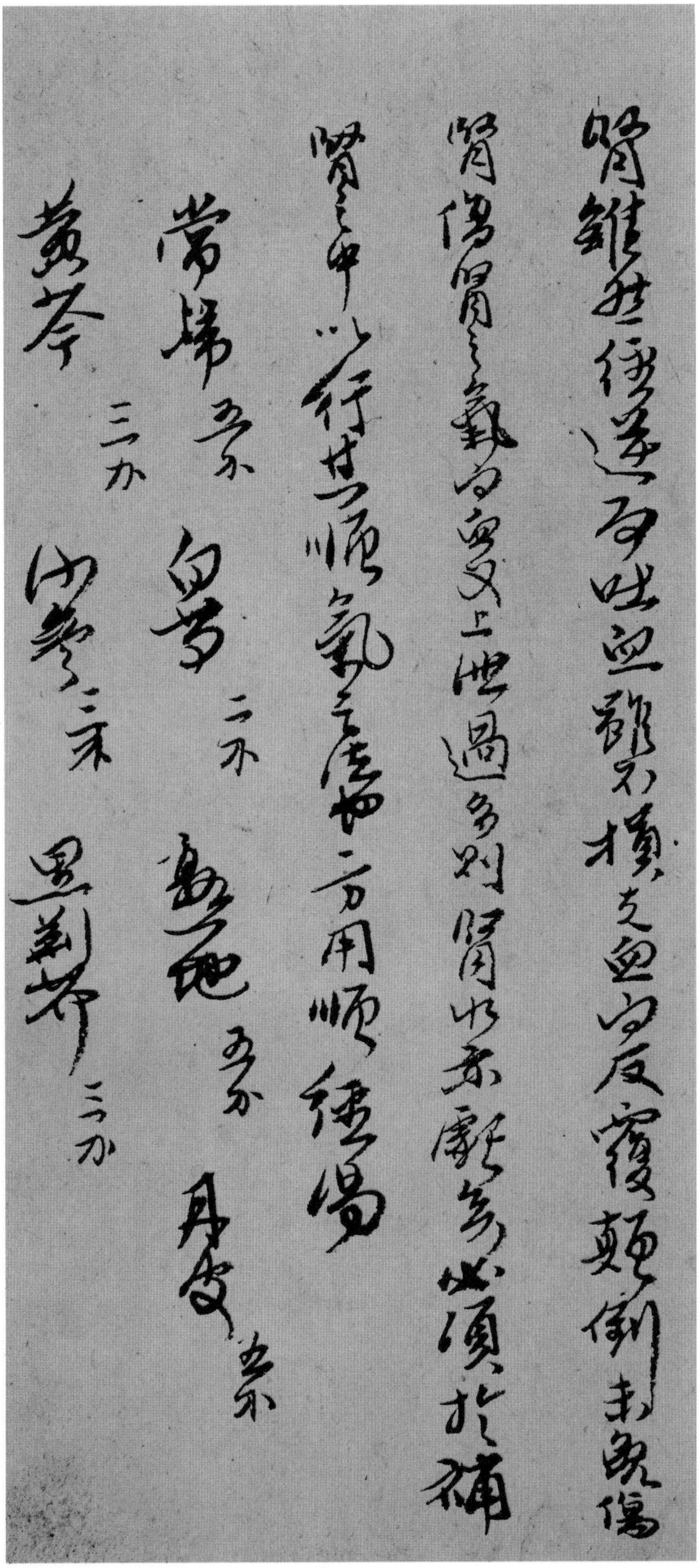

肾。虽然经逆而吐血，虽不损失血，而反复颠倒，未免伤肾。伤肾之气，而血又上泄过多，则肾水亦亏矣，必须于补肾之中，以行其顺气之法也。方用顺经汤：

当归五钱　白芍二钱　熟地五钱　丹皮五钱　黄芩三钱　沙参三钱　黑荆芥三钱

9. 经水将来脐下先疼痛（辨证录 · 卷之十一 · 妇人科 · 调经门 · 十）

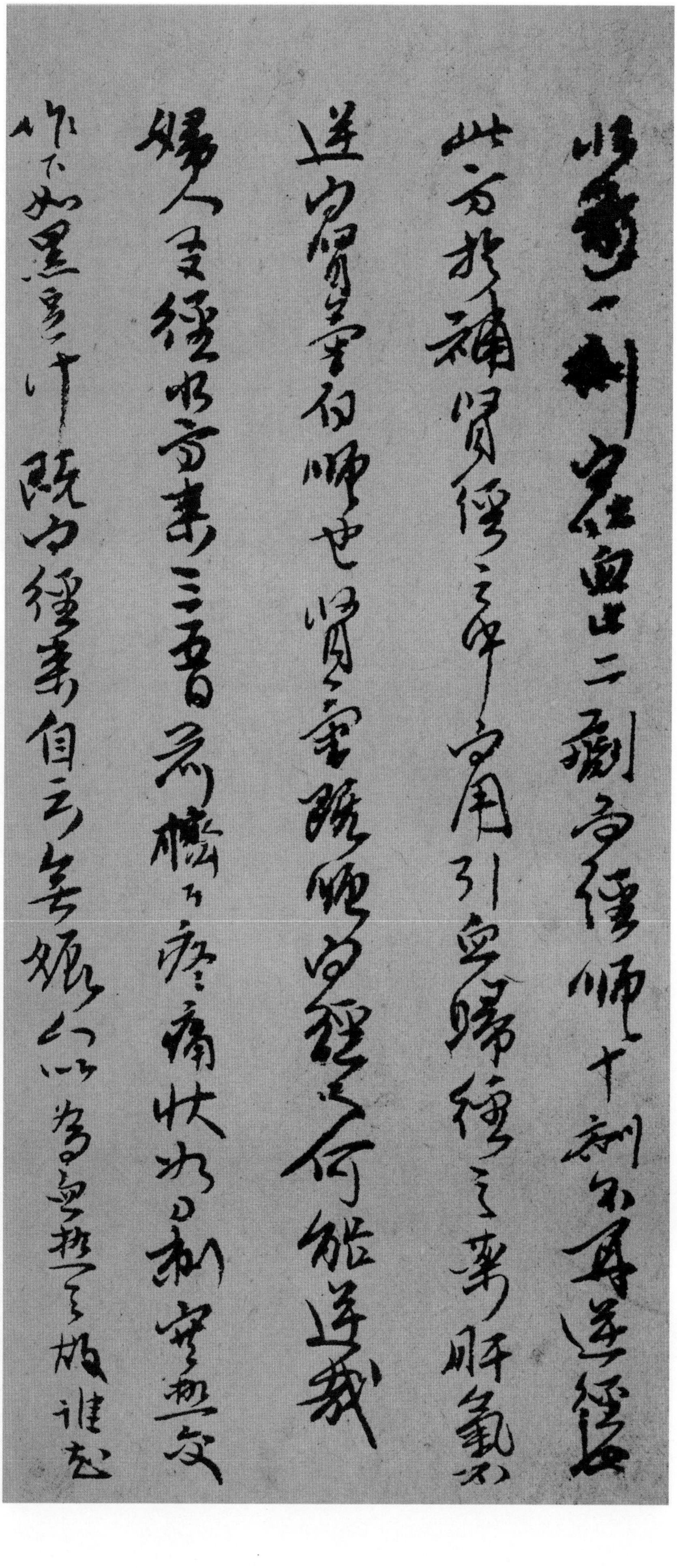

水煎，一剂而吐血止，二剂而经顺，十剂不再逆经也。此方于补肾经之中而用引血归经之药，肝气不逆而肾气自顺也。肾气既顺，而经又何能逆哉？

妇人有经水方来三五日前，脐下疼痛，状如刀刺，寒热交作，下如黑豆汁，既而经来，自云无娠，人以为血热之故，谁知

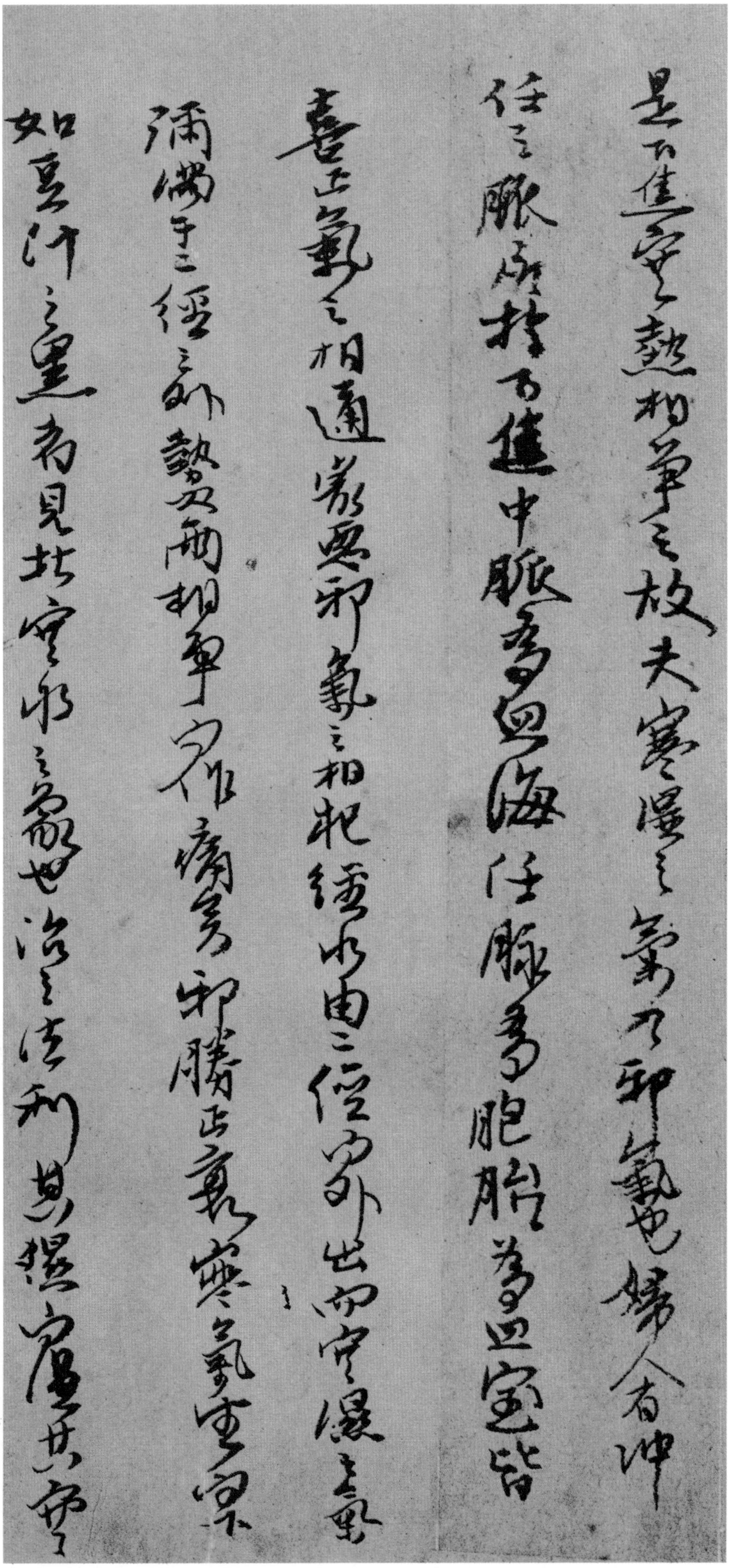

是下焦寒热相争之故。夫寒湿之气乃邪气也，妇人有冲、任之脉居于下焦，中脉为血海，任脉为胞胎，为血室，皆喜正气之相通，最恶邪气之相犯。经水由二经而外出。而寒湿之气弥满（漫）于二经之外，势必两相争而作痛矣。邪胜正衰，寒气生而下如豆汁之黑者，见北寒水之象也。治之法，利其湿而温其寒，

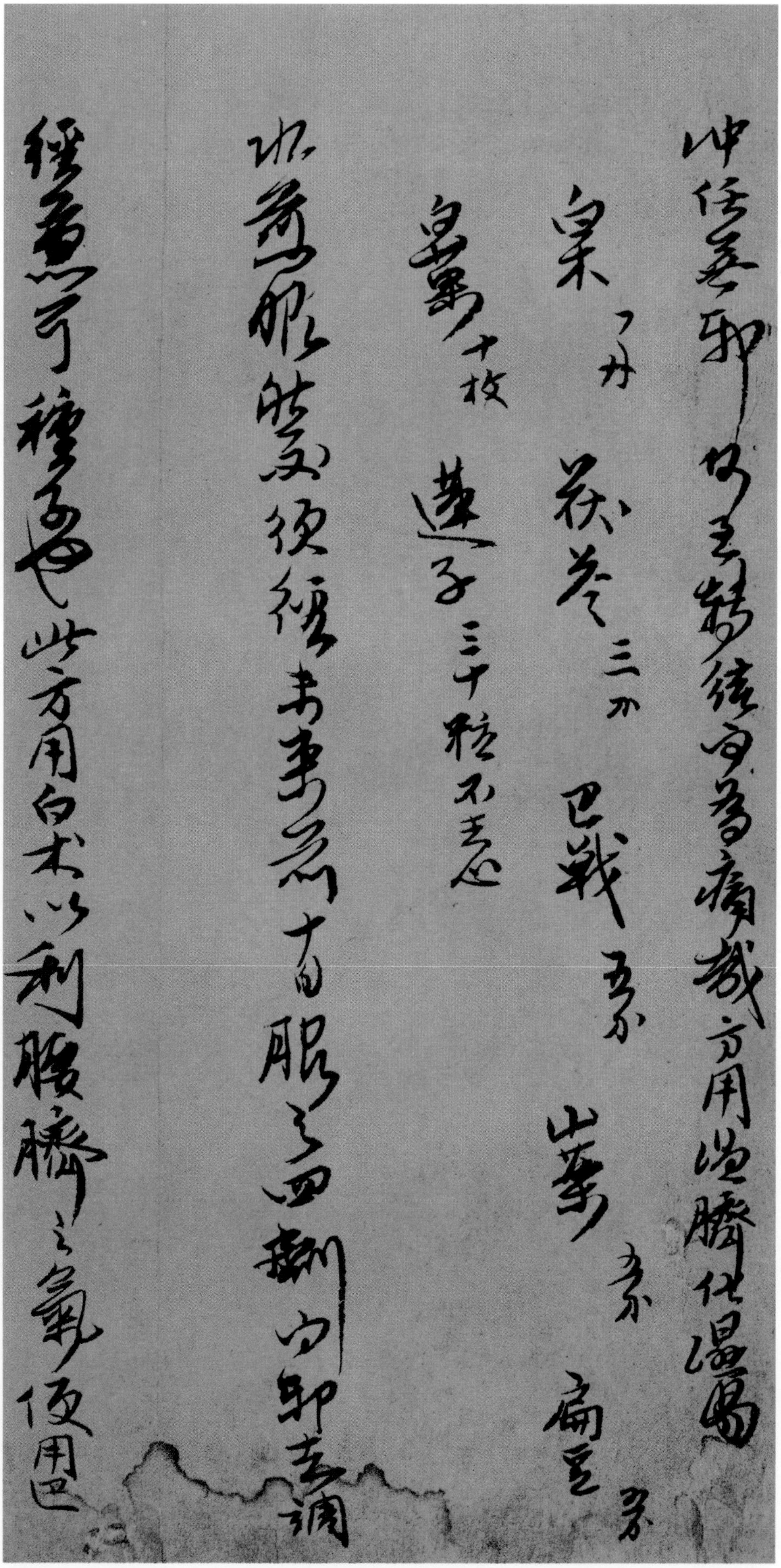

冲、任无邪，何至转结而为痛哉。方用温脐化湿汤：

白术一两　茯苓三钱　巴戟五钱　山药五钱　扁豆五钱　白果十枚　莲子三十粒，不去心

水煎服。然必须经未来前十日服之，四剂而邪去，调经兼可种子也。此方用白术以利腰脐之气，便用巴用巴

10. 妇人有经水过多（辨证录·卷之十一·妇人科·调经门·十一）

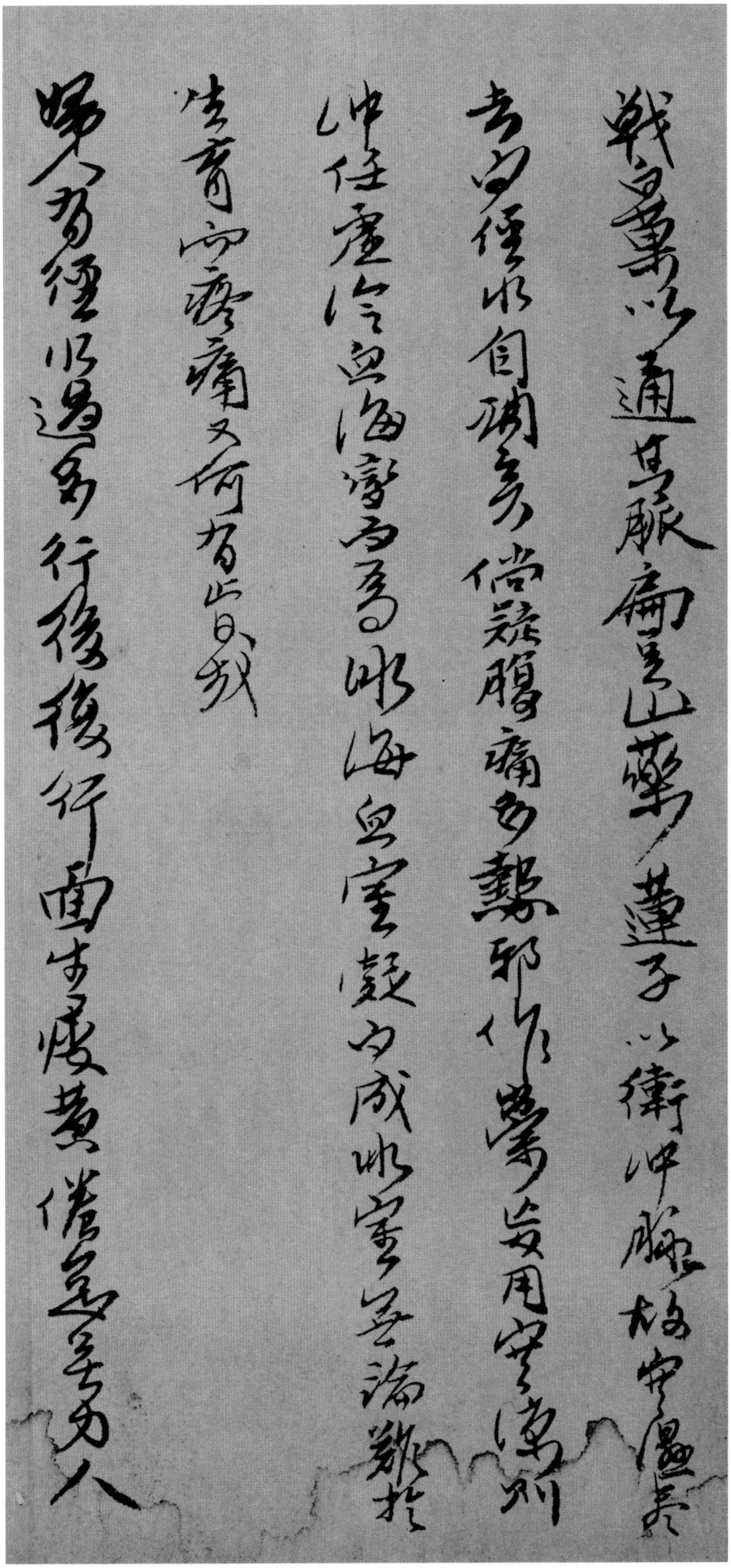

戟、白果以通其脉，扁豆、山药、莲子以卫冲脉，故寒湿尽去，而经水自调矣。倘疑腹痛多热邪作祟，妄用寒凉，则冲、任虚冷，血海变为冰海，血室凝而成冰室，无论难于生育，而疼痛又何有止日哉。

妇人有经水过多，行后复行，面生痿黄，倦怠无力，人

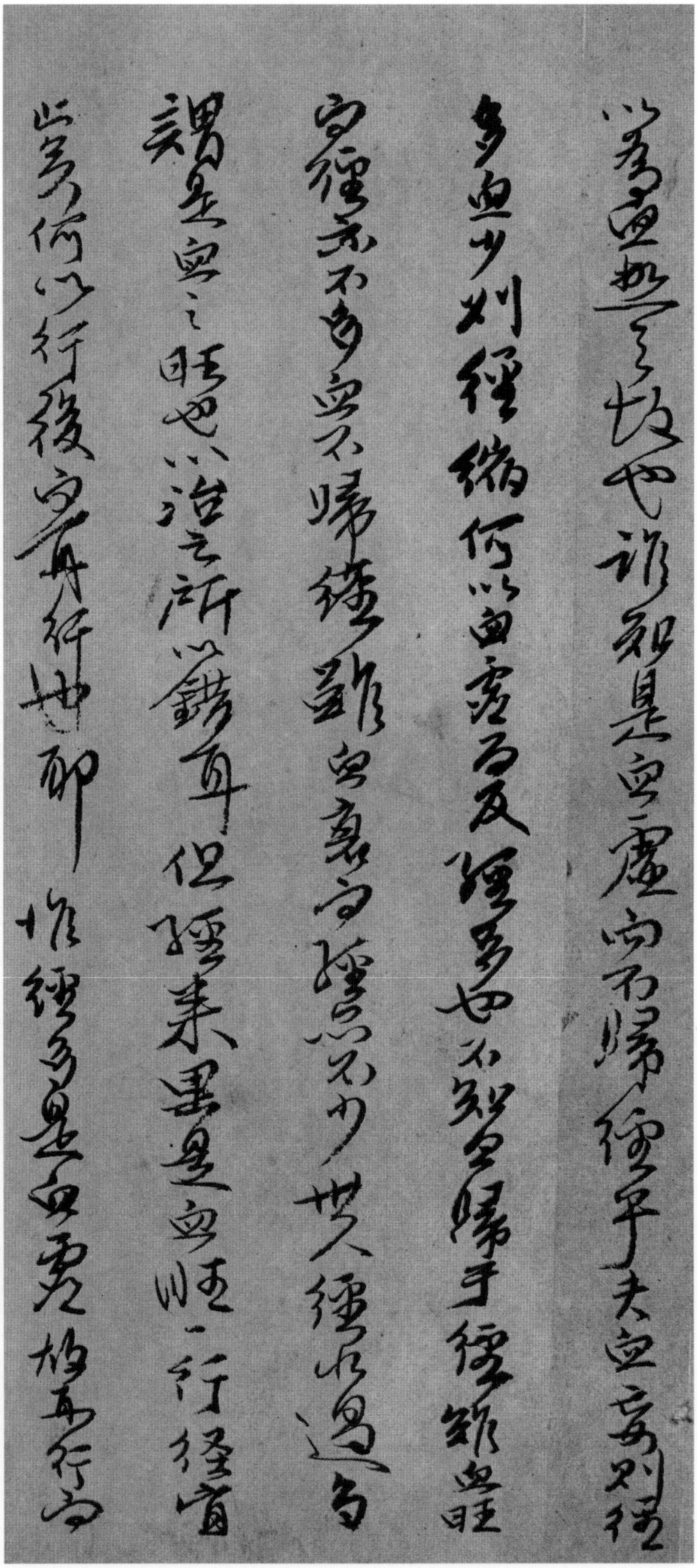

以为血热之故也，谁知是血虚而不归经乎。夫血妄则经多，血少则经缩，何以血虚而反经多也？不知血归于经，虽血旺而经亦不多，血不归经，虽血衰而经亦不少。世人经水过多，谓是血之旺也，此治之所以错耳。但经来果是血旺，一行经宜止矣，何以行后而再行也耶。惟经多是血虚，故再行而

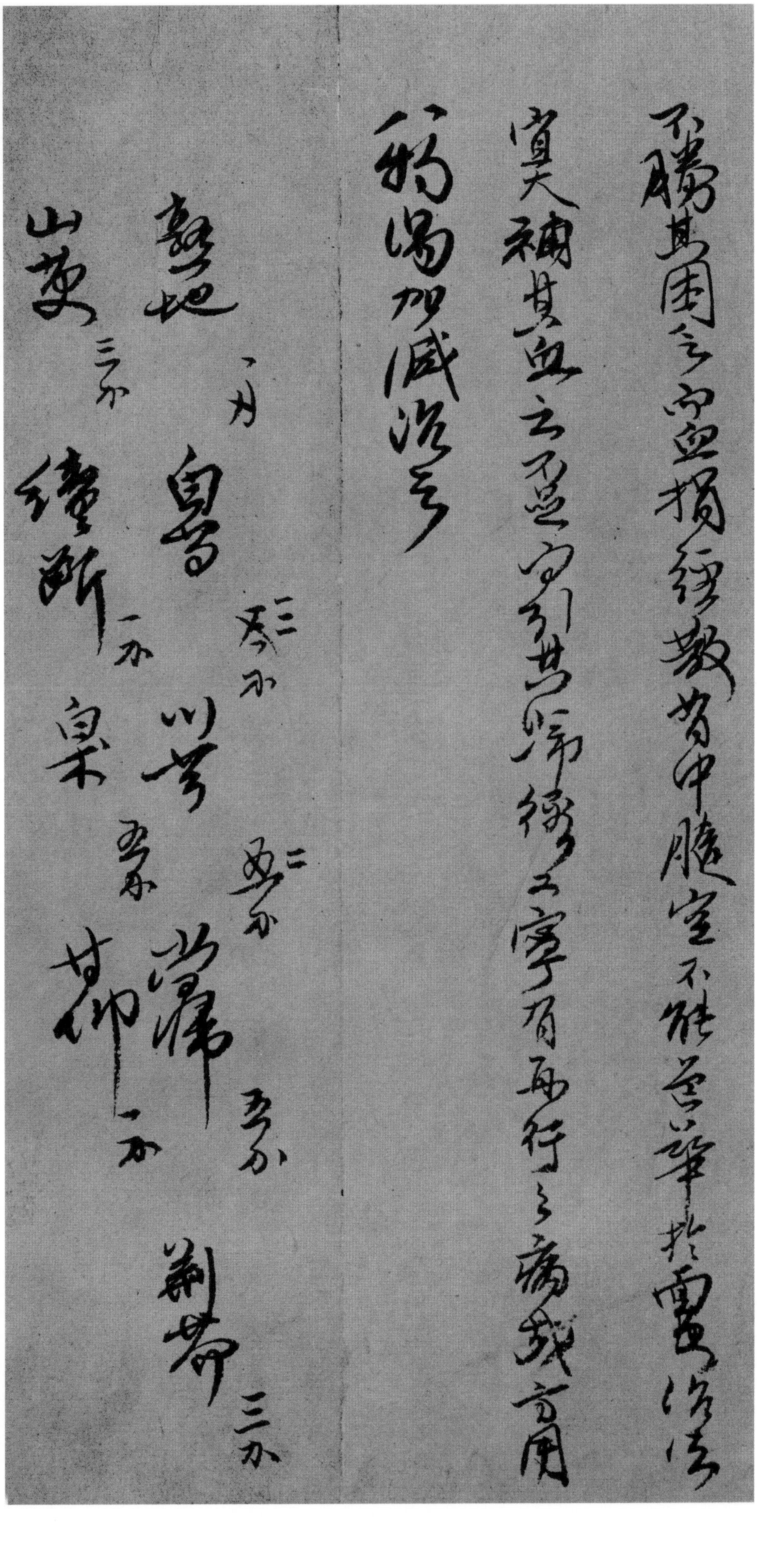

不胜其困乏。而血损精散，骨中髓空，不能色华于面也。治法宜大补其血之不足，而引其归经，又宁有再行之病哉。方用八物汤加减治之。

熟地一两　白芍三钱　川芎二钱　当归五钱　荆芥三钱　山萸三钱　续断一钱　白术五钱　甘草一钱

11. 妇人经前泄水（辨证录 · 卷之十一 · 妇人科 · 调经门 · 十二）

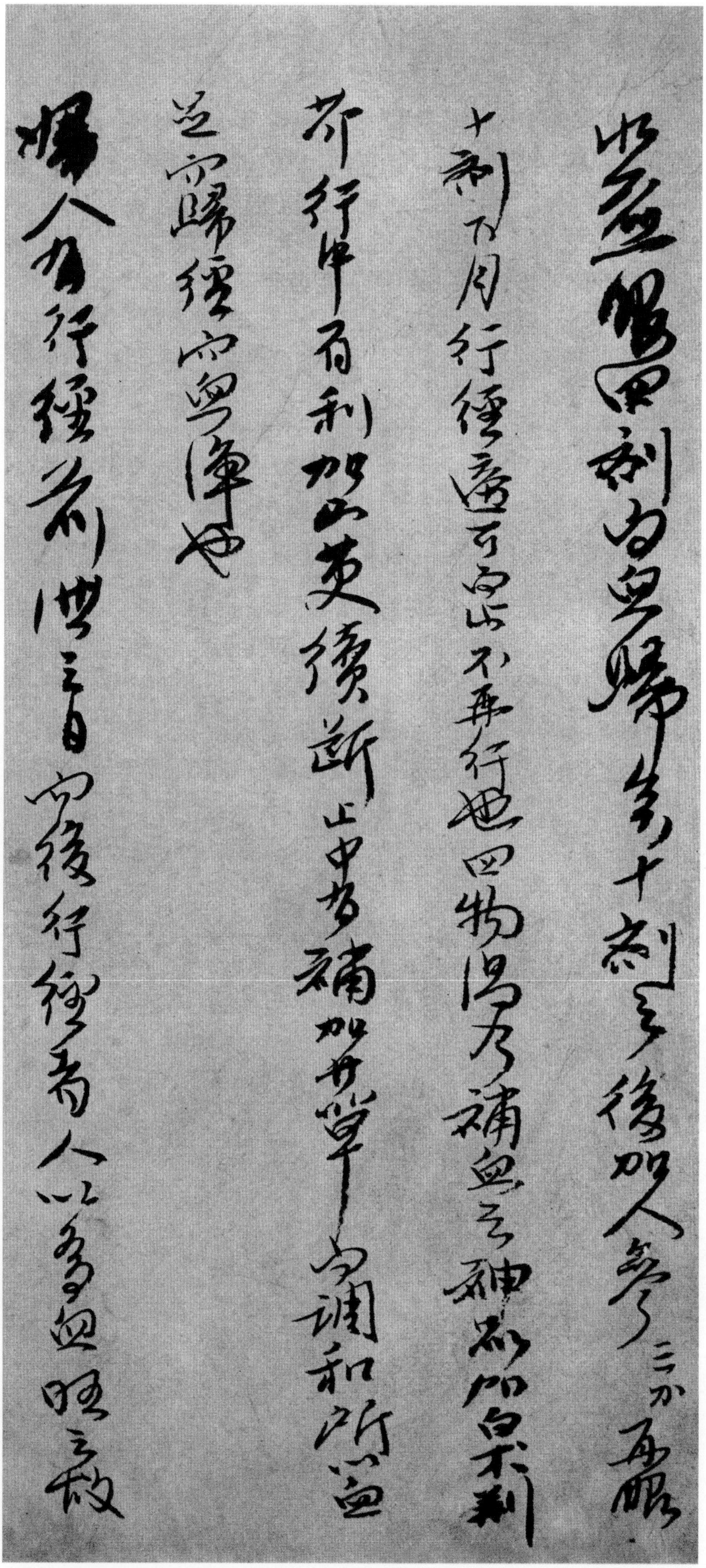

水煎服，四剂而血归矣。十剂之后加人参三钱，再服十剂，下月行经适可而止，不再行也。四物汤乃补血之神品，加白术、荆芥，行中有利；加山萸、续断止中有补；加甘草而调和，所以血足而归经，而血净也。

妇人有行经前泄三日，而后行经者，人以为血旺之故。

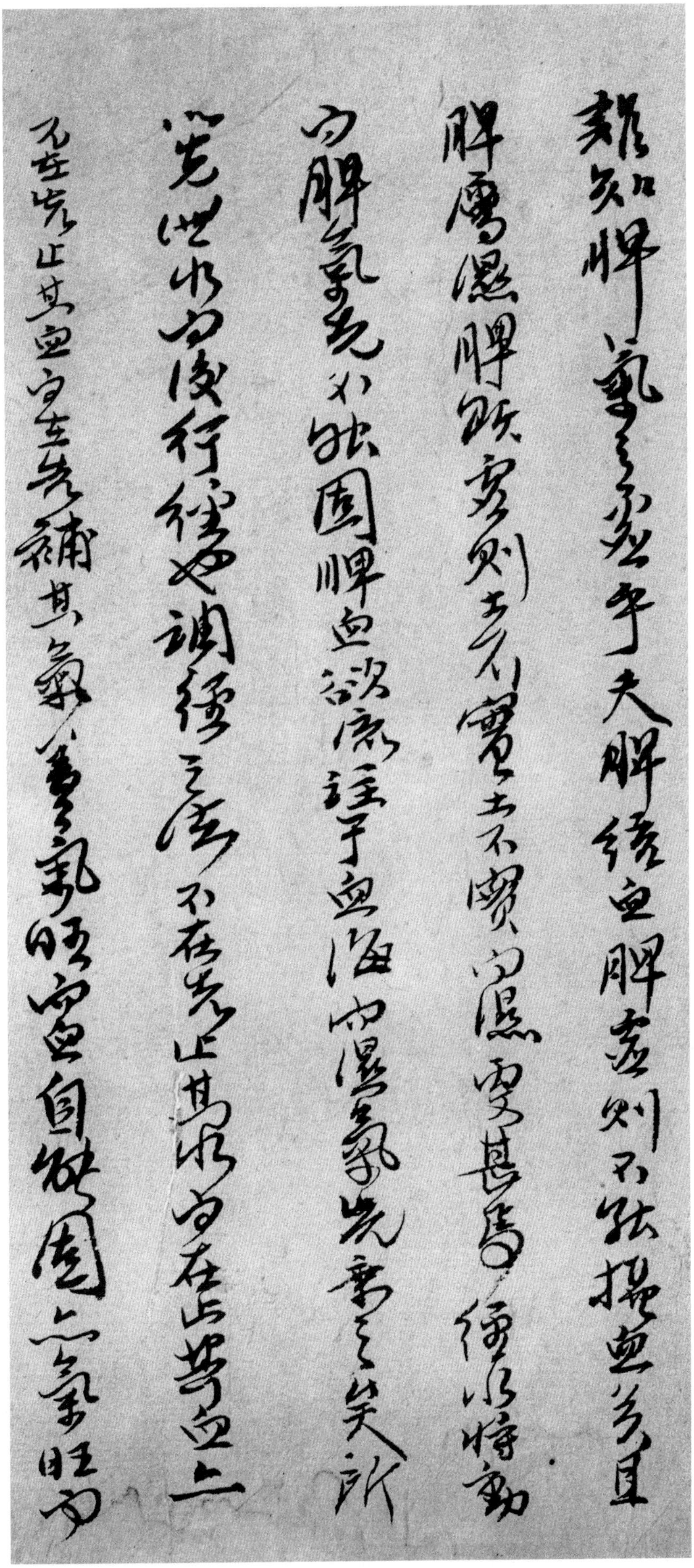

誰知脾氣之虛乎夫脾統血脾虛則不能攝血矣且脾屬濕脾既虛則土不實土不實而濕更甚焉經水將動而脾氣先不能固脾血欲流注于血海而濕氣先乘之矣所以先泄水而後行經也調經之法不在先止其水而在止其血亦不在先止其血而在先補其氣蓋氣旺而血自能固亦氣旺而

谁知脾气之虚乎？夫脾统血，脾虚则不能摄血矣。且脾属湿，脾既虚则土不实，土不实而湿更甚焉。经水将动，而脾气先不能固，脾血欲流注于血海，而湿气先乘之矣，所以先泄水而后行经也。调经之法，不在先止其水，而在止其血，亦不在先止其血，而在先补其气。盖气旺而血自能固，亦气旺而湿自能泄也。方用健固汤：

人参五钱　白术一两　巴戟五钱　薏苡三钱　茯苓三钱

水煎服。连十剂，而经行不泄矣。

此方补脾气以固脾血，则血摄于气之中，脾血日盛，自能运化其湿，湿既化而为乌有，又何能作痛哉。

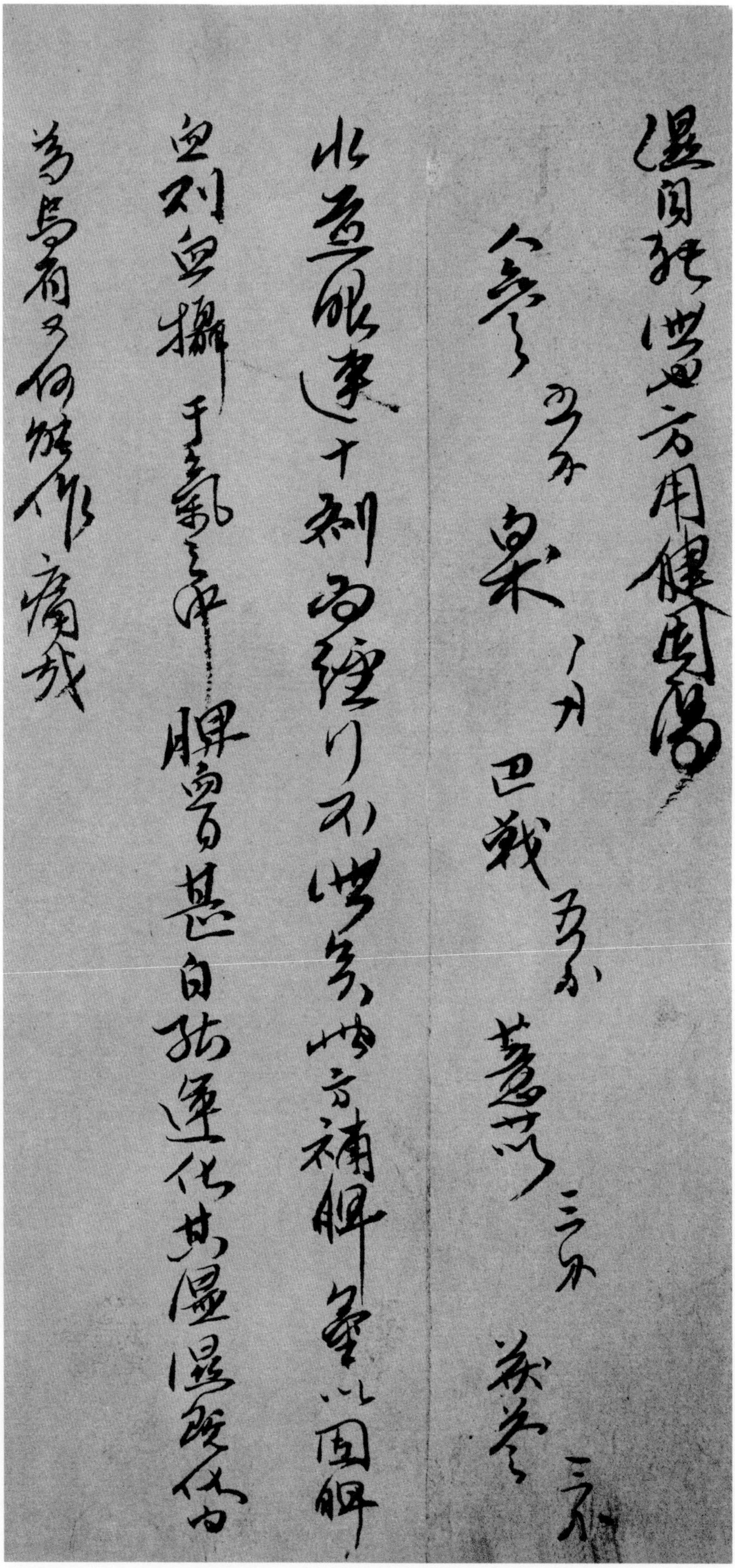

12. 妇人经前大便下血（辨证录·卷之十一·妇人科·调经门·十三）

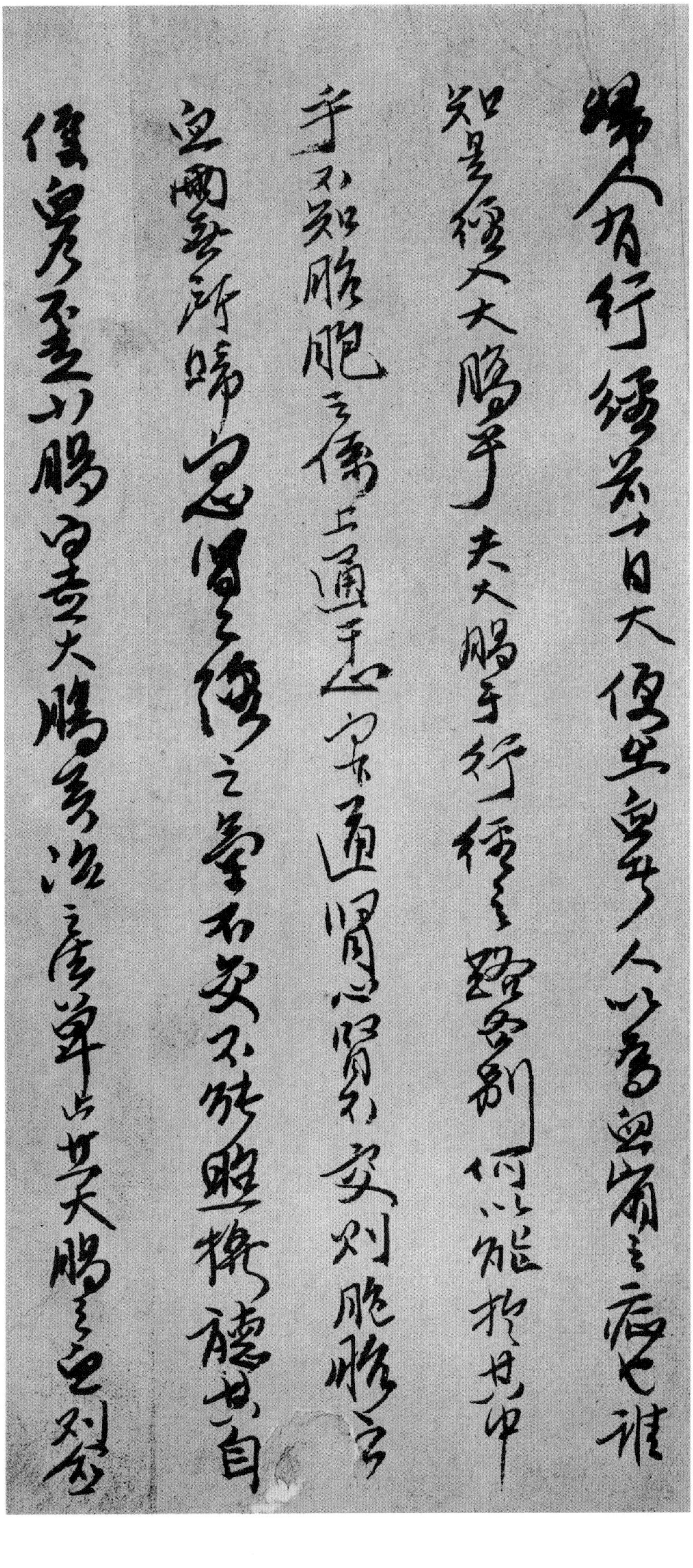

妇人有行经之前十日大便出血者，人以为血崩之症也，谁知是经入大肠乎。夫大肠与行经之路各别，何以能于其中乎？不知胞胎之系，上通心而下通肾，心肾不交，则胞胎之血两无可归，而心肾二经之气不交，不能照摄，听其自便，血乃不走小肠而走大肠矣。治之法，单止其大肠之血则愈

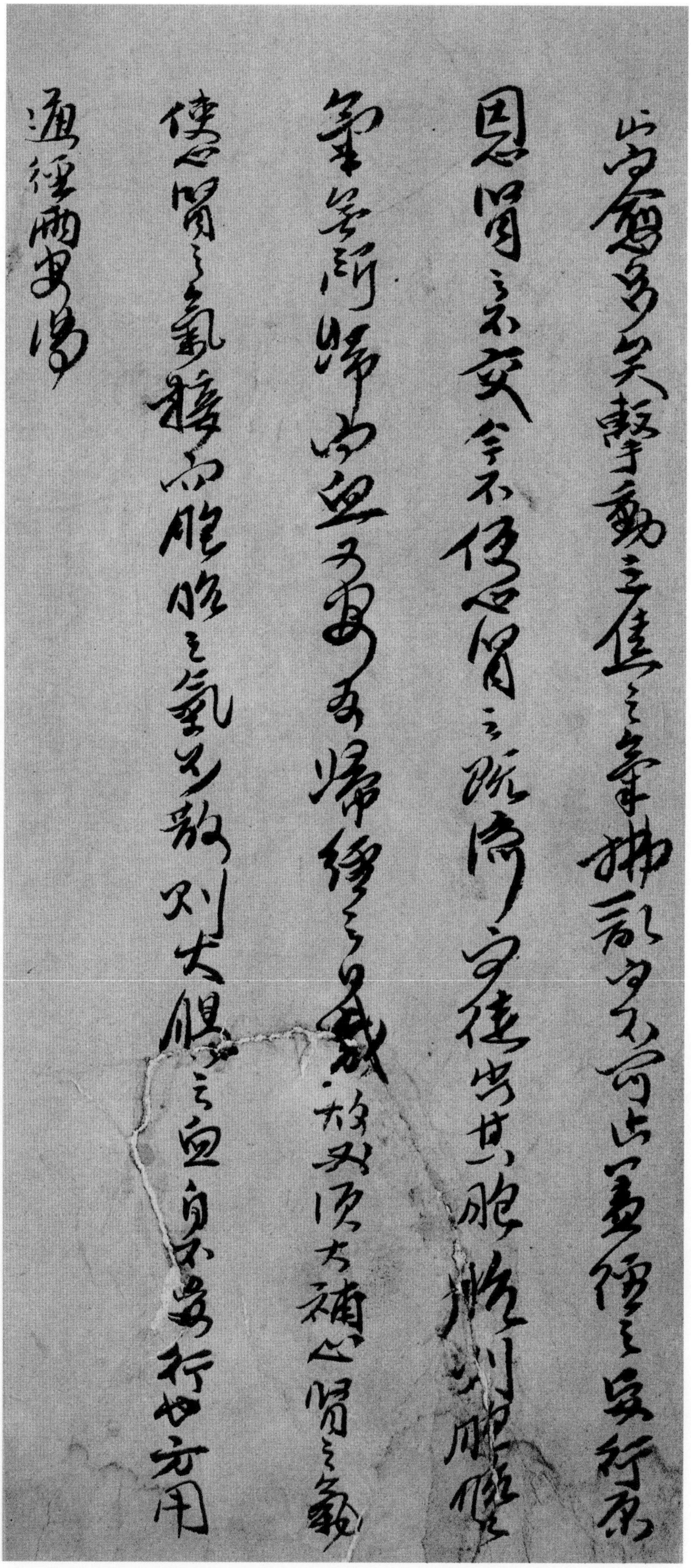

止血而愈多矣，击动三焦之气，拂乱而不可止。盖经之妄行，原因心肾之不交，今不使心肾之既济，而徒出其胞胎，则胞胎之气无所归，而血又安有归经之日哉。故必须大补心肾之气，使心肾之气接，而胞胎之气不散，则大肠之血自不妄行也。方用通经两安汤。

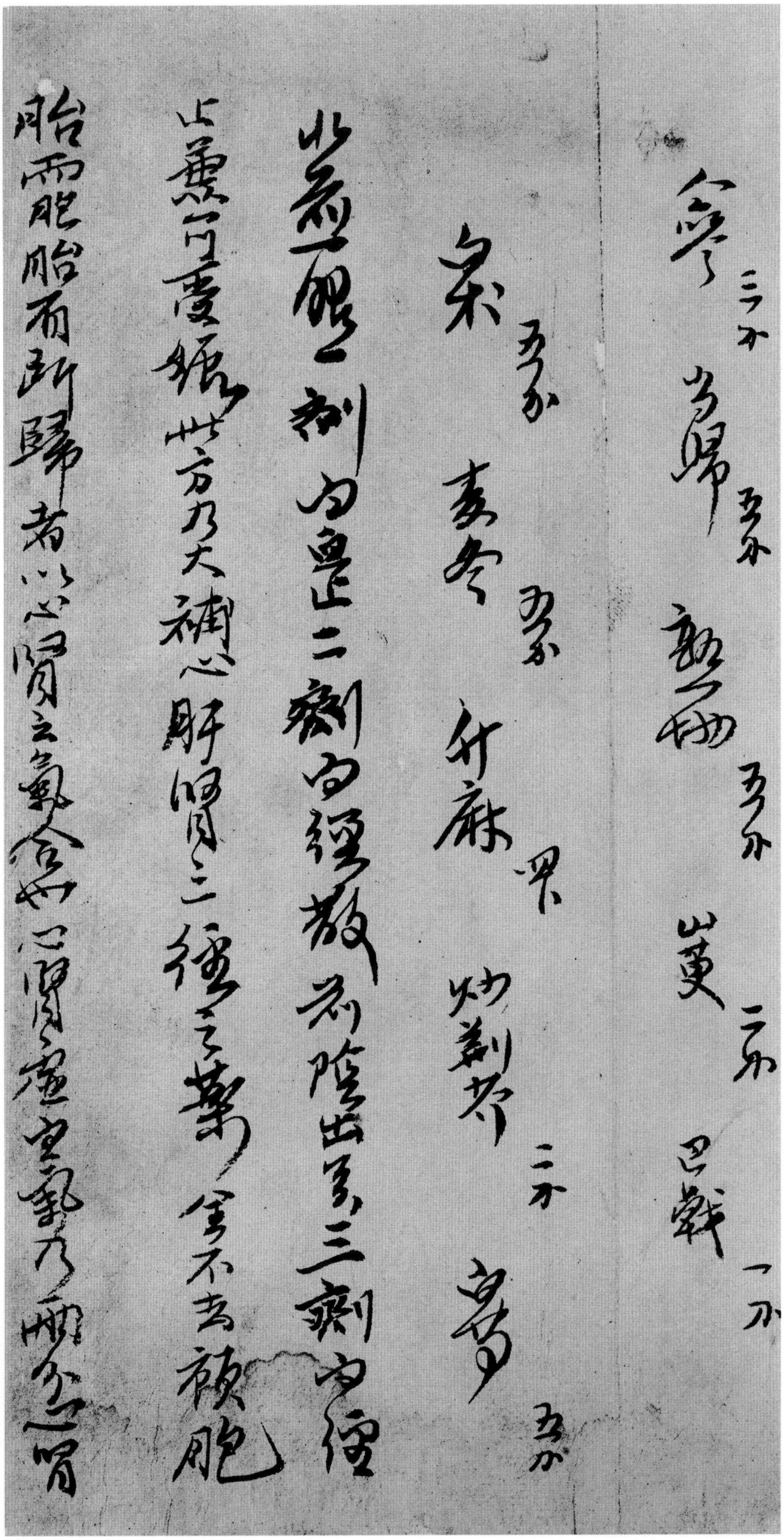

人参三钱　当归五钱　熟地五钱　山萸二钱　巴戟一钱　白术五钱　麦冬五钱　升麻四分　炒荆芥二钱　白芍五钱

水煎服，一剂而血止，二剂而经散，前阴出矣。三剂而经止，兼可受娠。此方乃大补心、肝、肾三经之药，全不去顾胞胎，而胞胎有所归者，以心肾之气合也。心肾虚，血气乃两分；心肾

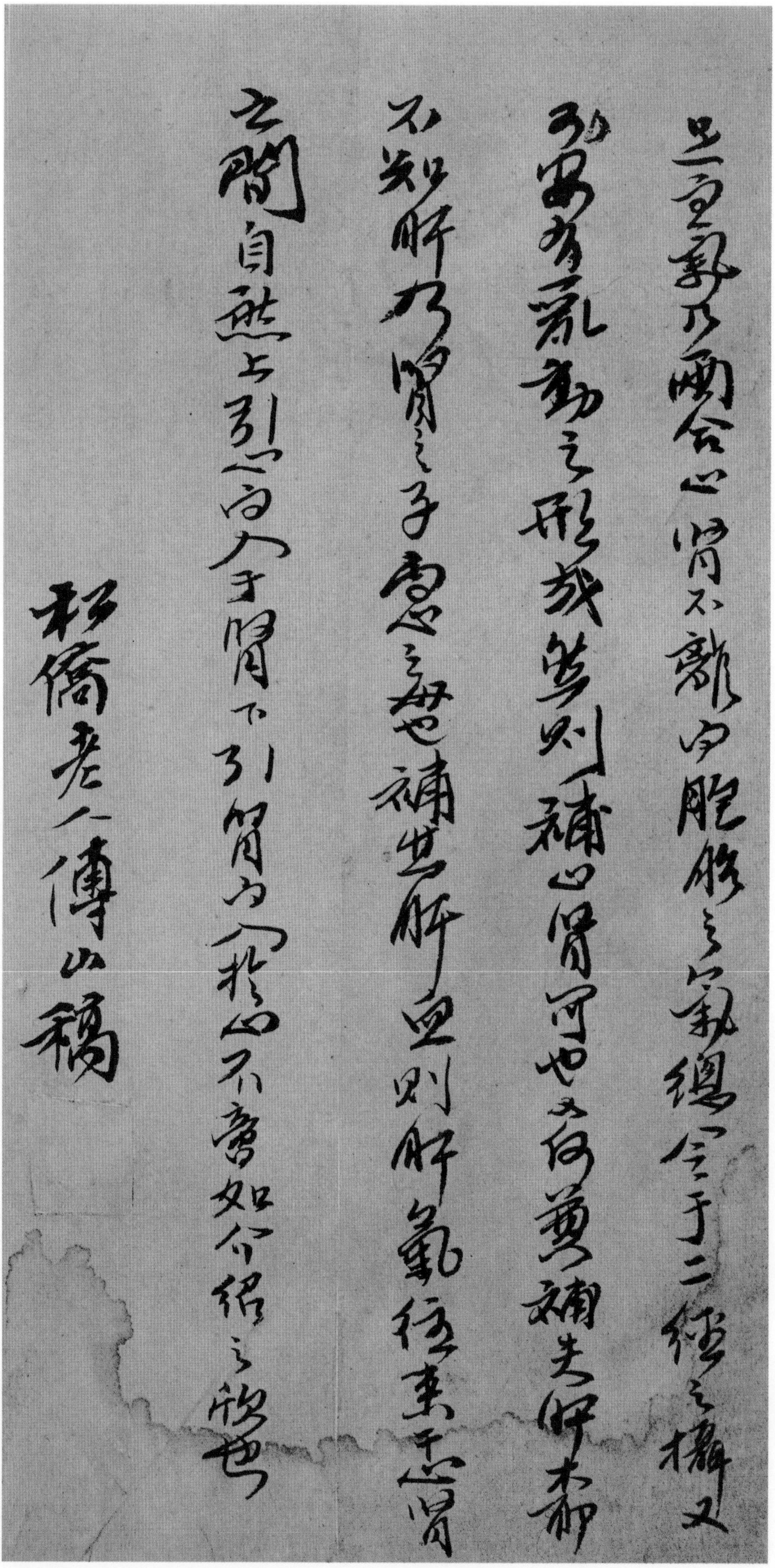

足而气乃两合。心肾不离，而胞胎之气总令于二经之摄，又可安有乱动之形哉。然则补心肾可也，又何兼补夫肝木耶？不知肝乃肾之子，而心之母也。补其肝血，则肝气往来于心肾之间，自然上引心而入于肾，下引肾而入于心，不啻如介绍之欣也。

松侨老人傅山稿

附

关于《傅山医学女科手稿》的真伪

《傅山医学手稿》保存于山西博物院，署名“松侨老人傅山稿”。众多学者认为，《手稿》与《辨证录·调经门》《辨证奇闻·调经门》和《傅青主女科·调经》有着较强的同源关系。

《傅山医学手稿》为行草混合书写，全文37页，除第10页为4行外，其余每页皆5行，3500余字。其中包括12个中医妇科处方，内容与现存的首次刻版印刷于清代嘉庆年间的《傅青主女科》“调经”部分基本相同。

1962年，《傅山医学手稿》最早全部公之于世，发表于山西省中医研究所资料室编印的《中医研究通讯》第一期，文章名为“傅氏家抄医学抄本——介绍傅青主一部分医学抄稿”。该期资料编者按：山西省文管会保藏的文物资料中，检出“傅氏家抄医学抄本”一部分，系“松侨老人傅山稿”。经专家鉴定，虽不是傅青主亲笔和傅眉遗墨，但确为傅家传统的独特书法，非外人所能学得，因而估计为傅山后人所抄。

1983年由何高明校考的“傅山医学著作研究丛书之二”影印墨迹本《傅山医学手稿》，由山西人民出版社出版。该书“校订者按”写道：“《傅山医学手稿》经故宫博物院考古专家鉴定，确系傅山的遗墨。”

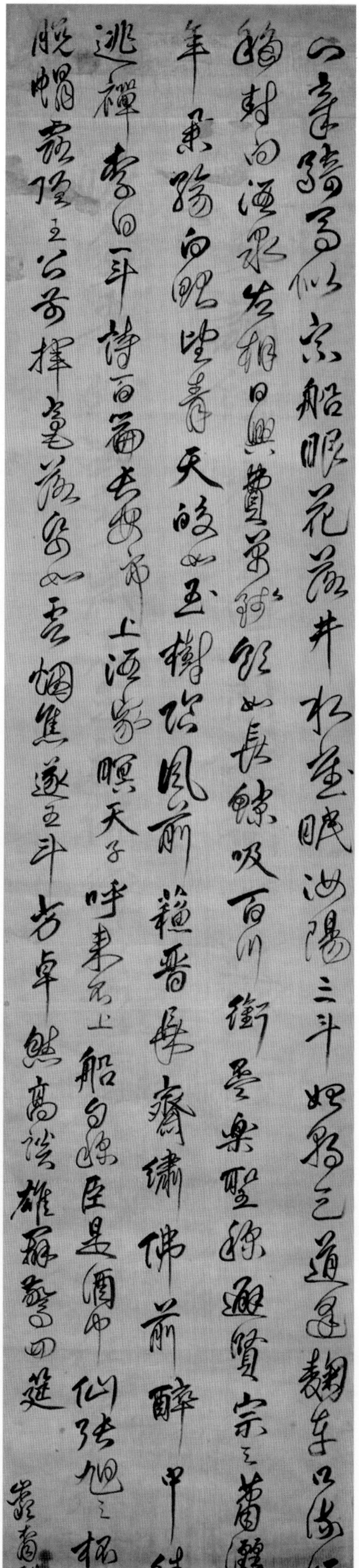

清·傅莲苏《杜甫饮中八仙歌》行书立轴纸本，纵121cm×48cm

知章骑马似乘船，眼花落井水底眠。汝阳三斗始朝天，道逢麴车口流涎，恨不移封向酒泉。左相日兴费万钱，饮如长鲸吸百川，衔杯乐圣称避贤。宗之潇洒美少年，举觞白眼望青天，皎如玉树临风前。苏晋长斋绣佛前，醉中往往爱逃禅。李白一斗诗百篇，长安市上酒家眠，天子呼来不上船，自称臣是酒中仙。张旭三杯草圣传，脱帽露顶王公前，挥毫落纸如云烟。焦遂五斗方卓然，高谈雄辩惊四筵。

岩裔甦

1986年第3期，《浙江中医杂志》刊登了浙江省中医药研究所吕直先生的文章——《再谈傅山著作的真伪》。关于《傅山医学手稿》，文章说，“笔者认为《手稿》非但不是傅山当时的手笔，很可能是傅氏以后‘书贾’之流的‘移写本’，如同‘晋省抄本甚伙，然多秘而不传’（《傅青主女科·祁尔诚序》）的讹传抄本中的一种而已。”

2008年5月28日，葛敬生发表于《中国文物报》收藏鉴赏周刊第224期第7版的文章认为，“从‘热’‘药’二字推定《傅山医学手稿》并非傅山遗墨”。

本书为了与傅山其他医学手稿相区别，用《傅山书法全集》中的名字，暂定名为《傅山医学女科手稿》。书中用蓝色字体显示的内容，是与《辨证录·调经门》对照丢失的部分。

因为本书兼顾医学和书法两方面的内容，所以编排时力求逼真再现原墨迹。

其实，只要具有一定的书法功底，很容易就会看出37幅《傅山医学女科手稿》非傅山亲笔。在用笔、气韵、气势等诸方面，37幅《傅山医学女科手稿》与傅山的亲笔差距很大。就技术层面而言，学声乐七个音符必须掌握吃准，如果有一个音符吃不准，就会出现跑调的现象。书法在笔法方面，点、横、竖、撇、捺、折、勾七个笔法要素必须过关，有一个不过关，就会出现败笔或是不流畅的感觉。其中，折笔是学书法的一个难点。37幅《傅山医学女科手稿》从第1页到第37页，皆为一人所写。在折笔方面，时而会出现生硬、不顺畅的感觉。而傅山的折笔极其流畅自然，仅此一点，就可以断定37幅《傅山医学女科手稿》不是傅山亲笔所为。书法水平尽管与傅山有差距，但是整体看点画周到，用笔顺畅，非傅山家法不能为。

傅眉、傅仁皆自幼从傅山习书，深得傅山笔法，傅山体力不支时，常为傅山代笔。

傅山在一篇杂记中写道：“三二年来，代我笔者，实多出侄仁，人辄云真我书。人但知子不知侄，往往为我省劳[①]。”

傅眉工诗，擅书画，亦能篆刻，篆刻师秦汉，尤精铜者。山水学父法，古朴而有真趣。傅山《哭子诗·哭字》云：“伤哉畴昔劳，聊带老夫权。云不能执笔，疾革一日前[②]。”“聊带老夫权”即指代笔。

傅山在《哭子诗·哭才四》中写道：“五十六岁，以积劳、积怒、积忧成病，病卧床且革，尚有二十韵五言排律三首，杂体绝句数十首，代山题册子诗十余首[③]。”傅眉56岁时，傅山已77岁。第二年，傅山78岁仙逝。

姚国瑾先生在《关于傅山书法中的伪作问题》一文中考证：“傅山在世时，为其代笔的主要有两人，一是傅山侄子傅仁，时间大约在傅山六十五至六十八岁之间；一是傅山之子傅眉，多数在傅山六十八岁以后。”

傅山孙傅莲苏曾说：“三世通医，卫生傅氏，专治一切寒热虚实，心痛头风[④]。”傅山与儿傅眉、侄傅仁、孙傅莲苏，三世行医，都精于书法。要抄医学著作，除了字要写得好，还需要懂中医学，这样抄起来才能得心应手。另外，从傅山学书者除家人外，还有门

①《霜红龛集》卷四十·杂记五，第1133页。

②《霜红龛集》卷十四·杂记三·哭子诗十三，第387页。

③《傅山书法全集》第五册，第1676页。文：第八册，第2624页。

④ 傅山著，尹协理：《傅山全书》第十九册·附录二·傅莲苏集·卷七·文，第380页。

生段叔玉、王虼（yǐ）、高平牛兆捷等。37 幅《傅山医学女科手稿》非傅山亲笔，到底是傅眉、傅仁、傅莲苏所抄，还是傅山后人所抄，仍有待考证。

37 幅《傅山医学女科手稿》不是傅山亲笔，但并不否定其内容不是出自傅山。关于这方面的论述，何高明先生在《傅山医学手稿》“傅山医学手稿考证”一文中写道：“据专家鉴定，手稿所用的纸确系清初的竹纸，而且在手稿中加味四物汤内有“玄’胡（女科、辨证录均改作‘元胡’）说明手稿是写于顺治年间的，因为即时还不避‘玄烨’（康熙之名）之讳。”“手稿不是初稿或草稿，而是重抄稿，即誊清稿。”文中最后从“医理特点”“文理特点”“处方用药特点”“疗效判断特点”四个方面论证，其中手稿中所含“道家的宗教观点”“以兵论医”等论述颇为得力。最后结论，《傅山医学手稿》“是探索傅山医学著作的重要根据，也是探索傅山医学著作的一把钥匙”。何高明先生的这些论述，基本上为学界所接受。

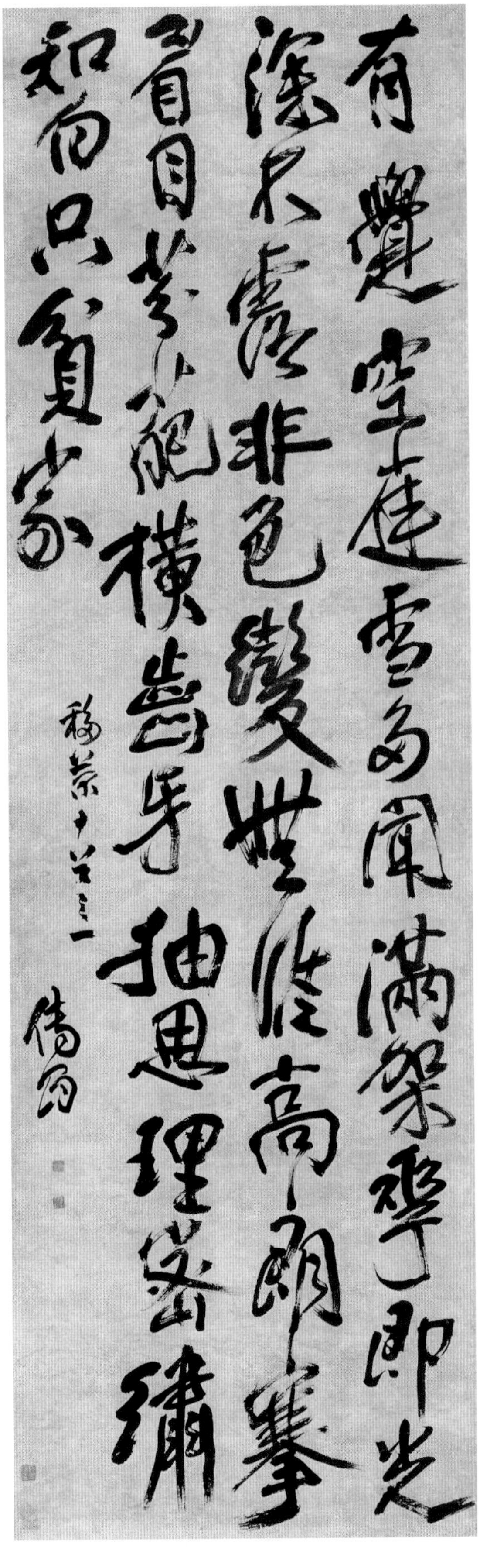

清·傅眉《移兰诗》行书立轴纸本，181cm×57cm

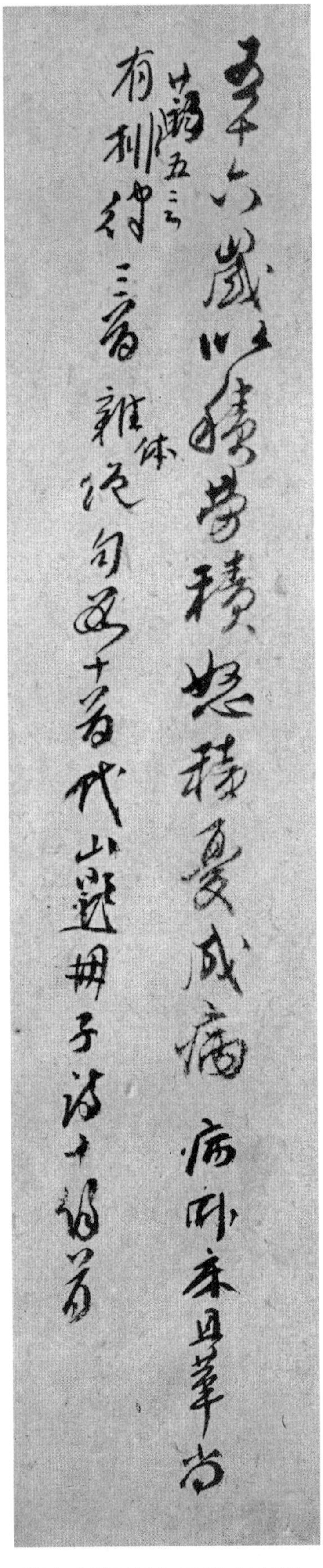

傅山《哭子诗》手稿（局部）
"代山题册子诗十余首"

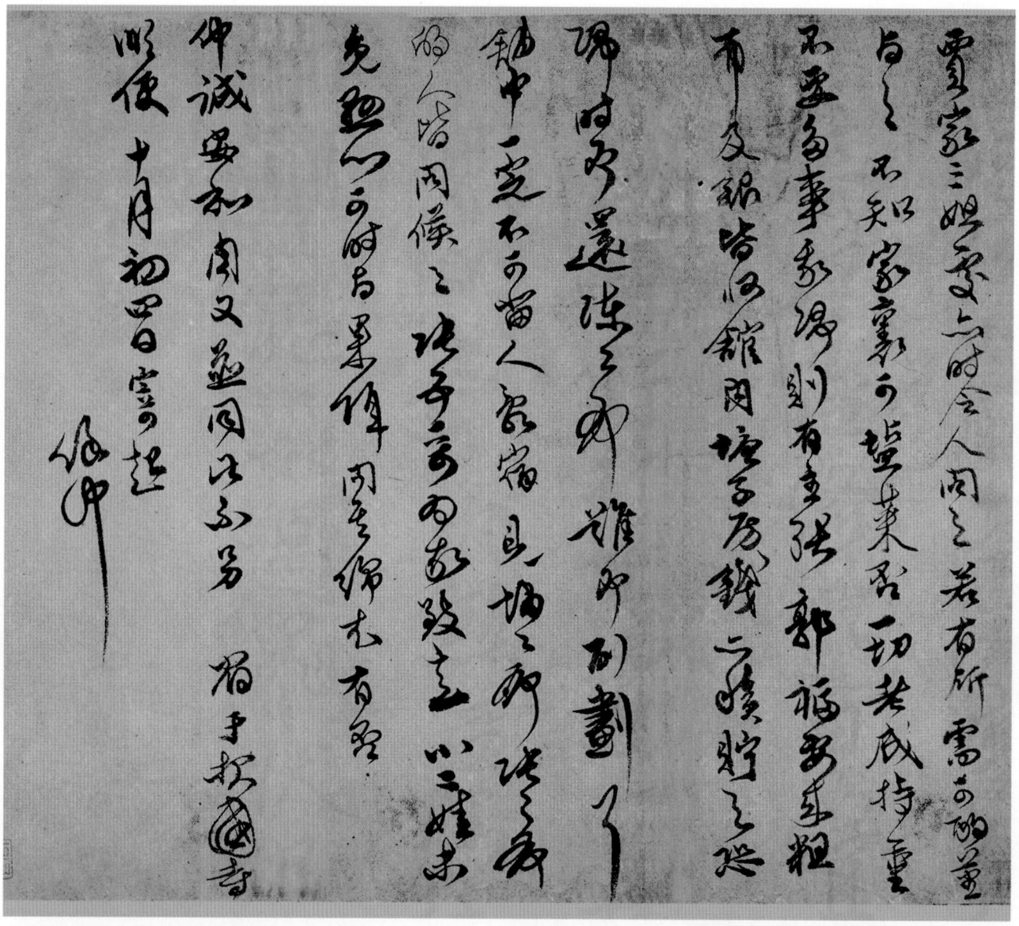

傅眉书“平安家报”

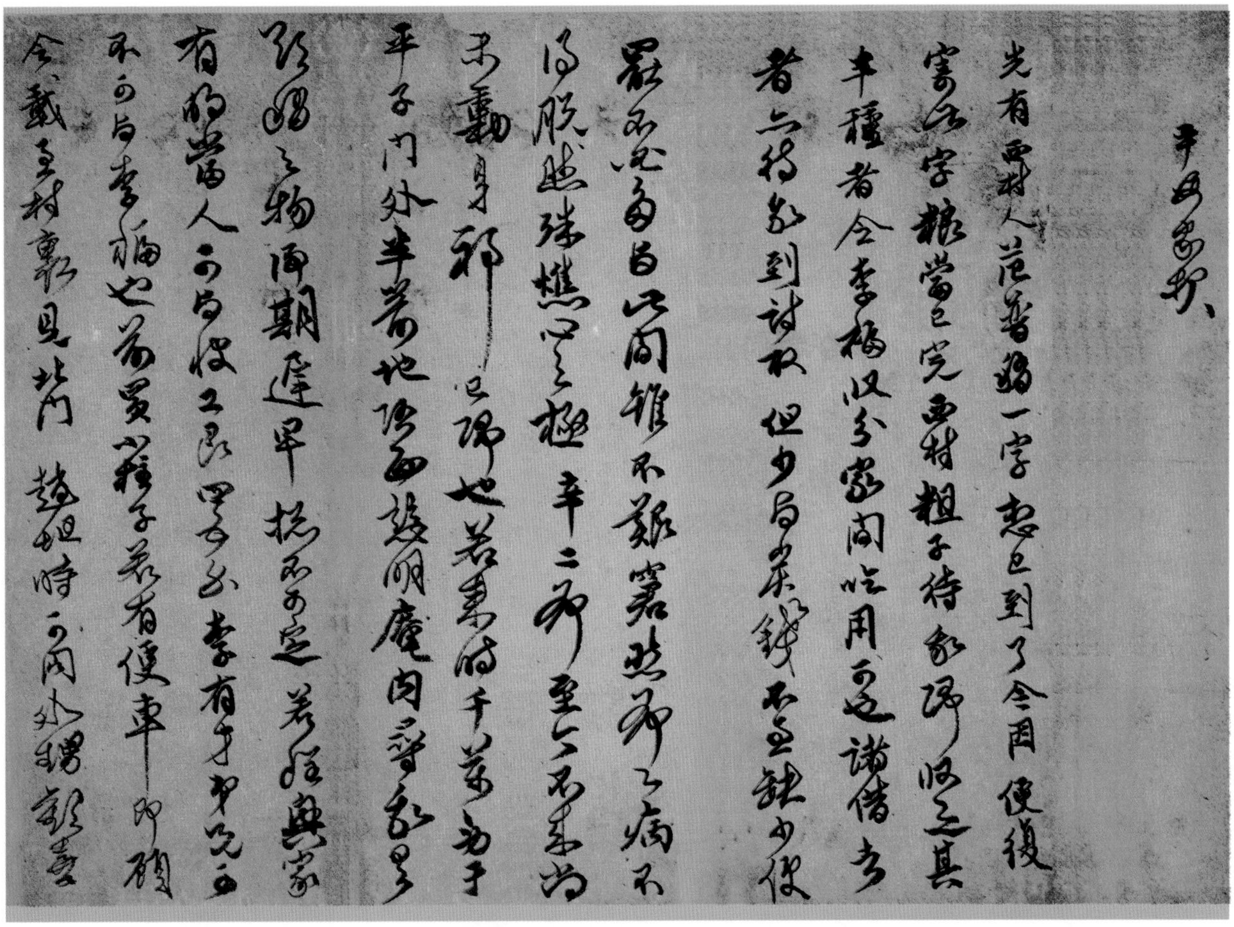

傅眉书“平安家报”，为上海朵云轩藏品《傅山傅眉书册》内容之一。写作时间是康熙十七年（1678）傅山被荐应博学鸿词，强令入京，傅眉陪侍，栖身北京城外报国寺。十月初四，傅眉写家书报平安，内容事无巨细。

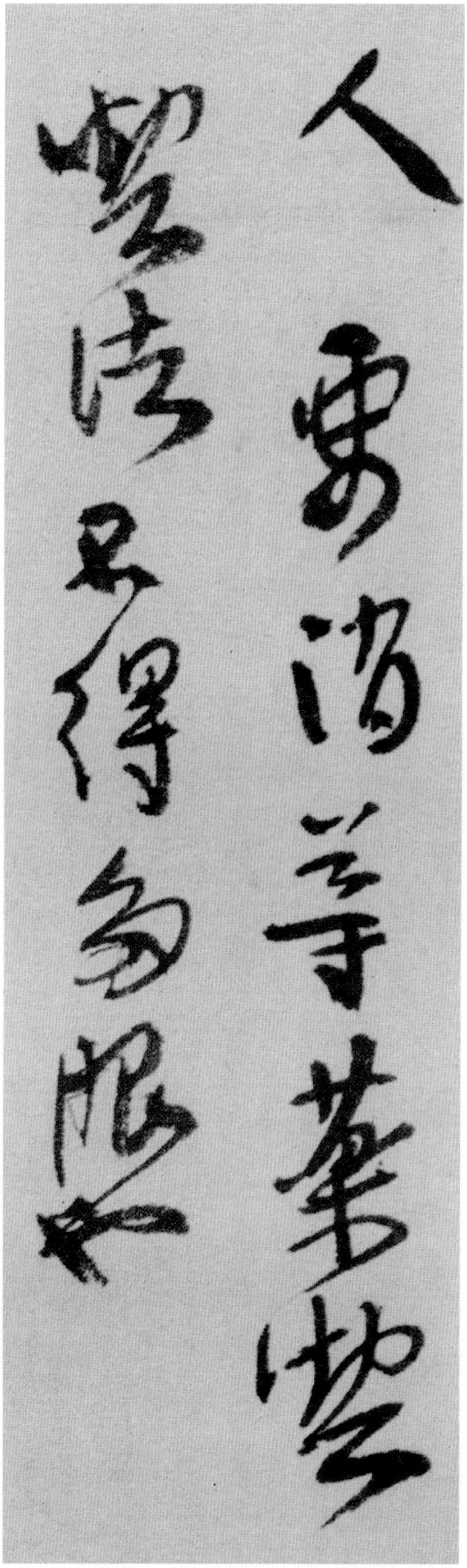

消导药傅山《致戴廷栻的手札》（局部）
傅山亲笔手稿笔笔周到

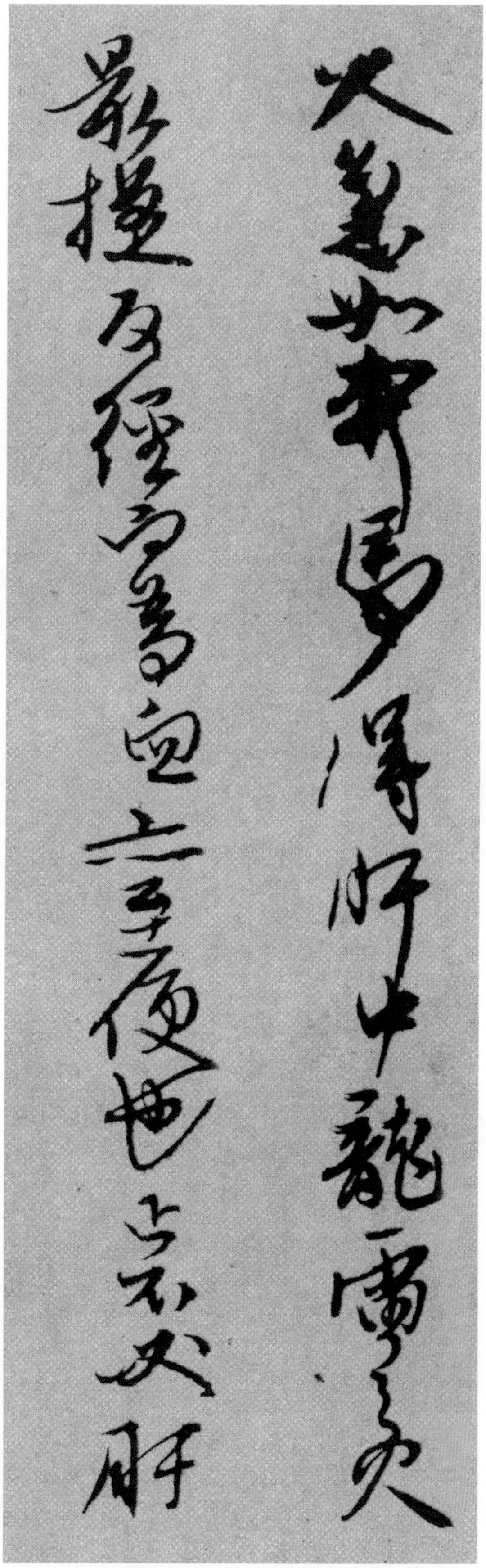

傅山医学女科残稿册页，第23页（局部）
图中白色箭头所指处为调锋不自然处

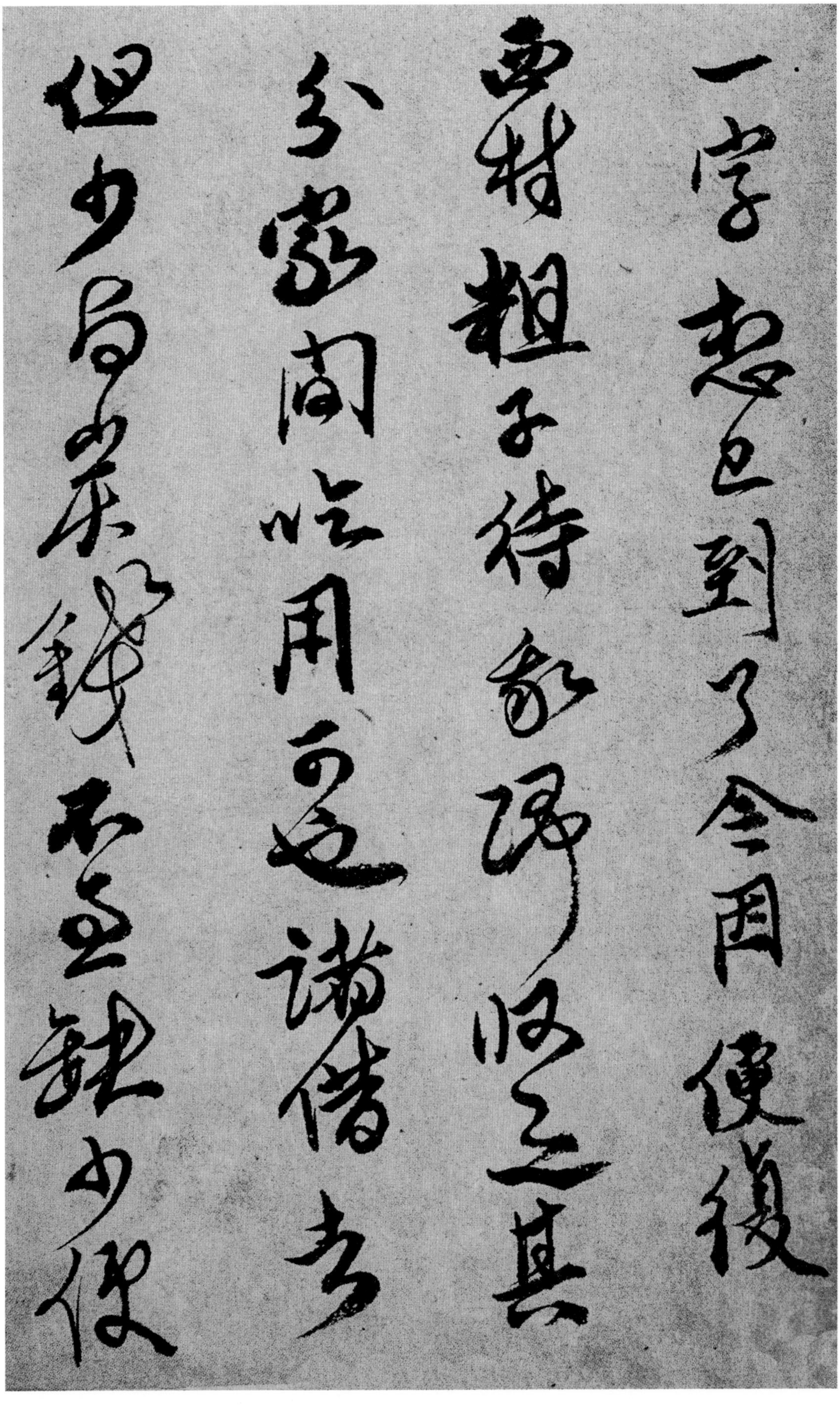

傅眉书“平安家报”局部

第五章

山东蓬莱慕湘藏《傅青主手书墨迹》

1. 征君治侯孔皇先生眼疾三方

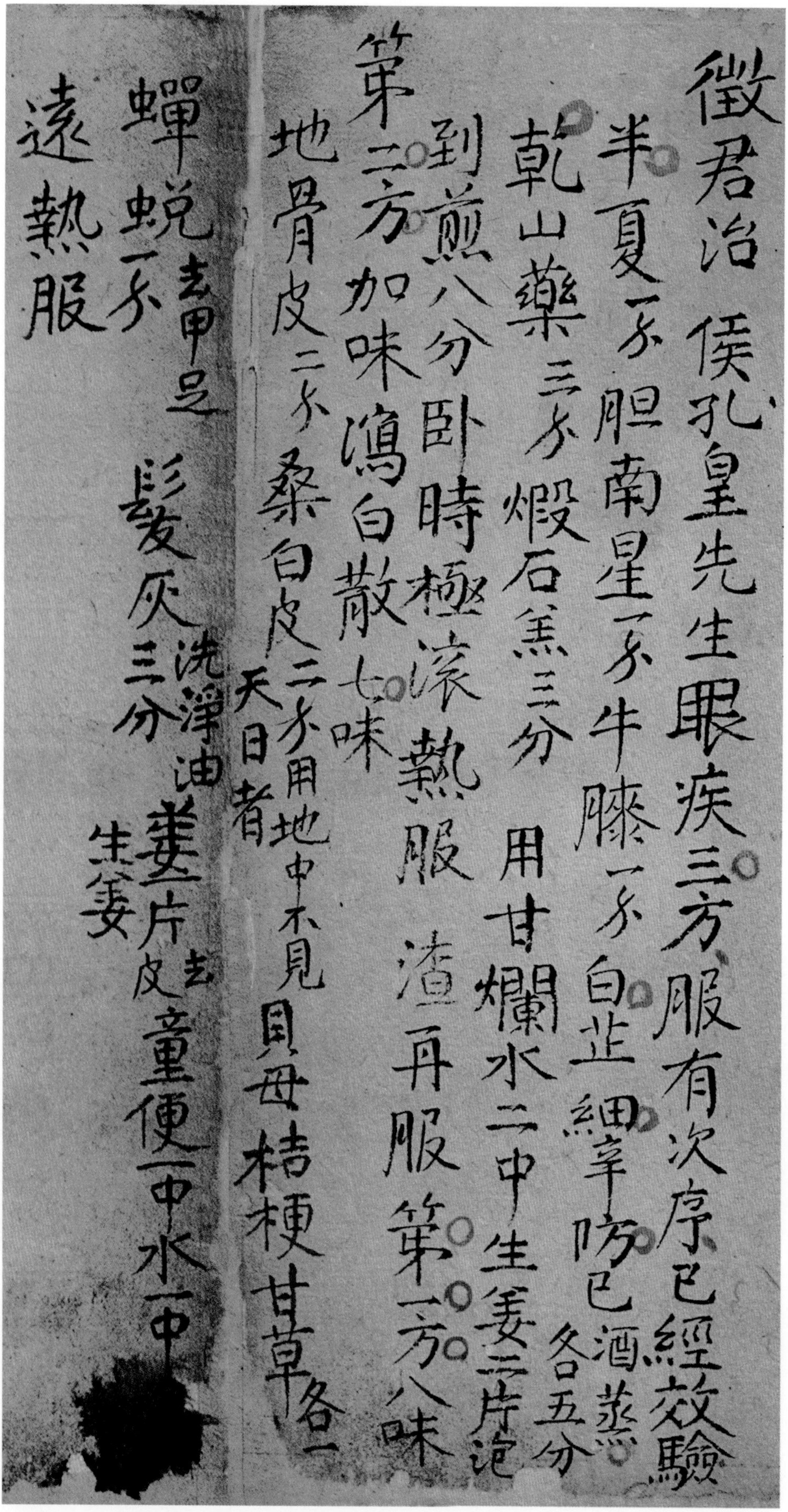

服有次序，已经效验。

半夏一钱，胆南星一钱，牛膝一钱，白芷、细辛、防己（酒蒸）各五分，干山药三钱，煅石羔三分，用甘澜水二中，生姜二片，泡到，煎八分，卧时极滚热服。渣再服。第一方，八味。

第二方：加味泻白散。七味。

地骨皮二钱，桑白皮二钱，用地中不见天日者。贝母、桔梗、甘草各一钱，蝉蜕去甲足一钱，发灰（洗净油）三分，姜（生姜去皮）一片，童便一中，水一中，食远热服。

2. 治侯孔皇先生眼疾第三效方

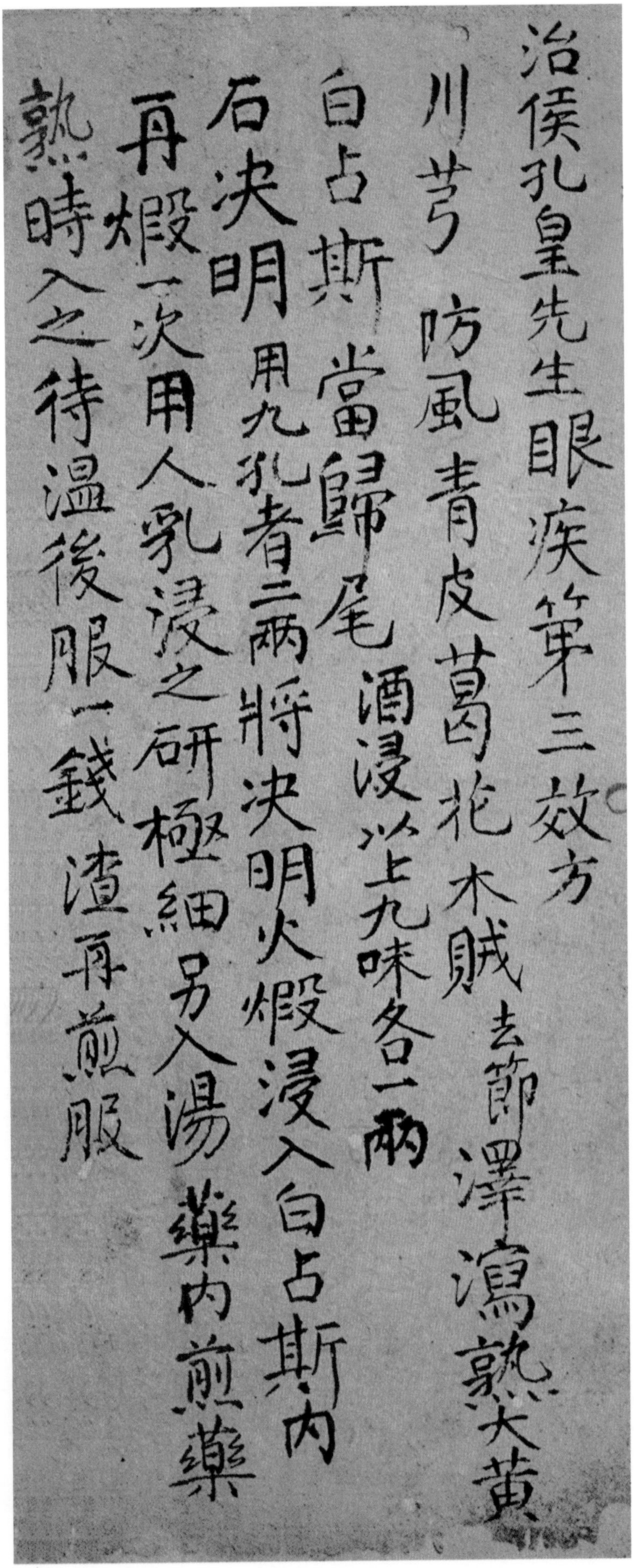

川芎 防風 青皮 葛花 木賊 去節 澤瀉 熟大黄
白占斯 當歸尾 酒浸 以上九味各一兩
石决明 用九孔者二兩 將决明火煅浸入白占斯内
再煅一次用人乳浸之研極細 另入湯藥内煎藥
熟時入之待温後服一錢 渣再煎服

川芎、防风、青皮、葛花、木贼（去节）、泽泻、熟大黄、白占斯①、当归尾（酒浸），以上九味各一两，石决明（用九孔者）二两。将决明火煅，浸入白占斯内再煅一次，用人乳浸之，研极细。另入汤药内，煎药熟时入之。待温后服一钱。渣再煎服。

---

①『占斯』为生于樟树腐木上多孔菌科苔芝属的『樟芝』，对肿瘤有一定疗效。樟芝，又名樟生薄孔菌、牛樟菇、牛樟芝、红樟芝、樟菇、樟窟内菰。为台湾特有种，生长在山区海拔 450—2000 米特有的牛樟树树干腐朽之心材内壁，或枯死倒伏的阴暗潮湿中的牛樟木表面。表面褐色至黑褐色，菌肉两层，上层木材色，下层象牙色，『白占斯』应指下层菌肉。有人考证『占斯』是方言『樟芝』的拟音。

3. 治口眼㖞斜速效方

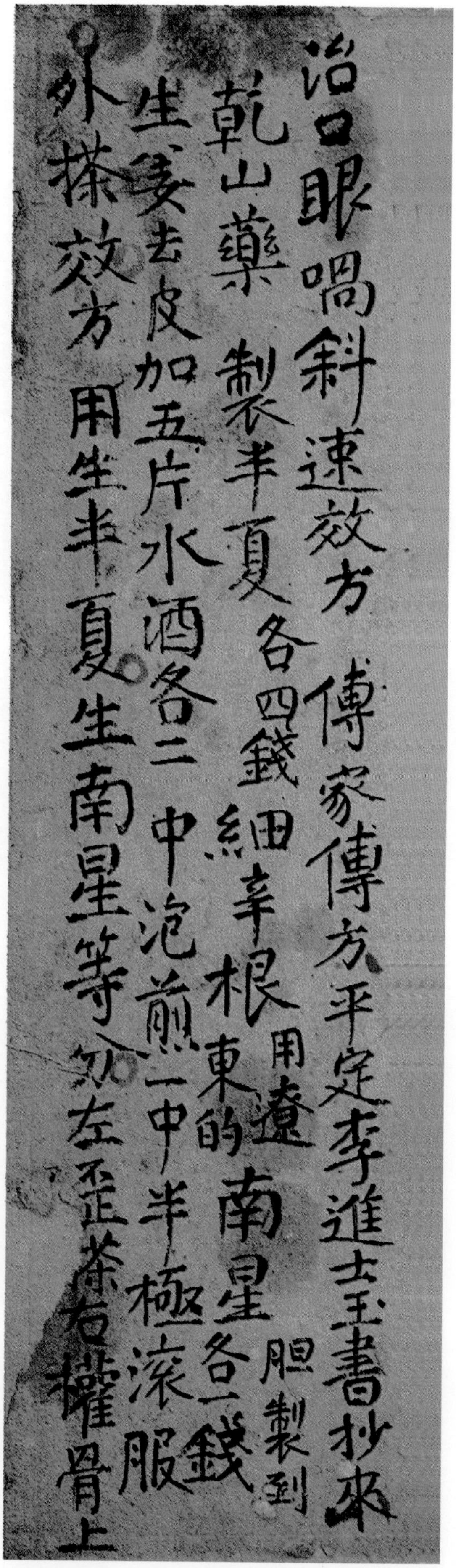
治口眼喎斜速效方 傅家傳方平定李進士玉書抄來
乾山藥製半夏各四錢細辛根用遼東的南星膽製到各一錢
生姜去皮加五片水酒各二中泡煎一中半極滾服
外搽效方用生半夏生南星等分左歪搽右顴骨上

傅家传方，平定李进士玉书抄来。

干山药、制半夏各四钱，细辛根（用辽东的）、南星胆（制到）各一钱，生姜（去皮）加五片，水、酒各二中，泡。煎一中半，极滚服。

外搽效方：用生半夏、生南星等分，左歪搽右颧骨上。

4. 消食胀肿气最效汤药方

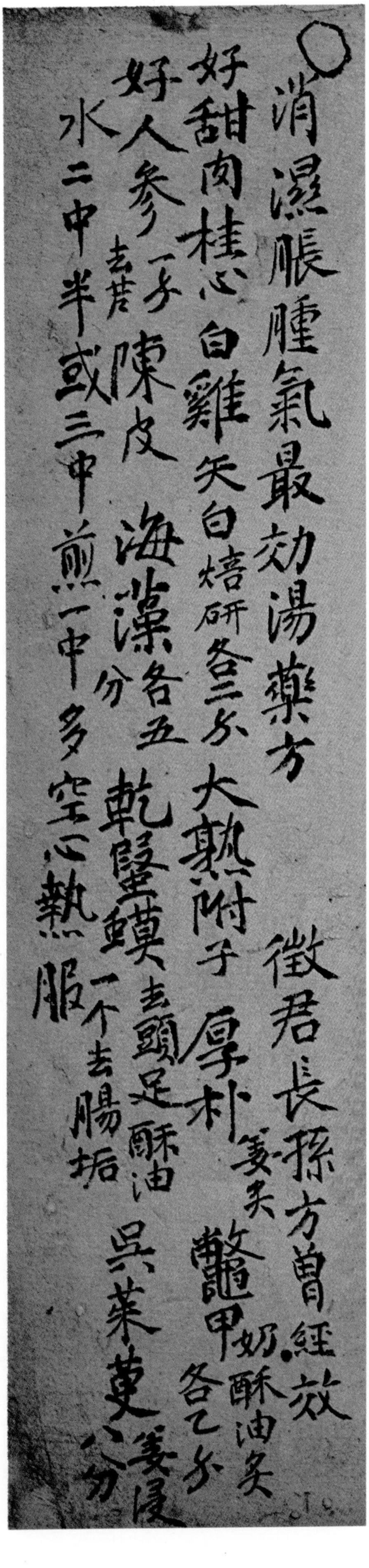

征君长孙方

曾经效好甜肉桂心、白鸡矢白（焙研）各二钱，大熟附子、厚朴（姜炙）、鳖甲奶（酥油炙）各乙钱，好人参（去芦）一钱，陈皮、海藻各五分，干蛤蟆（去头足酥油、肠垢）一个，吴茱萸（姜浸）八分，水二中半或三中，煎一中多，空心热服。

5. 临产易生效方

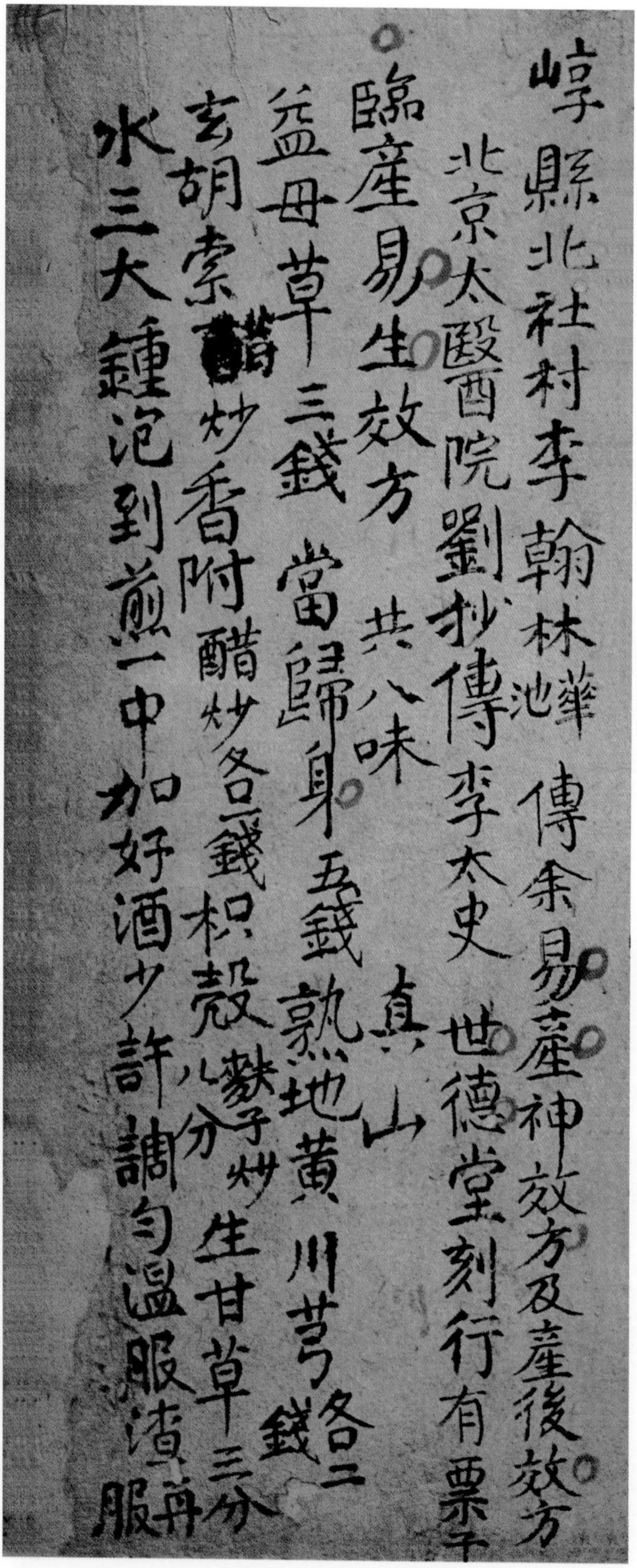

崞县北社村李翰林华池，传余易产神效方及产后效方。

北京太医院刘抄传李太史世德堂刻行有票子。

临产易生效方　共八味　真山

益母草三钱，当归身五钱，熟地黄、川芎各三钱，玄胡索（醋炒）、香附（醋炒）各一钱，枳壳（麸子炒）八分，生甘草三分，水三大钟，泡到，煎一中，加好酒少许，调匀温服，渣再服。

6. 治风湿癜风疥癣神方丸料

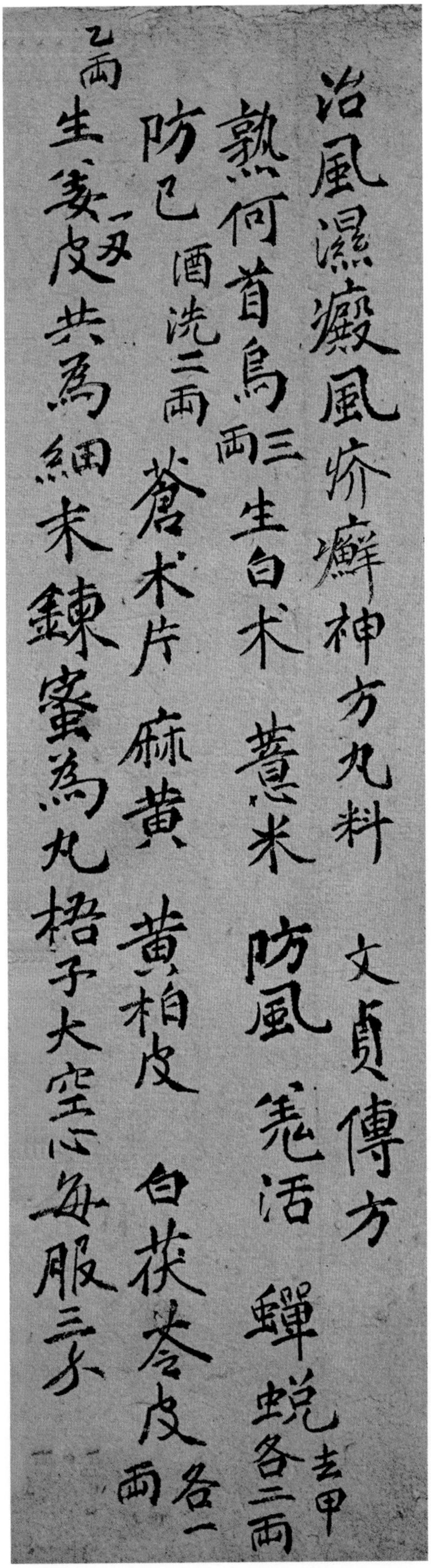
治風濕癜風疥癬神方丸料 文貞傳方
熟何首烏三兩 生白术 薏米 防風 羌活 蟬蜕去甲各二兩
防己酒洗二兩 蒼术片 麻黃 黃柏皮 白茯苓皮各一兩
生姜皮一兩 共為細末 鍊蜜為丸 梧子大 空心 每服三錢

文贞传方

熟何首乌三两，生白术、薏米、防风、羌活、蝉蜕（去甲）各二两，防已（酒洗）二两，苍术片、麻黄、黄柏皮、白茯苓皮各一两，生姜皮一两，共为细末，炼蜜为丸，梧子大，空心，每服三钱。

7. 停食胁痛方

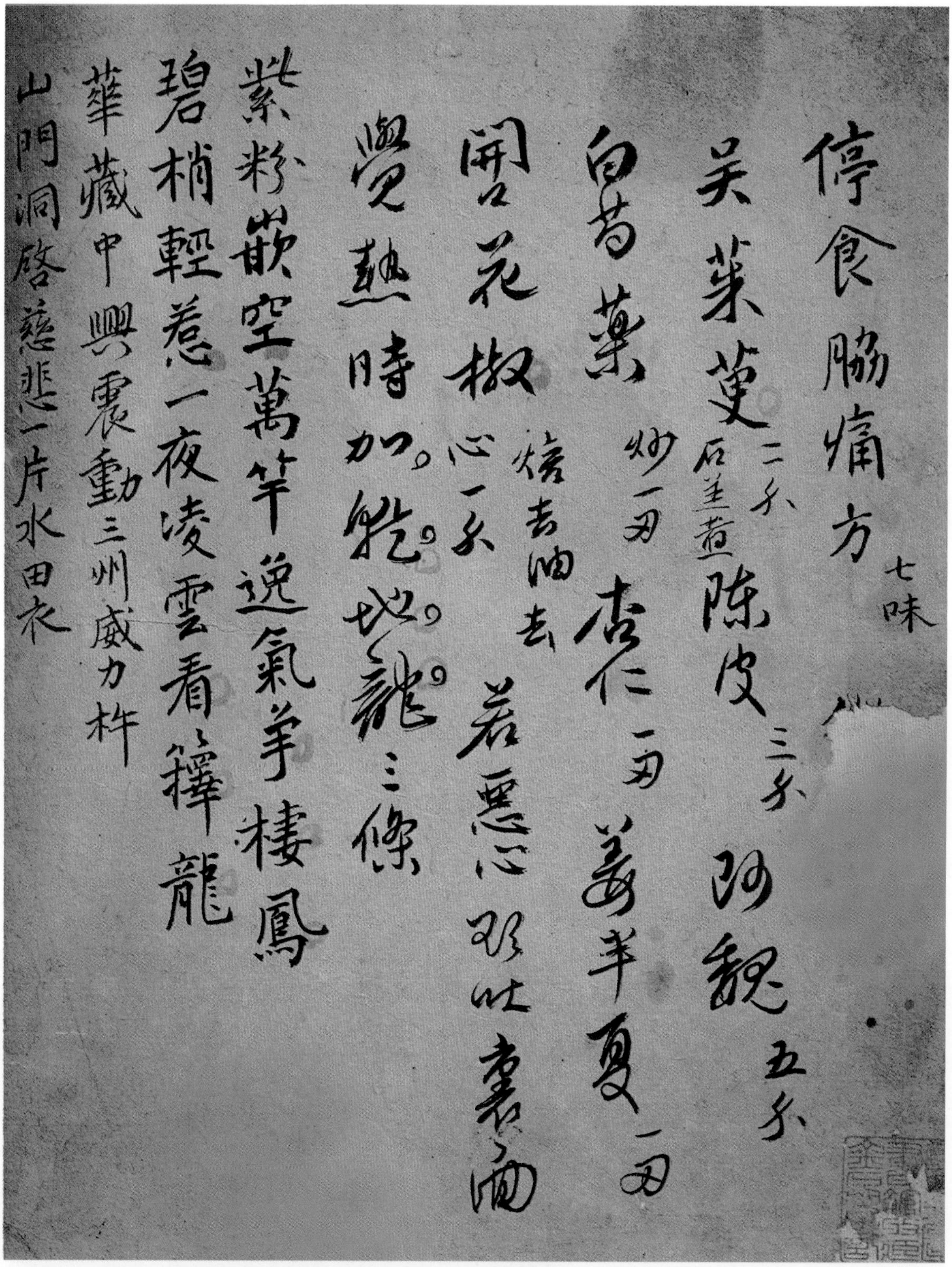

停食胁痛方七味。吴茱萸（石膏煮）二钱，陈皮三钱，阿魏五钱，白芍药（炒）一两，杏仁一两，姜半夏一两，开口花椒（焙去油去心）一两。若恶心欲吐，裹面觉热时，加干地龙三条。

8. 理一切气鼓肿胀神效方

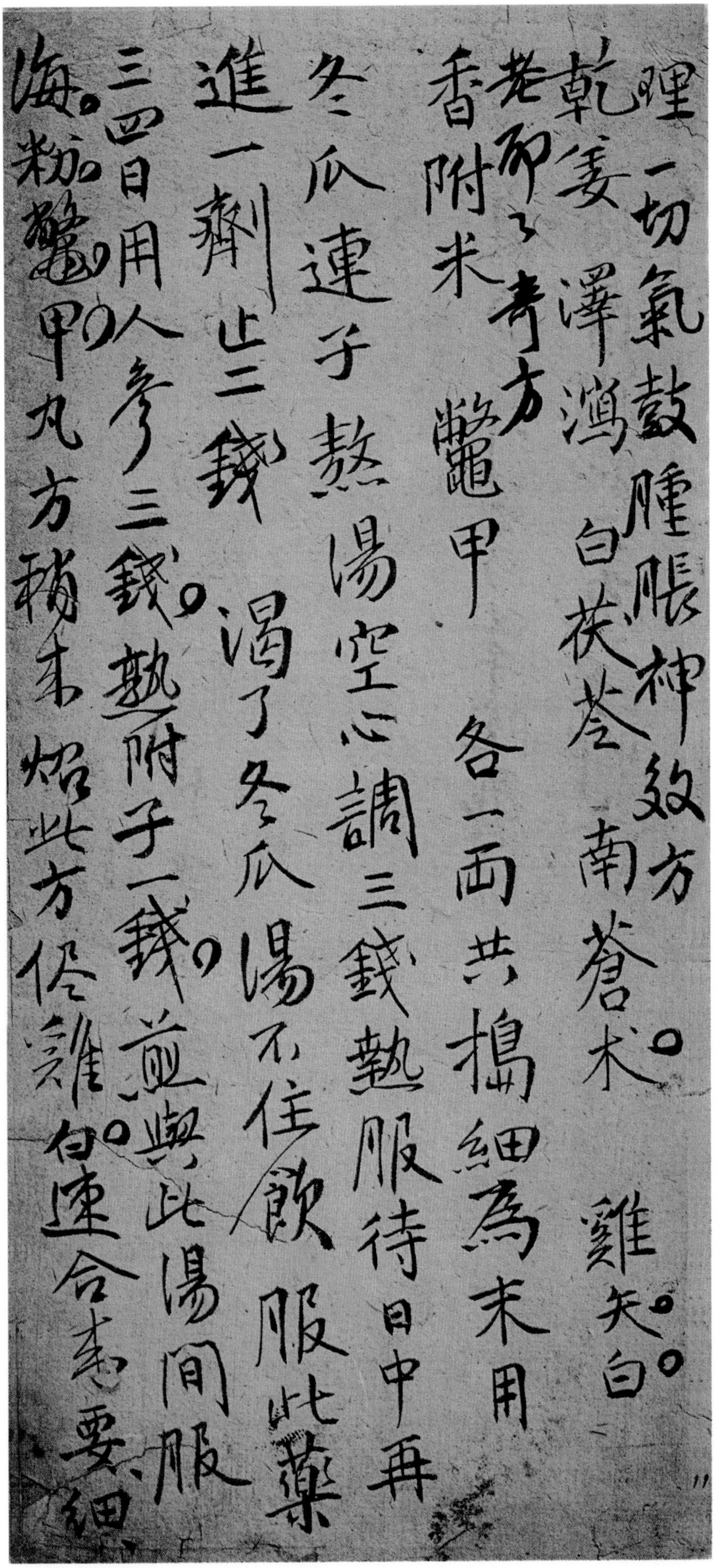

干姜、泽泻、白茯苓、南苍术、鸡矢白、香附米、鳖甲各一两，捣细为末。用冬瓜、连子熬汤，空心调三钱，热服，待日中再进一剂，止二钱。

渴了冬瓜汤不住饮，服此药三四日，用人参三钱，熟附子一钱，煎与此汤间服。海粉鳖甲丸方，稍成，焗此方侭鸡白，速合枣，要细。

9. 新庄施感寒咳嗽方

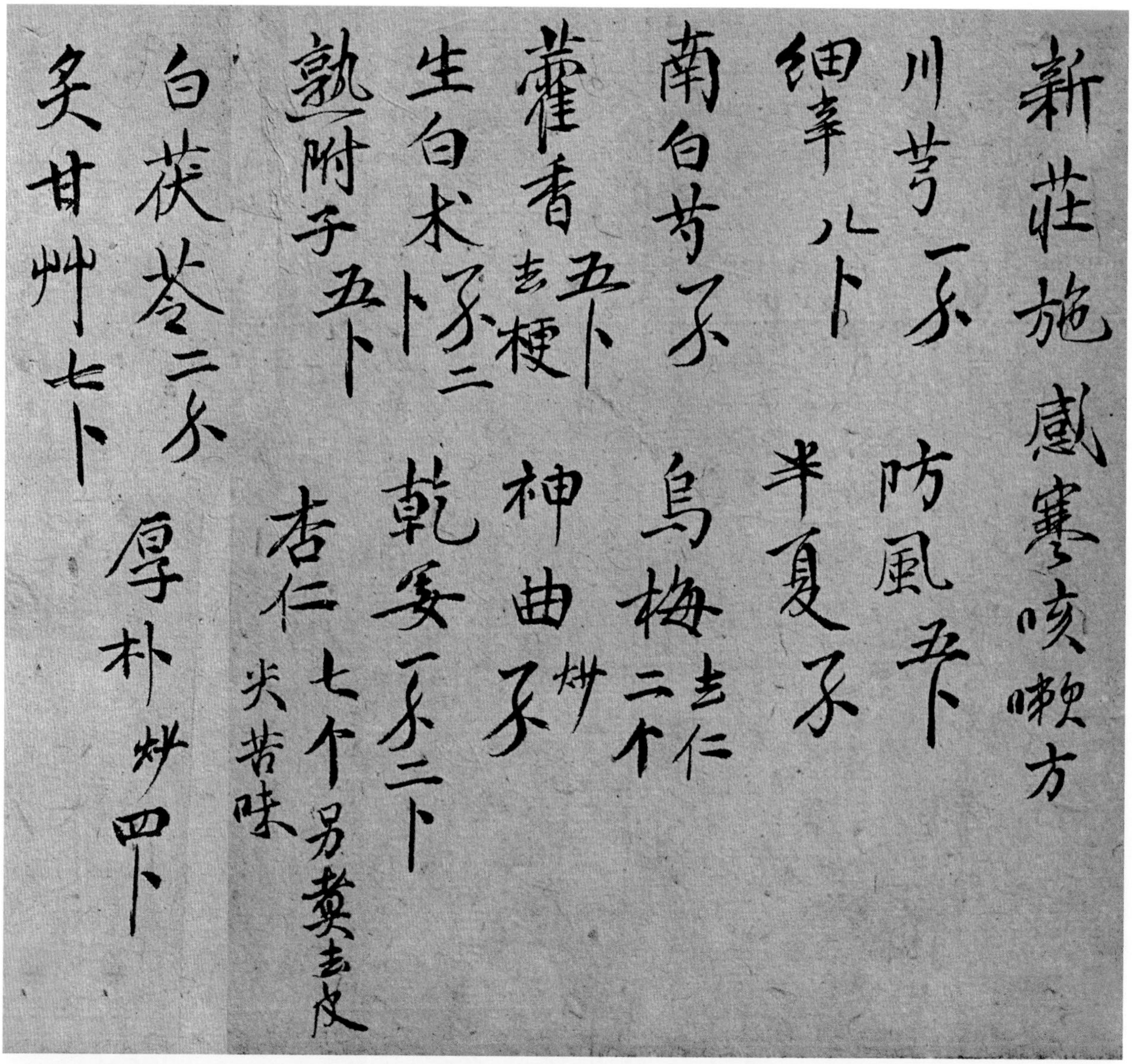

川芎一钱，防风五分，细辛八分，半夏一钱，南白芍一钱，乌梅（去仁）二个，藿香（去梗）五分，神曲（炒）一钱，生白术一钱二分，干姜一钱二分，熟附子五分，杏仁（另煮去皮尖苦味）七个。白茯苓二钱，厚朴（炒）四分，炙甘草七分。

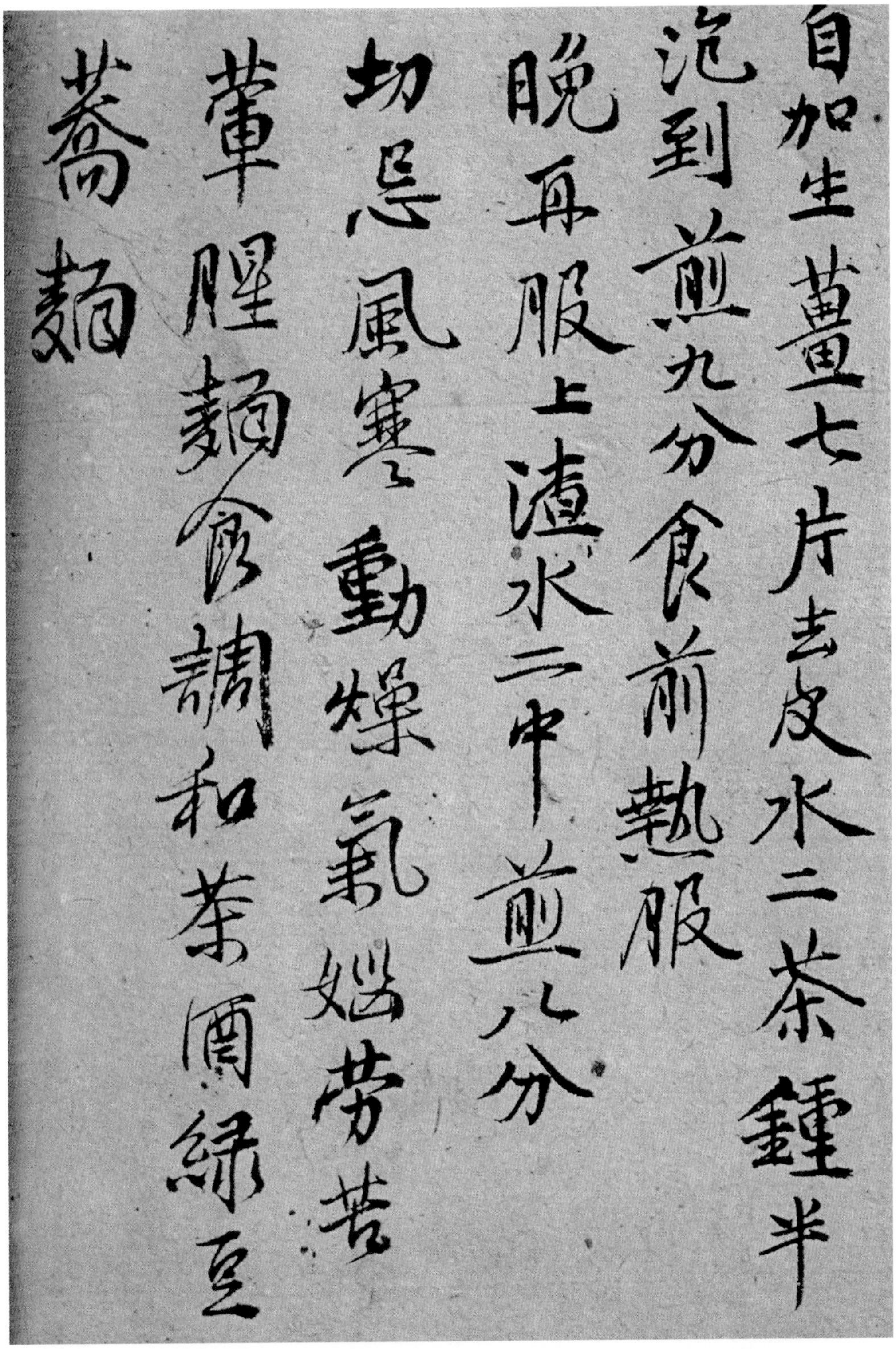
自加生薑七片去皮水二茶鍾半泡到煎九分食前熱服晚再服上渣水二中煎八分切忌風寒動燥氣惱勞苦葷腥麵食調和茶酒綠豆蕎麵

自加生姜七片，去皮，水二茶钟半泡到，煎九分，食前热服。晚再服，上渣水二中煎八分。切忌风寒动燥气恼劳苦，荤腥面食调和茶、酒、绿豆、荞面。

10. 治妊妇有胎痫方

可用愈久更妙。先将白鸽蛋入竹筒内，封固于腊月内下厕中浸之，正月出之，十□（味）共为末。用白鸽蛋清子和丸，麻子大，金箔衣阴干封贮。

如妊妇有胎痫者，加飞过青黛一两，蝎梢三分。干山药二两，薏苡仁三两，人中黄一两，腊月干兔头（烧存性）一具，益母膏、山茱萸二两，天竺黄一两，钩藤钩一两，细辛五钱，丹砂一两，明雄一两，川芎二两，当归二两。

此症即令妊妇从八九月服起，每日用芎归汤下八十丸，预防小儿六日、八日、十二日、一月内风痫诸症，若有人家惯病，加腊月兔脑子三两更好。

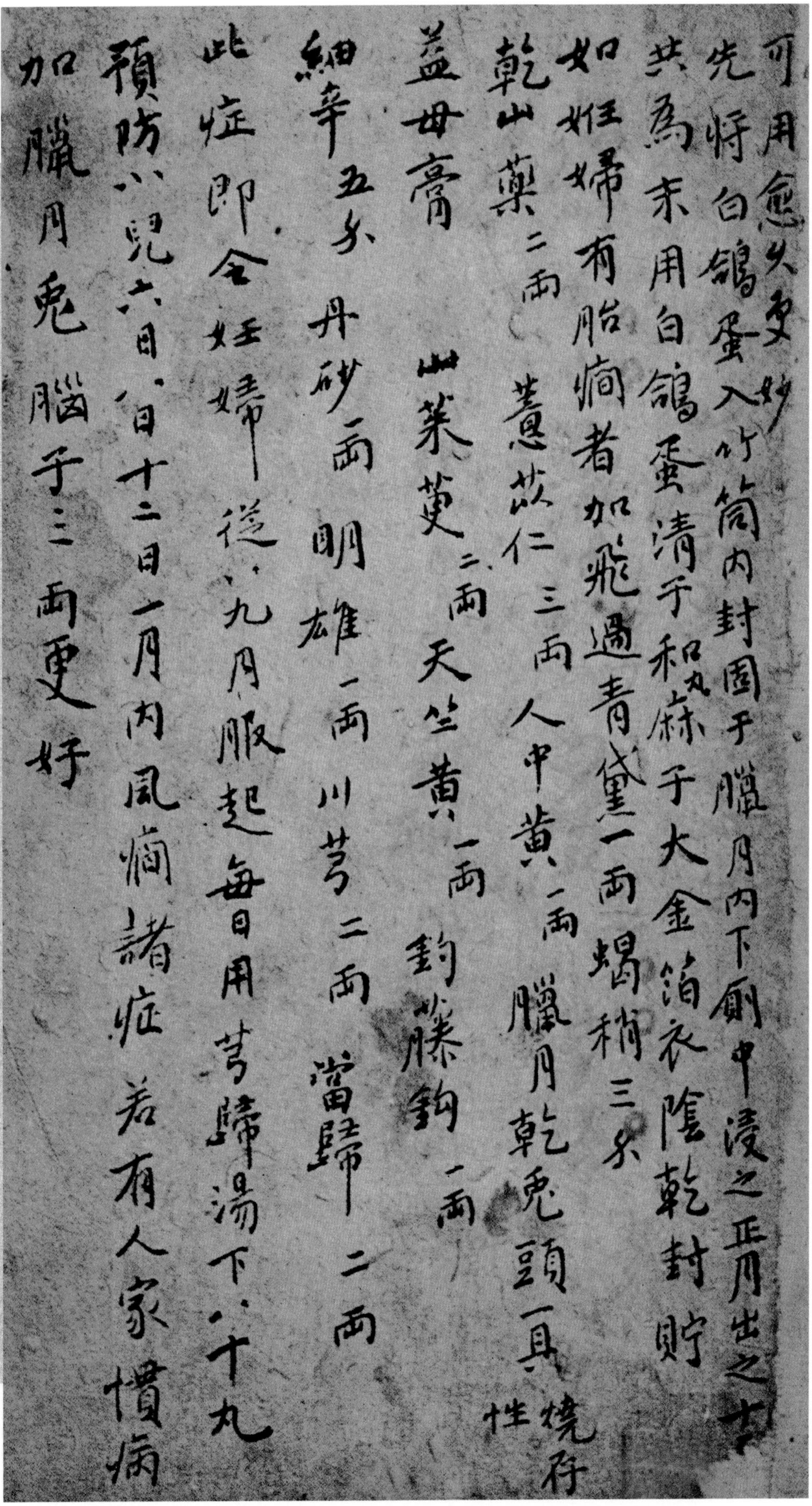

可用愈久愈妙
先將白鴿蛋入竹筒内封固于臘月内下廁中浸之正月出之十
共為末用白鴿蛋清于和丸麻子大金箔衣陰乾封貯
如妊婦有胎癎者加飛過青黛一兩蝎稍三分
乾山藥二兩　薏苡仁三兩　人中黄一兩　臘月乾兎頭一具燒存性
益母膏　山茱萸二兩　天竺黄一兩　鈎藤鈎一兩
細辛五分　丹砂一兩　明雄一兩　川芎二兩　當歸二兩
此症即令妊婦從八九月服起每日用芎歸湯下八十丸
預防小兒六日自十二日一月内風癎諸症　若有人家慣病
加臘月兎腦子三兩更好

11. 神灯焰薰药纸捻方奇效

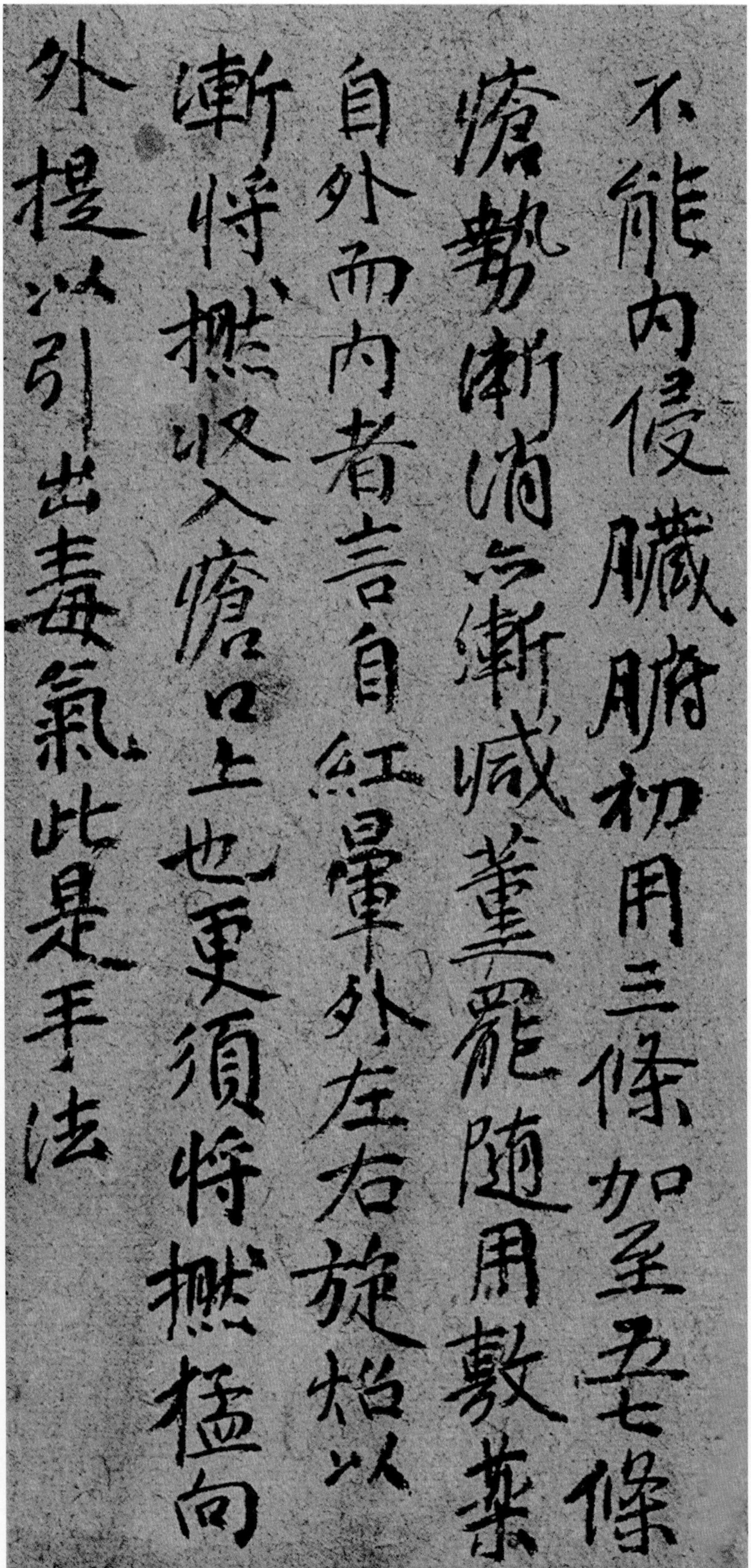

不能内侵臟腑初用三條加至五七條
瘡勢漸消亦漸減薫罷隨用敷藥
自外而内者言自紅暈外左右旋焰以
漸將撚收入瘡口上也更須將撚猛向
外提以引出毒氣此是手法

雄黄、朱黄、血竭、没药各一钱，麝香二分，右五味研细末，绵纸为捻，约长尺许，每捻入药三分，真麻油润灼，离疮半寸，自外而内周围徐徐焰熏之。火头上出药气内入，疮毒随气解散，不能内侵脏腑。初用三条，加至五七条，疮势渐消亦渐减，熏罢随用敷药。

自外而内者，言自红晕外左右旋焰，以渐将捻收入疮口上也，更须将捻猛向外提，以引出毒气，此是手法。

神燈焰薰藥紙撚方奇效
雄黃、硃黃、血竭、没藥各一錢
麝香二分右五味研細末綿紙為撚
約長尺許每撚入藥三分真麻油潤灼
離瘡半寸自外而内周圍徐徐焰薰之
火頭上出藥氣内入瘡毒隨氣解散

12. 洗漆疮热毒药味

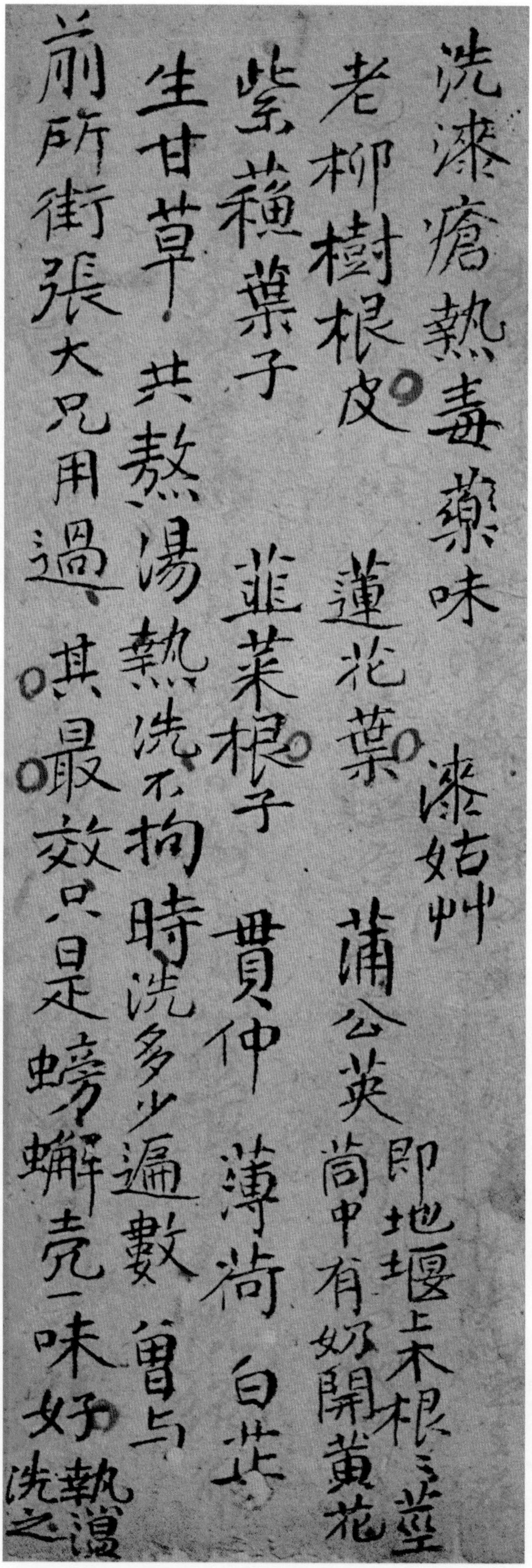
洗漆瘡熱毒藥味
老柳樹根皮○ 蓮花葉○ 漆姑艸 蒲公英 即地堰上木根ミ莖筒中有奶開黃花
紫蘓葉子 韭菜根子○ 貫仲 薄荷 白芷
生甘草 共熬湯熱洗不拘時洗多少遍數 曾与
前所街張大兄用過○ 其最效○只是螃蟹殼一味好 熱溫洗之

老柳树皮、莲花叶、漆姑草、蒲公英（即地堰上木根，根茎筒中有奶开黄花）、紫苏叶子、韭菜根子、贯仲、薄荷、白芷、生甘草，共熬汤，热洗不拘时，洗多少遍数。曾与前所街张大兄用过，其最效，只是螃蟹壳一味好，热温洗之。

13. 家传治积滞红痢神效方

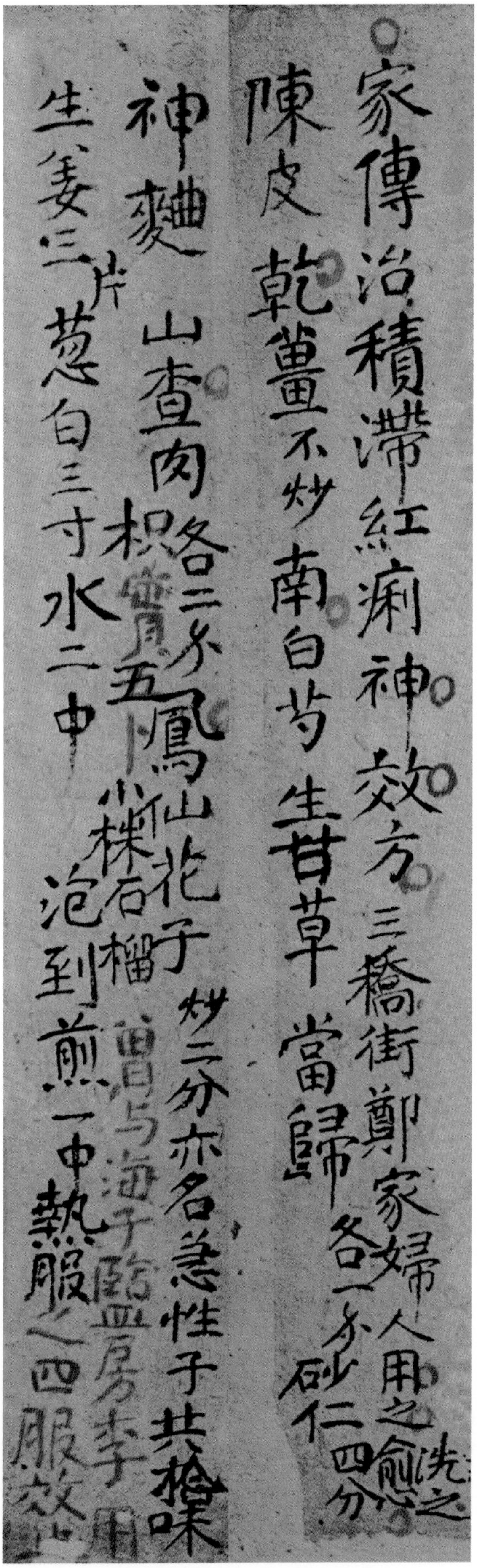

三桥街郑家妇人用之愈。

陈皮、干姜（不炒）、南白芍、生甘草、当归各一钱，砂仁四分，神曲、山楂肉各二分，枳实五分，凤仙花子（亦名急性子）炒二分，小株石榴，共十味。生姜三片，葱白三寸，水二中，泡到，煎熬一中，热服。曾与海子监房李用之，四服效验。

14. 治疔疮拔毒消肿神效方

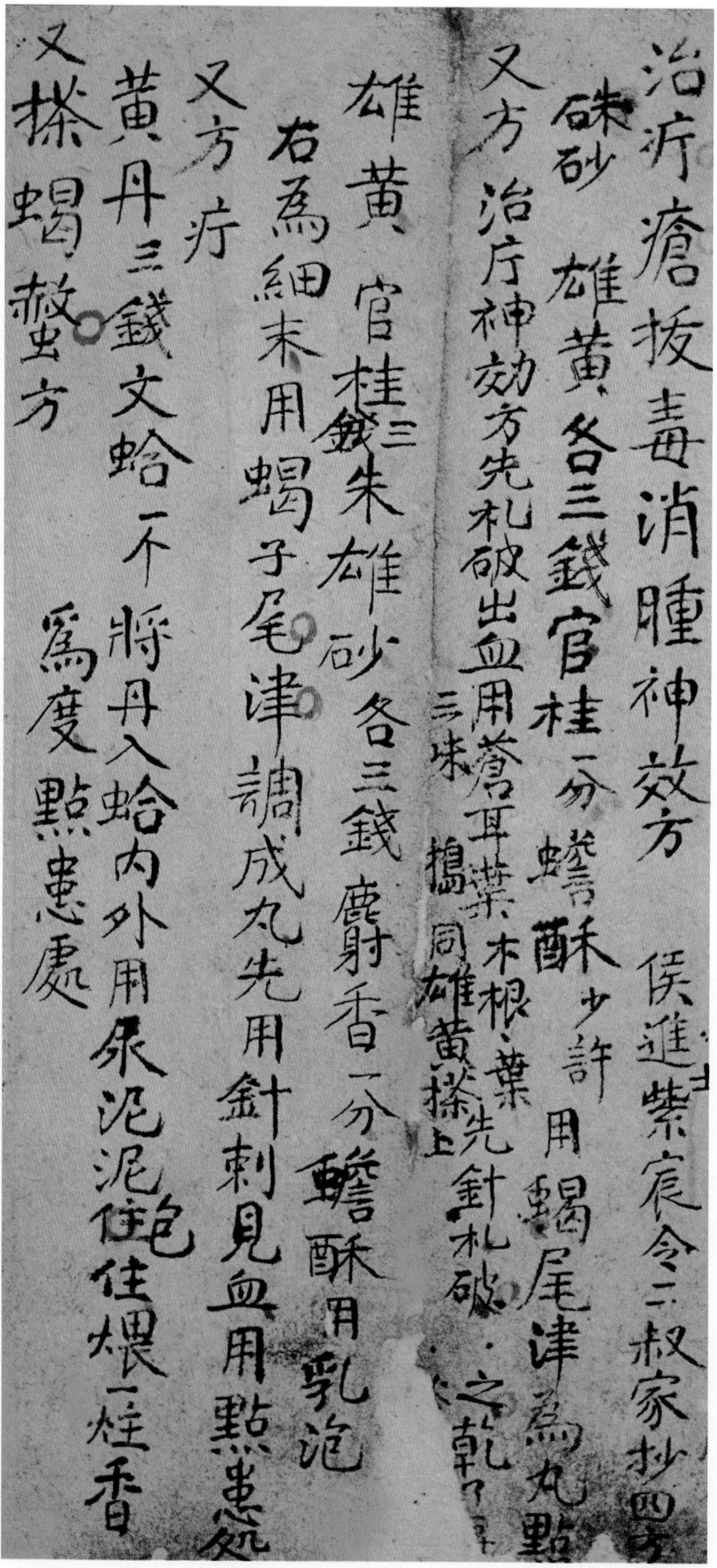

侯进士紫宸令二叔家抄四方。

朱砂、雄黄各三钱，官桂一分，蟾酥少许，用蝎尾津为丸点之。干了再搽。

又方治疔神效方

先扎破出血，用苍耳叶、木根根叶、同雄黄三味，捣，先针扎破，搽上。

雄黄、官桂三钱，朱雄砂，各三钱，麝香一分，蟾酥（用乳泡）。右为细末，用蝎子尾津，调成丸，先用针刺见血，用点患处。

又方 疔

黄丹三钱，文蛤一个，将丹入蛤内，外用尿泥泥包住，煨一炷香为度，点患处。

15. 又搽蝎螫方

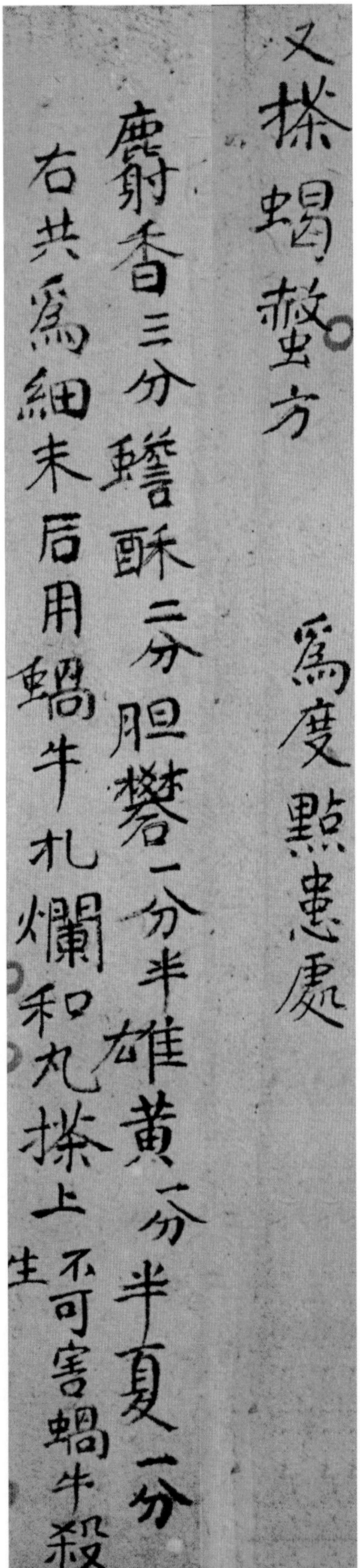
又搽蝎螫方　爲度點患處
麝香三分蟾酥三分胆礬一分半雄黄一分半夏一分
右共爲細末后用蝸牛扎爛和丸搽上不可害蝸牛殺生

麝香三分，蟾酥三分，胆矾一分半，雄黄一分，半夏一分。右共为细末，后用蜗牛扎烂和丸搽上（不可害蜗牛杀生）。

16. 产后消瘀神效方

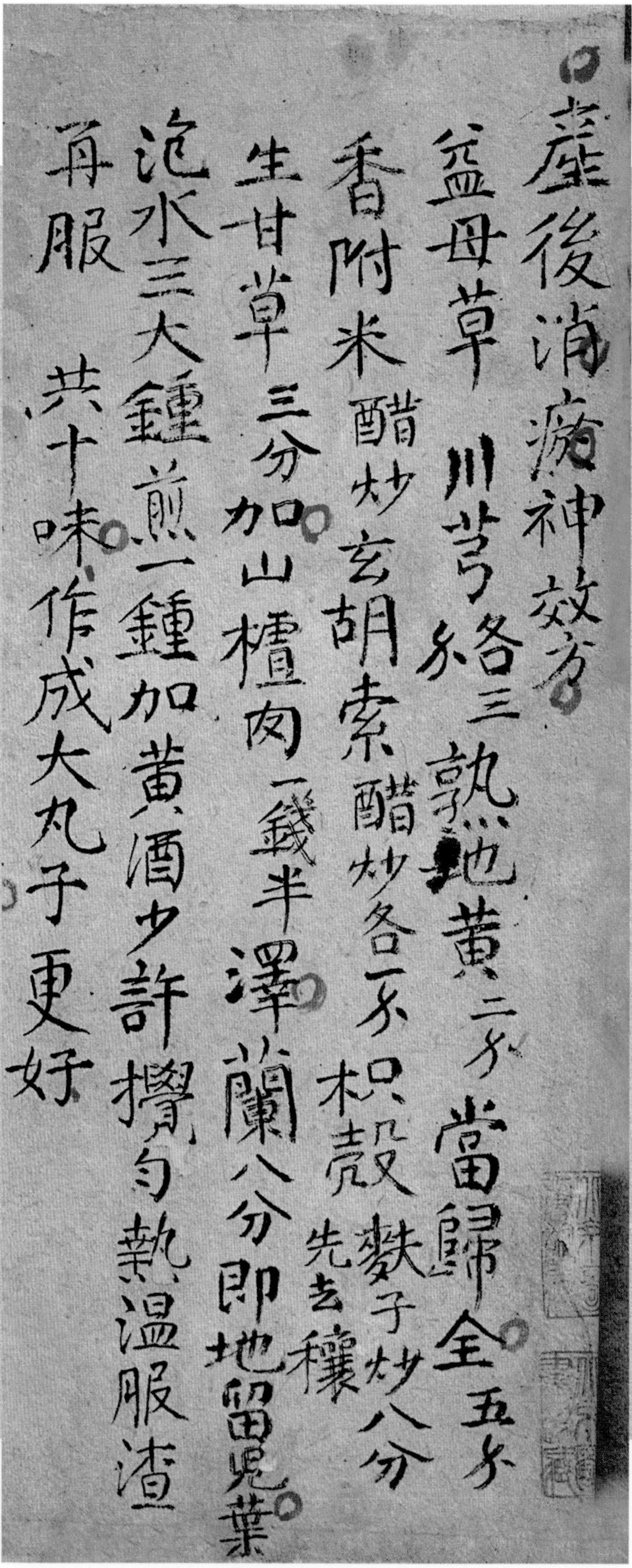
産後消瘀神效方
益母草 川芎各三錢 熟地黃二錢 當歸全五錢
香附米醋炒 玄胡索醋炒各一錢 枳殼麩子炒八分 先去穰
生甘草三分 加山楂肉一錢半 澤蘭八分 即地留兒葉
泡水三大鍾 煎一鍾 加黃酒少許 攪勻 熱温服 渣
再服 共十味 作成大丸子更好

益母草、川芎各三钱，熟地黄二钱，当归（全）五钱，香附米（醋炒）、玄胡索（醋炒）各一钱，枳壳（麸子炒，先去瓤）八分，生甘草三分，加山楂肉一钱半，泽兰八分，即地留（瓜）儿叶。泡水三大钟，煎一钟，加黄酒少许，搅匀，热温服，渣再服。共十味，作成大丸子更好。

17. 止梦遗失

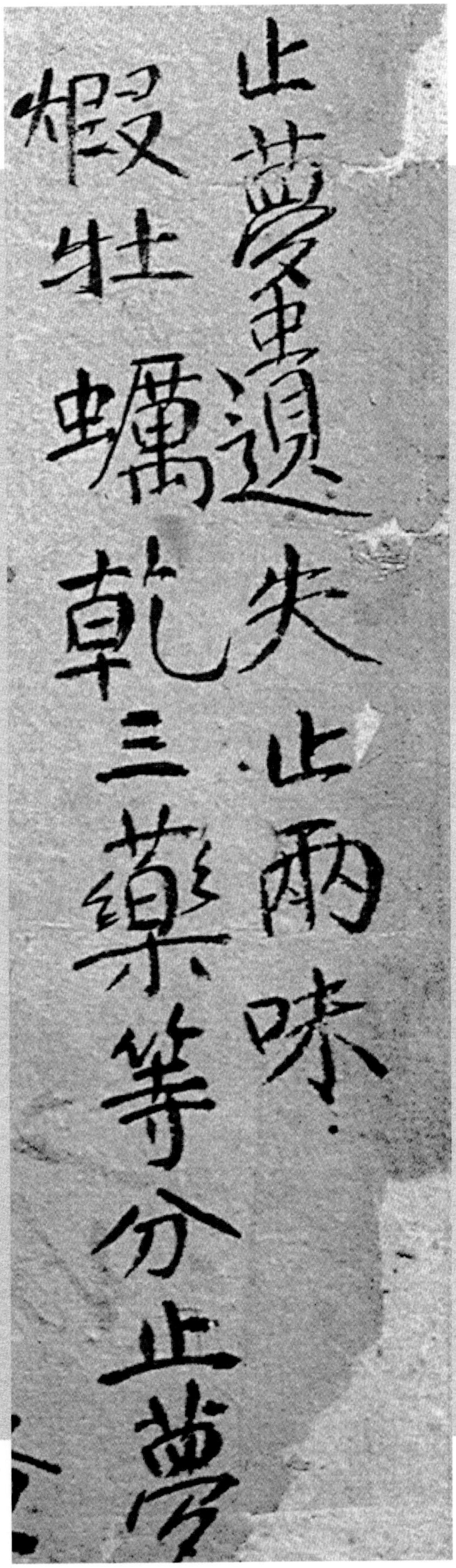

止两味，煅牡蛎、干三药等分，止梦。

18. 治赤痢初得神效汤

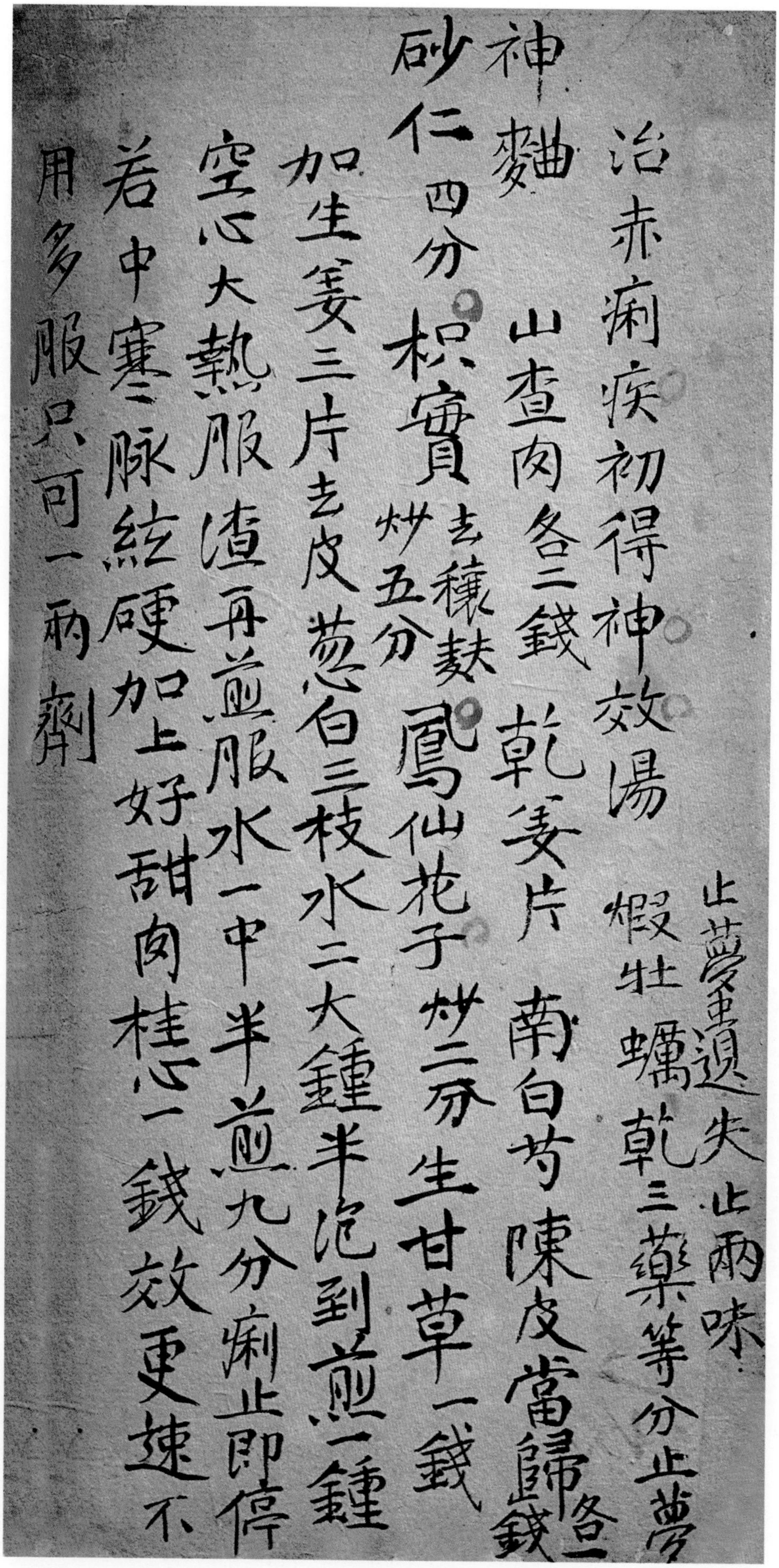
止夢遺失止兩味
煅牡蠣乾三藥等分止夢
治赤痢疾初得神效湯
神麯 山查肉各三錢 乾姜片 南白芍 陳皮 當歸各一錢
砂仁四分 枳實去穰麸炒五分 鳳仙花子炒二分 生甘草一錢
加生姜三片去皮 葱白三枝 水二大鍾半 泡到 煎一鍾
空心大熱服 渣再煎服 水一中半 煎九分 痢止即停
若中寒脉絃硬 加上好甜肉桂心一錢 效更速 不
用多服 只可一兩劑

神曲、山查肉各三钱，干姜片、南白芍、陈皮、当归各一钱，砂仁四分，枳实（去瓤麸炒）五分，凤仙花子（炒）二分，生甘草一钱，加生姜（去皮）三片，葱白三枝，水二大钟半，泡到，煎一钟，空心大热服。渣再煎服，水一中半，煎九分。痢止即停。若中寒脉弦硬，加上好甜肉桂心一钱，效更速，不用多服，只可一两剂。

19. 家传治痢神效方

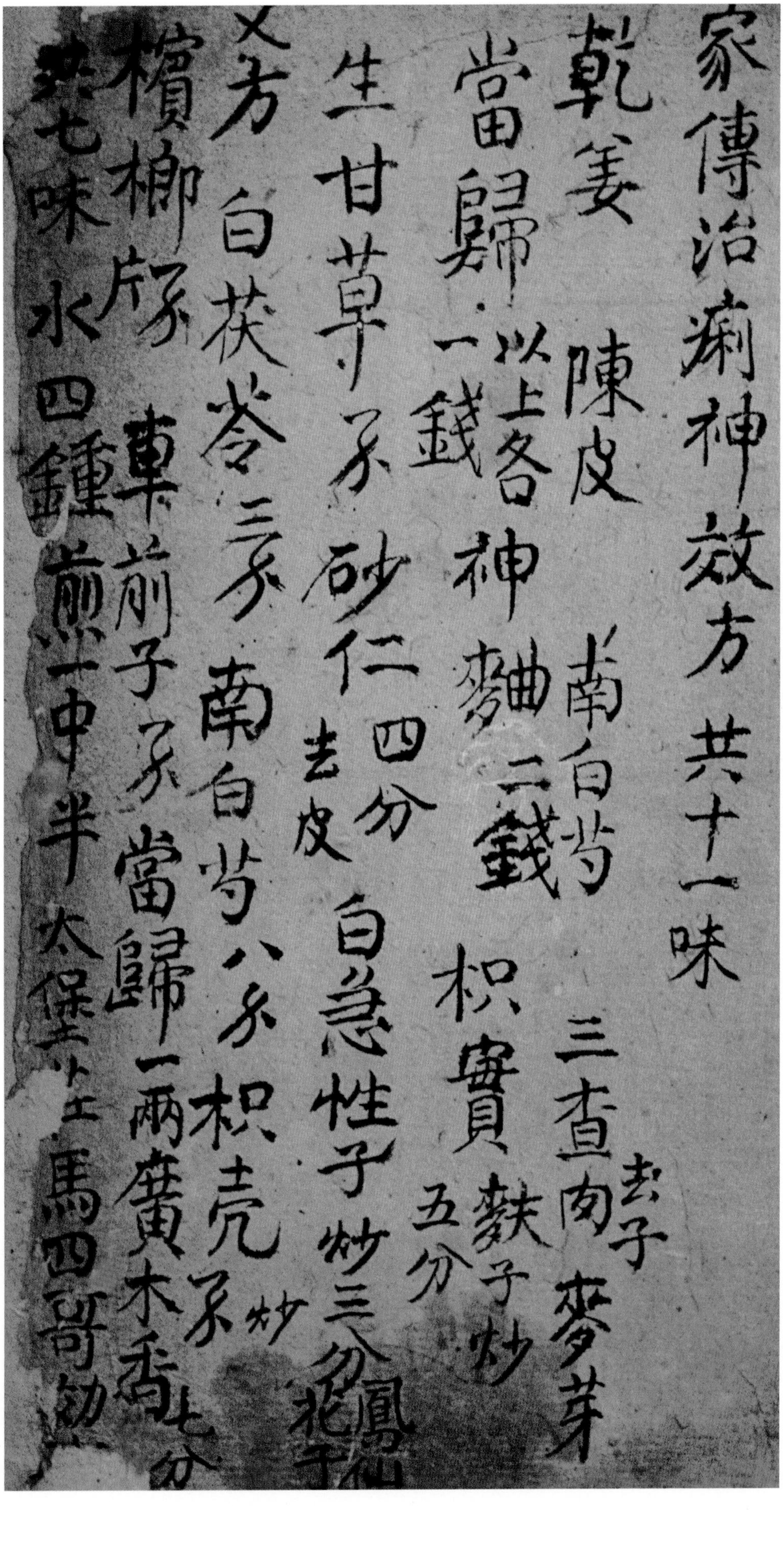

家傳治痢神效方 共十一味
乾姜 陳皮 南白芍 三查肉去子 麥芽
當歸 以上各一錢 神麯二錢 枳實麸子炒五分
生甘草一錢 砂仁去皮四分 白急性子鳳仙花子炒三分
又方 白茯苓三錢 南白芍八錢 枳殼炒一錢
檳榔片一錢 車前子一錢 當歸一兩 廣木香七分
共七味 水四鍾煎一中半 太堡庄馬四哥效方

共十一味炒：干姜、陈皮、南白芍、三查肉（去子）、麦芽、当归，以上各一钱，神曲二钱，枳实（麸子炒）五分，生甘草一钱，砂仁（去皮）四分，白急性子（凤仙花子，炒）三分。

又方：白茯苓三钱，南白芍八钱，枳壳（炒）一钱，槟榔片一钱，车前子一钱，当归一两，广木香七分。共七味，水四钟煎一中半。太堡庄马四哥效方。

20. 专治产后有瘀滞未尽恶漏作害腹痛方

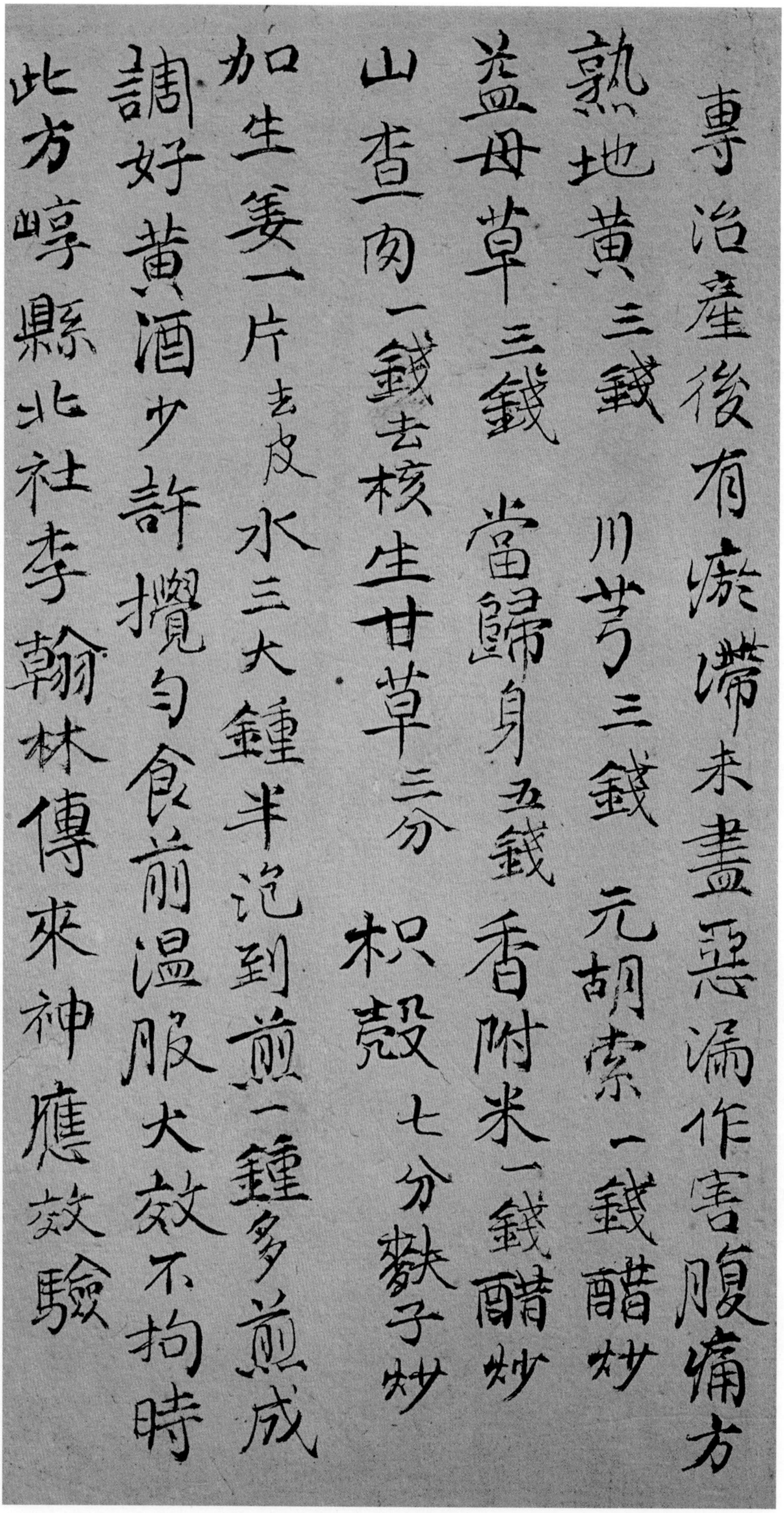
專治產後有瘀滯未盡惡漏作害腹痛方
熟地黃三錢 川芎三錢 元胡索一錢醋炒
益母草三錢 當歸身五錢 香附米一錢醋炒
山查肉一錢去核 生甘草三分 枳殼七分麩子炒
加生薑一片去皮 水三大鍾半泡到煎一鍾多煎成
調好黃酒少許攪勻食前溫服大效不拘時
此方崞縣北社李翰林傳來神應效驗

熟地黄三钱，川芎三钱，元胡索（醋炒）一钱，益母草三钱，当归身五钱，香附米（醋炒）一钱，山查（楂）肉（去核）一钱，生甘草三分，枳壳（麸子炒）七分，加生姜（去皮）一片，水三大钟半，泡到，煎一钟多，煎成调好黄酒少许搅匀，食前温服大效，不拘时。此方崞县北社李翰林传来，神应效验。

21. 临产最效方

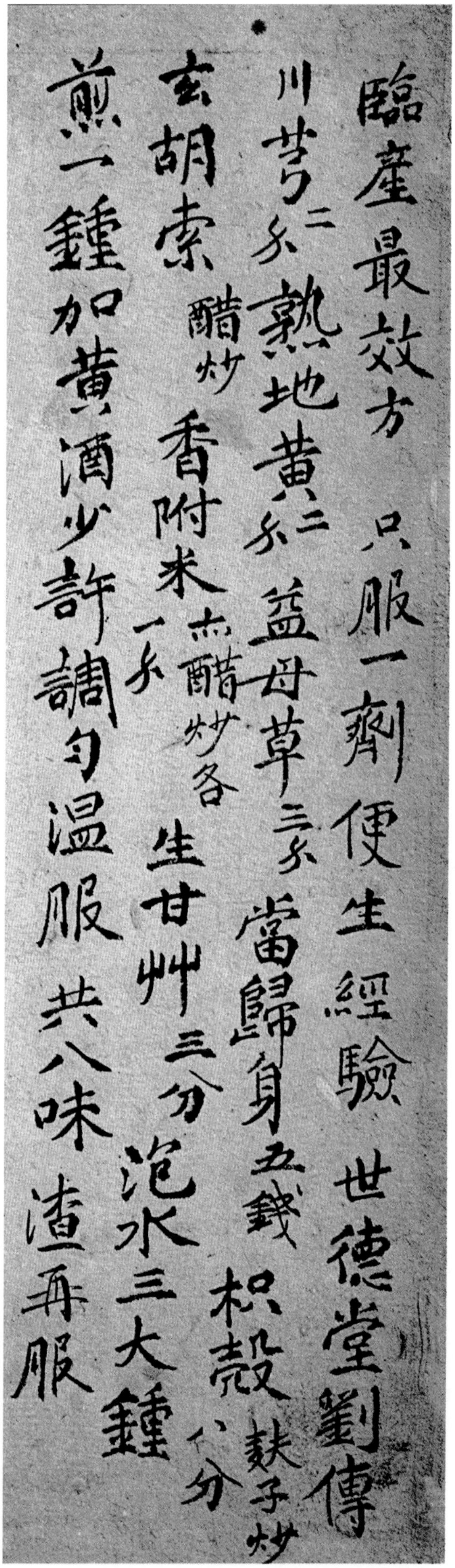
臨產最效方 只服一劑便生經驗 世德堂劉傳
川芎二錢 熟地黄二錢 益母草三錢 當歸身五錢 枳殼八分麸子炒
玄胡索醋炒 香附米一錢亦醋炒各 生甘艸三分 泡水三大鍾
煎一鍾加黄酒少許調勻溫服 共八味 渣再服

只服一剂便生，经验。世德堂刘传。

川芎二钱，熟地黄两钱，益母草三钱，当归身五钱，枳壳（麸子炒）八分，玄胡索（醋炒）、香附米（亦醋炒）各一钱，生甘草三分，泡，水三大钟，煎一钟，加黄酒少许，调匀温服。共八味，渣再服。

22. 产后最效方汤药

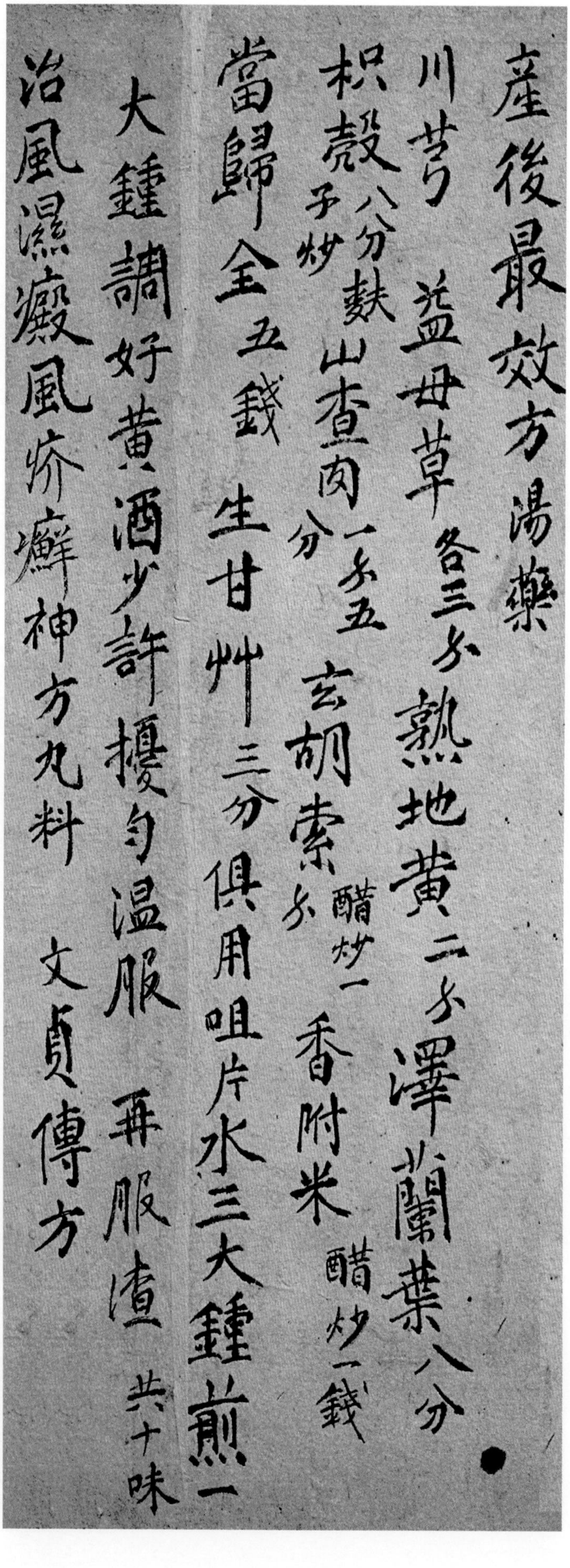
產後最效方湯藥
川芎 益母草各三錢 熟地黃二錢 澤蘭葉八分
枳殼八分麸子炒 山查肉一錢五分 玄胡索醋炒一錢 香附米醋炒一錢
當歸全五錢 生甘草三分 俱用咀片水三大鍾煎一
大鍾調好黃酒少許攪匀温服 再服渣 共十味
治風濕癱風疥癬神方丸料 文貞傅方

川芎、益母草各三钱，熟地黄二钱，泽兰叶八分，枳壳（麸子炒）八分，山查肉一钱五分，玄胡索（醋炒）一钱，香附米（醋炒）一钱，当归（全）五钱，生甘草三分，俱用咀片。水三大钟煎一大钟。调好黄酒少许，扰匀温服。再服渣。共十味。

23. 治漏疮方

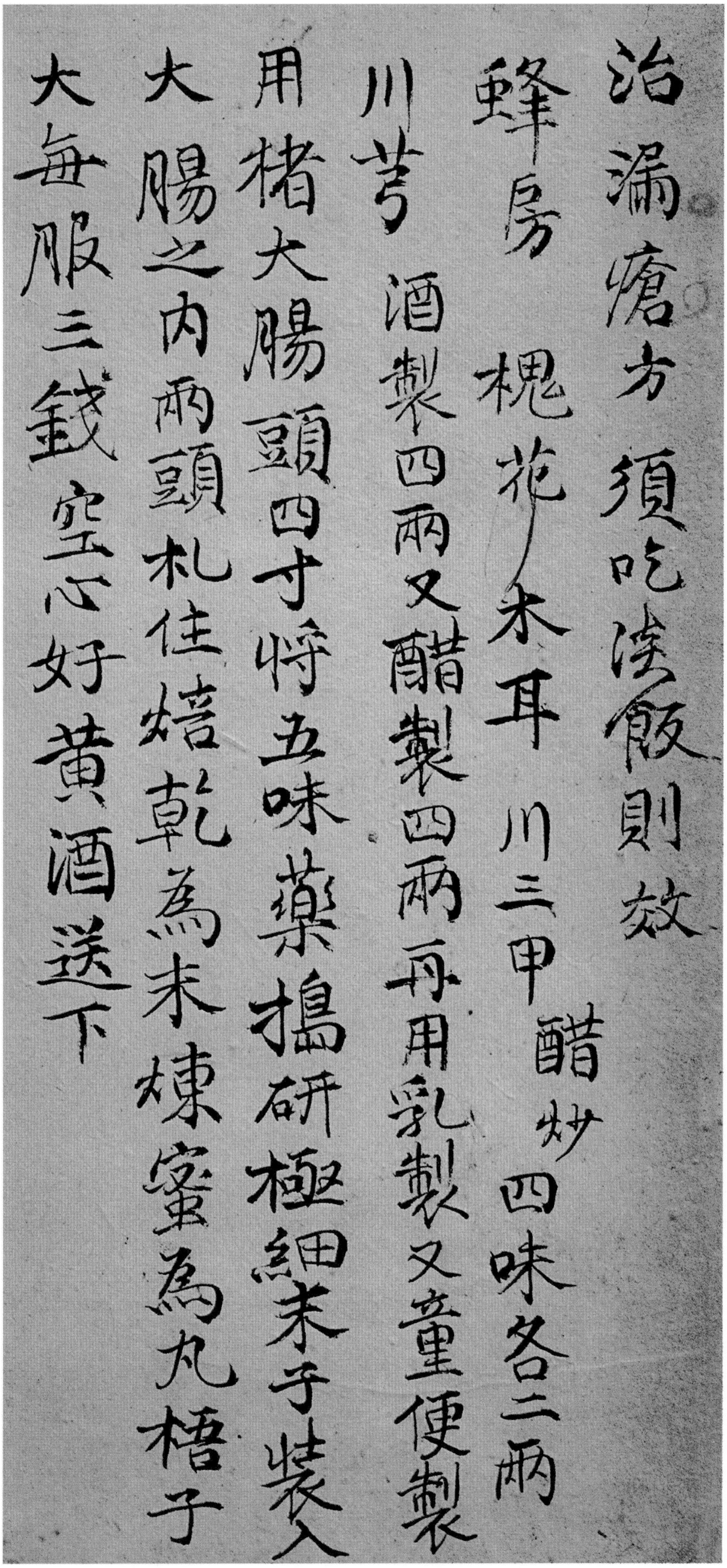
治漏瘡方　須吃淡飯則效
蜂房　槐花　木耳　川三甲　醋炒　四味各二兩
川芎　酒製四兩又醋製四兩再用乳製又童便製
用猪大腸頭四寸將五味藥擣研極細末子裝入
大腸之内兩頭札住焙乾為末煉蜜為丸梧子
大每服三錢空心好黄酒送下

须吃淡饭则效。

蜂房、槐花、木耳、川三甲（醋炒），四味各二两。川芎（酒制）四两，又醋制四两，再用乳制，又童便制。用猪大肠头四寸，将五味药捣研极细末子，装入大肠之内，两头札住，焙干为末，炼蜜为丸，梧子大，每服三钱，空心，好黄酒送下。

24. 治眼三方

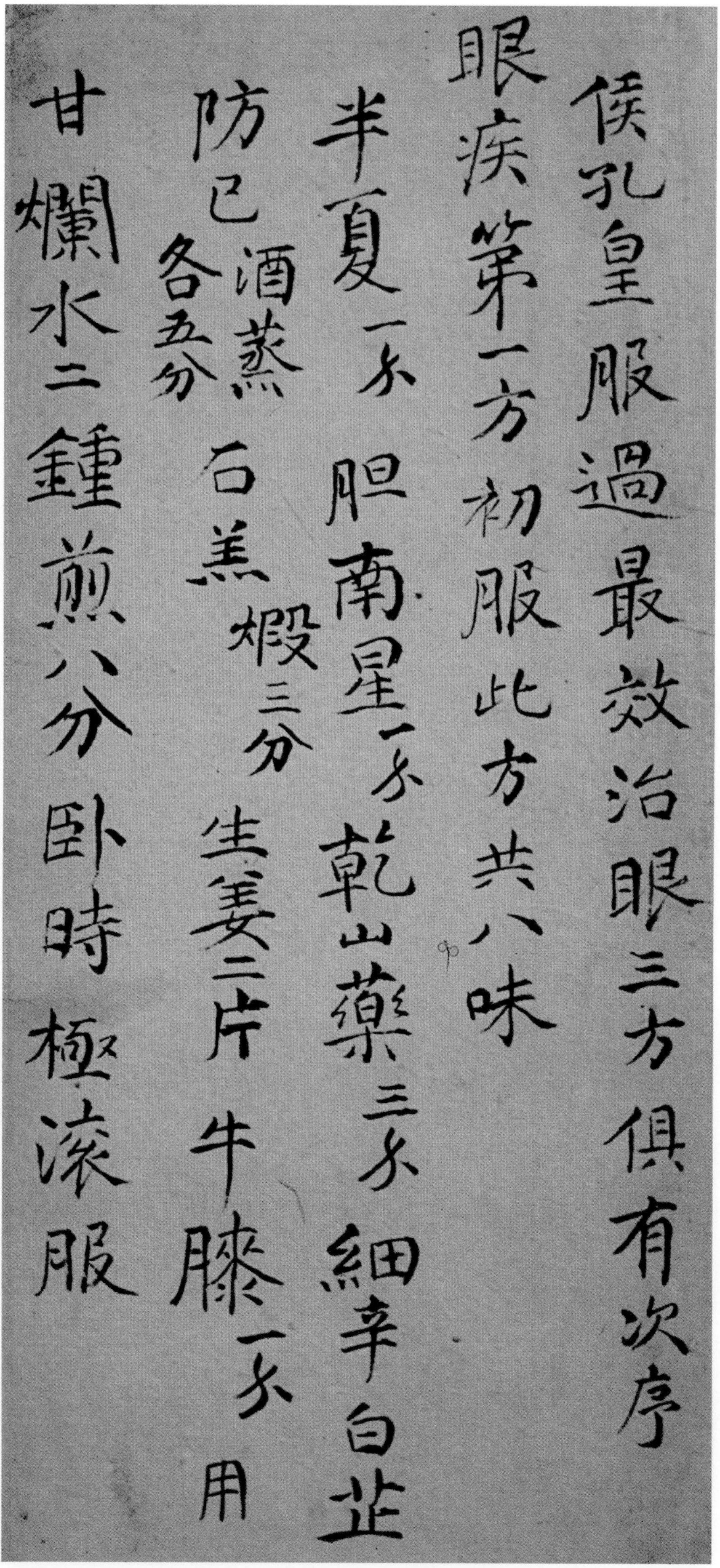

侯孔皇服過最效治眼三方俱有次序
眼疾第一方初服此方共八味
半夏一钱 胆南星一钱 乾山藥三钱 細辛 白芷
防已酒蒸各五分 石羔煅三分 生姜二片 牛膝一钱 用
甘爛水二鍾煎八分卧時極滚服

侯孔皇服过最效，治眼三方，俱有次序。

眼疾第一方，初服此方。共八味。半夏一钱，胆南星一钱，干山药三钱，细辛、白芷、防己（酒蒸）各五分，石羔（煅）三分，生姜二片，牛膝一钱。用甘澜水二钟，煎八分，卧时极滚服。

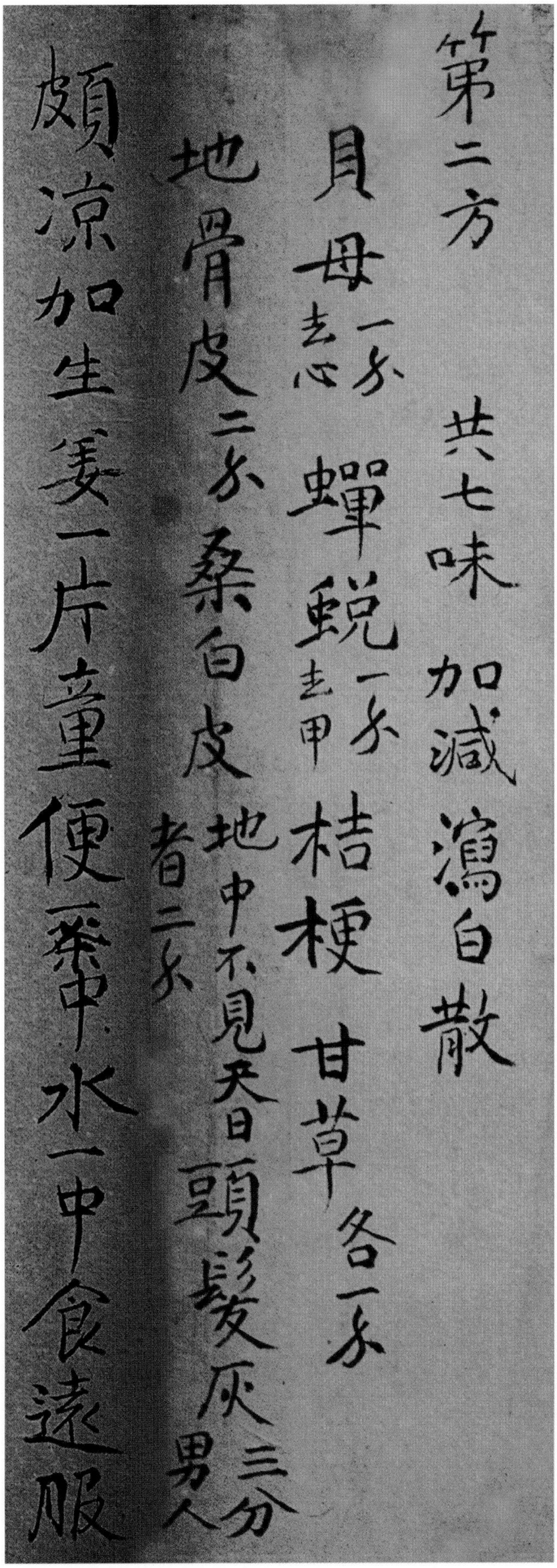

第二方：共七味，加减泻白散。

贝母（去心）一钱，蝉蜕（去甲）一钱，桔梗、甘草各一钱，地骨皮二钱、桑白皮（用地中不见天日者）二钱。头发灰（男人）三分。颇凉加生姜一片，童便一茶中，水一中，食远服。

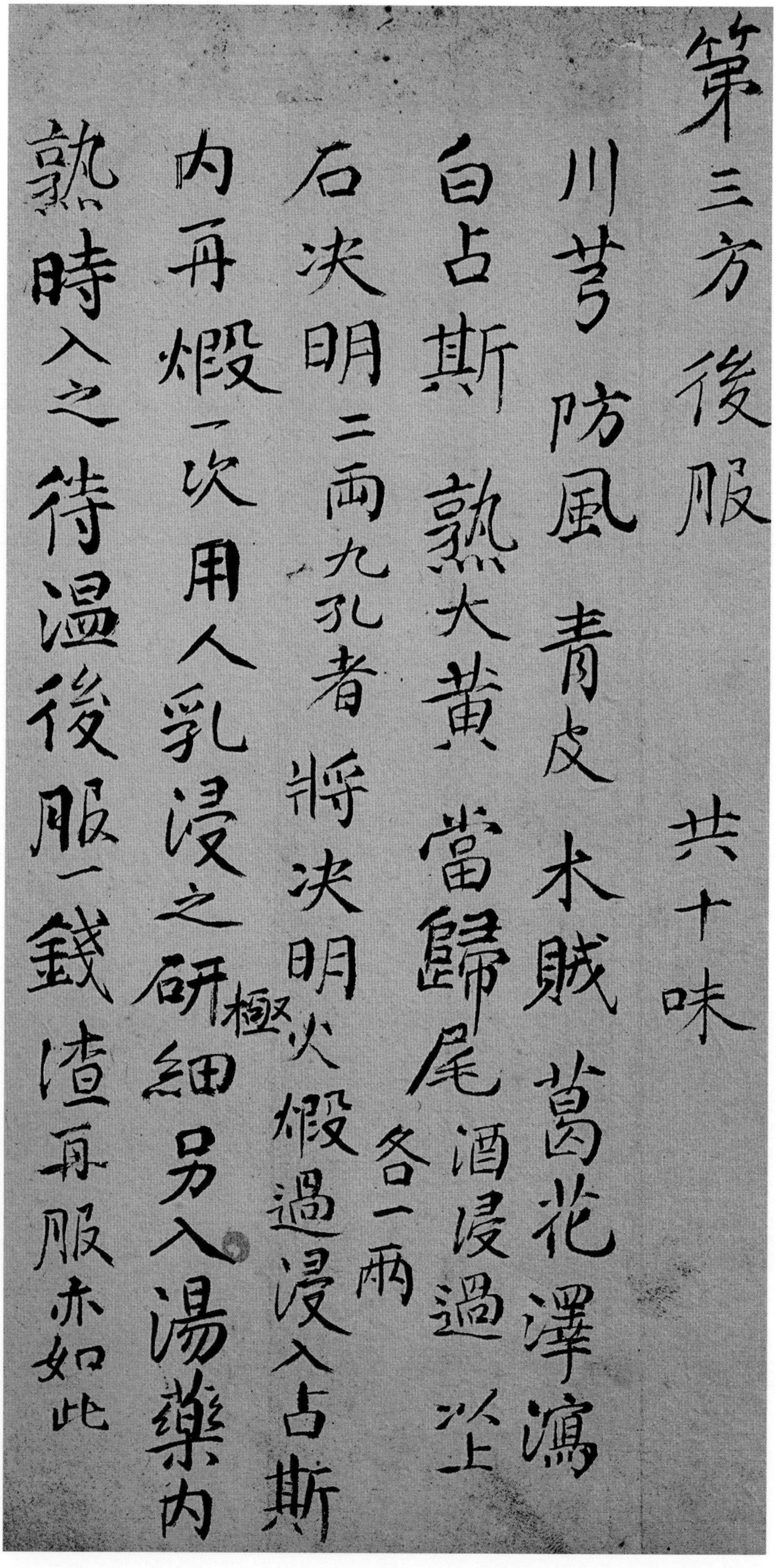
第三方後服 共十味
川芎 防風 青皮 木賊 葛花 澤瀉
白占斯 熟大黄 當歸尾酒浸過 以上各一兩
石决明二两九孔者 將决明火煅過浸入占斯
内再煅一次用人乳浸之研極細另入湯藥内
熟時入之待温後服一錢 渣再服亦如此

第三方后服，共十味。

川芎、防风、青皮、木贼、葛花、泽泻、白占斯、熟大黄、当归尾（酒浸过）以上各一两，石决明（九孔者）二两，将决明火煅过，浸入白占斯内再煅一次，用人乳浸之研极细。另入汤药内，熟时入之。待温后服一钱。渣再服，亦如此。渣。再服。亦如此。

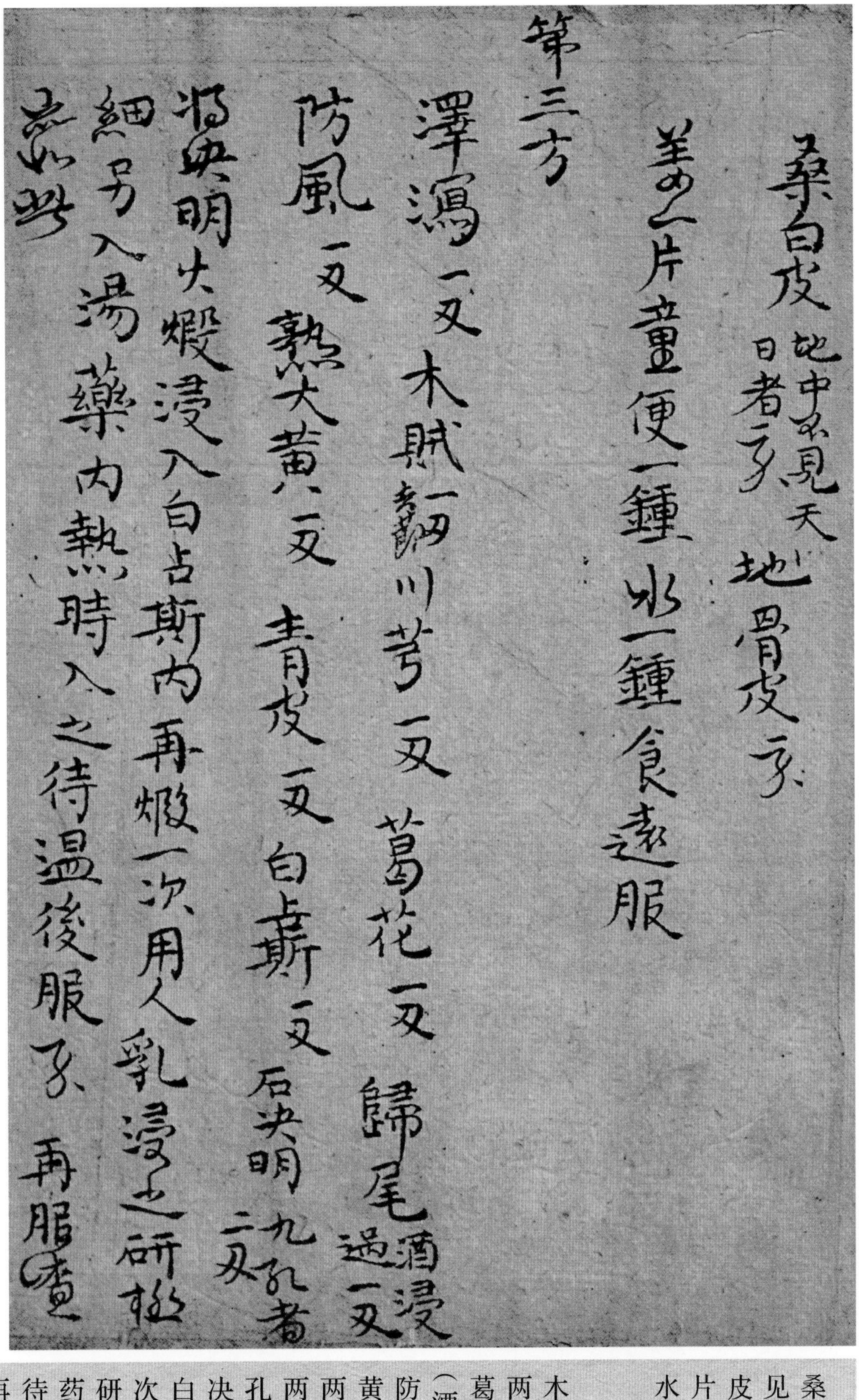

桑白皮（地中不见天日者）、地骨皮各一钱，姜一片，童便一钟，水一钟，食远服。

第　三　方

泽泻一两，木贼（去节）一两，川芎一两，葛花一两，归尾（酒浸过）一两，防风一两，熟大黄一两，青皮一两，白占斯一两，石决明（九孔者）二两，将决明火煅，浸入白占斯内再煅一次，用人乳浸之研极细，另入汤药内，热时入之，待温后服一钱。再服渣，亦如此。

26. 长沙太守张仲景乌梅丸方

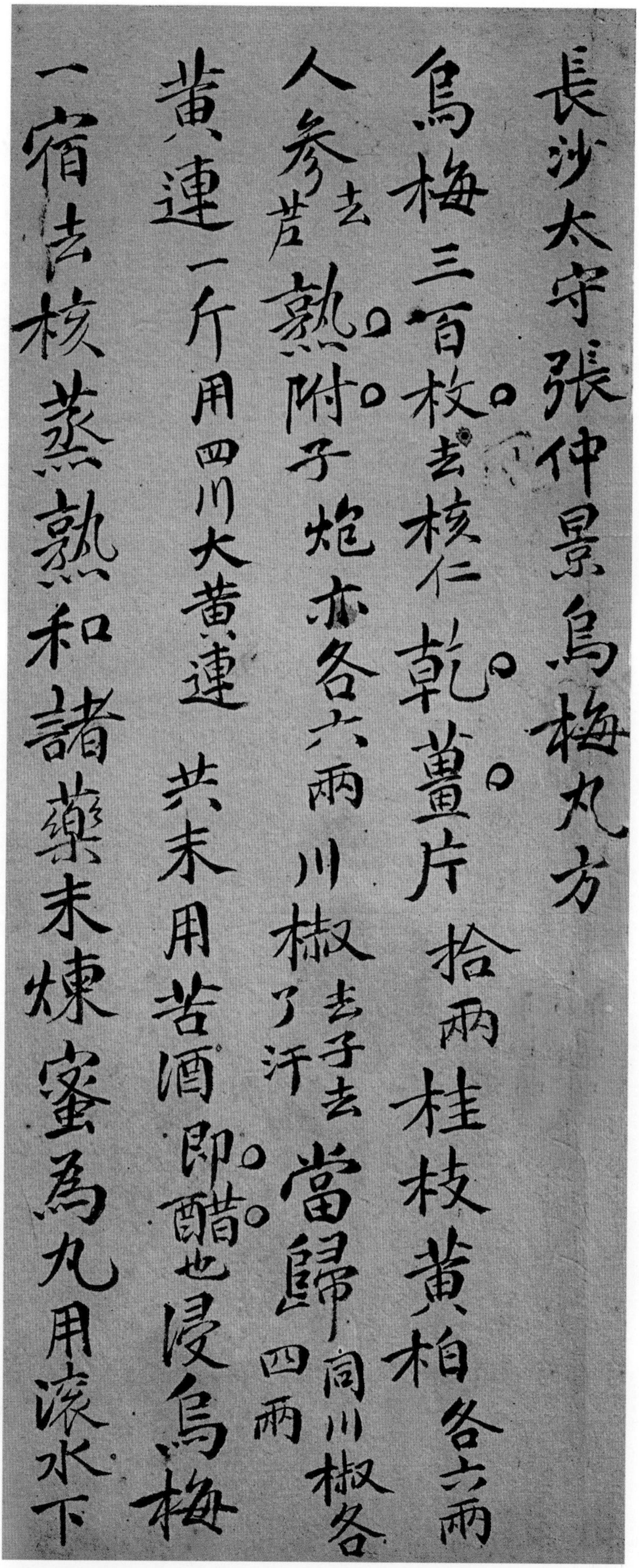
長沙太守張仲景烏梅丸方
烏梅三百枚。去核仁乾薑片。拾兩桂枝黄柏各六兩
人參去芦熟。附子。炮亦各六兩川椒去子去了汗當歸四兩同川椒各
黄連一斤用四川大黄連共末用苦酒即醋也。浸烏梅
一宿去核蒸熟和諸藥末煉蜜為丸用滚水下

乌梅（去核仁）三百枚，干姜片十两，桂枝、黄柏各六两，人参（去芦）、熟附子（炮）亦各六两，川椒（去子、去了汗）。当归同川椒各四两，黄连一斤（用四川大黄连）。共末，用苦酒（即醋也）浸乌梅一宿，去核蒸熟，和诸药末，炼蜜为丸，用滚水下。

27. 家传专治口眼歪斜痰症中风方神效

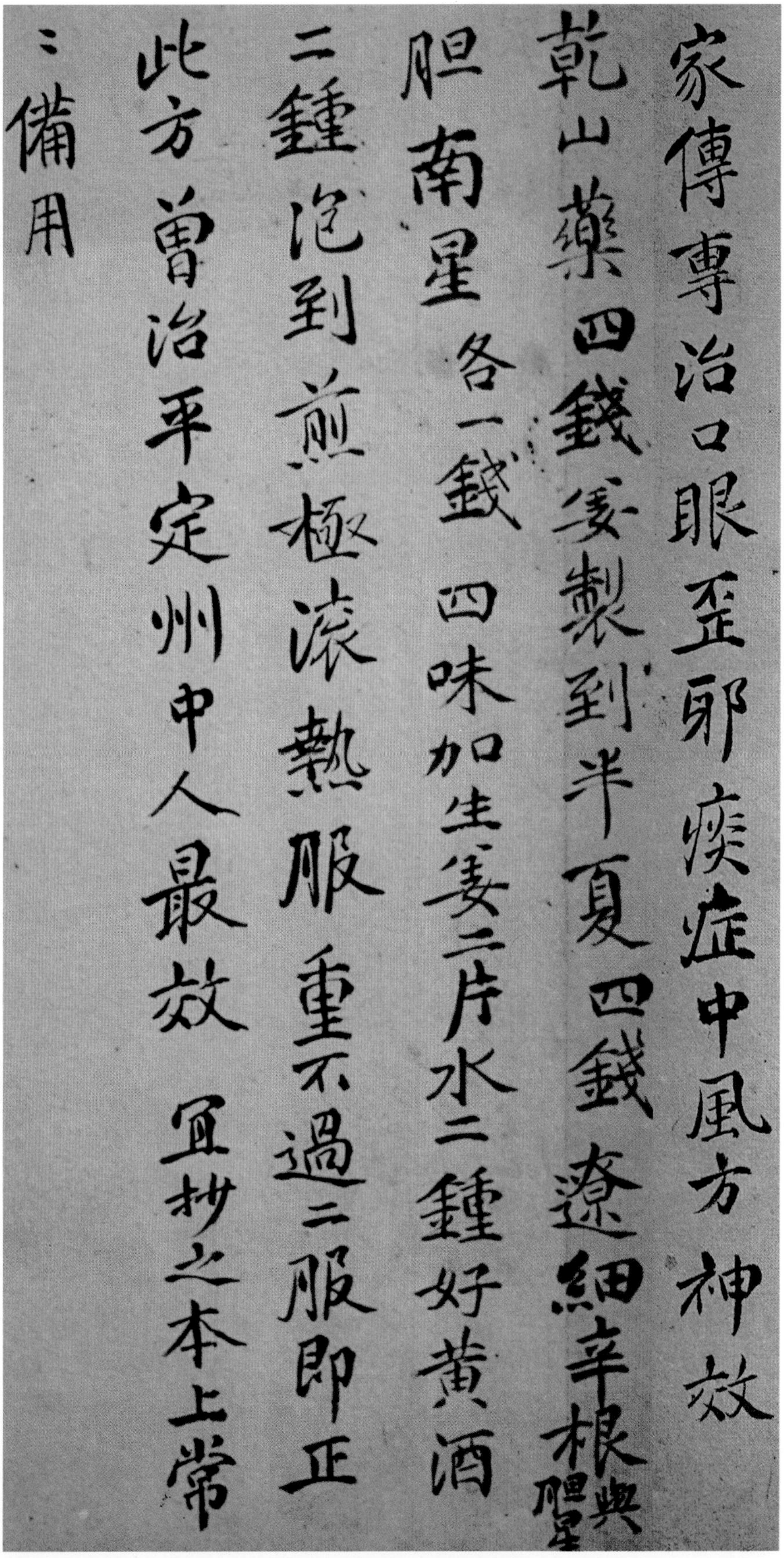

家傳專治口眼歪邪痰症中風方神效
乾山藥四錢姜製到半夏四錢遼細辛根與膽星
膽南星各一錢 四味加生姜二片水二鍾好黃酒
二鍾泡到煎極滾熱服 重不過二服即正
此方曾治平定州中人最效 宜抄之本上常
二備用

干山药四钱、（姜制到）半夏四钱、辽细辛根与（胆星）南星各一钱，四味加生姜二片。水二钟，好黄酒二钟，泡到，煎极滚热服。重不过二服，即正。

此方曾治平定州中人最效，宜抄之本上，常常备用。

28. 中风眼赤肿痛苦恼消除汤

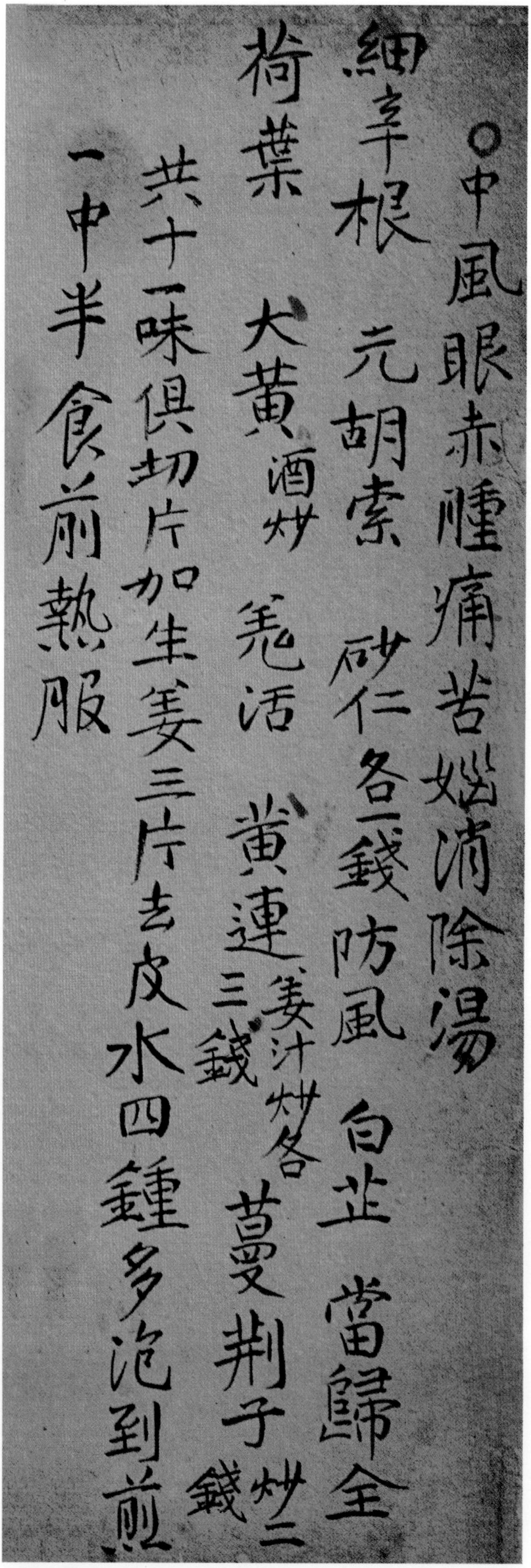
○中風眼赤腫痛苦惱消除湯
細辛根 元胡索 砂仁各一錢 防風 白芷 當歸全
荷葉 大黃酒炒 羌活 黃連姜汁炒各三錢 蔓荊子炒二錢
共十一味俱切片加生姜三片去皮水四鍾多泡到煎
一中半食前熱服

细辛根、元胡索、砂仁各一钱，防风、白芷、当归（全）、荷叶、大黄（酒炒）、羌活、黄连（姜汁炒）各三钱，蔓荆子（炒）二钱。共十一味，俱切片。加生姜（去皮）三片，水四钟多，泡到，煎一中半，食前热服。

29. 治口眼歪斜言语謇涩家传神效秘方

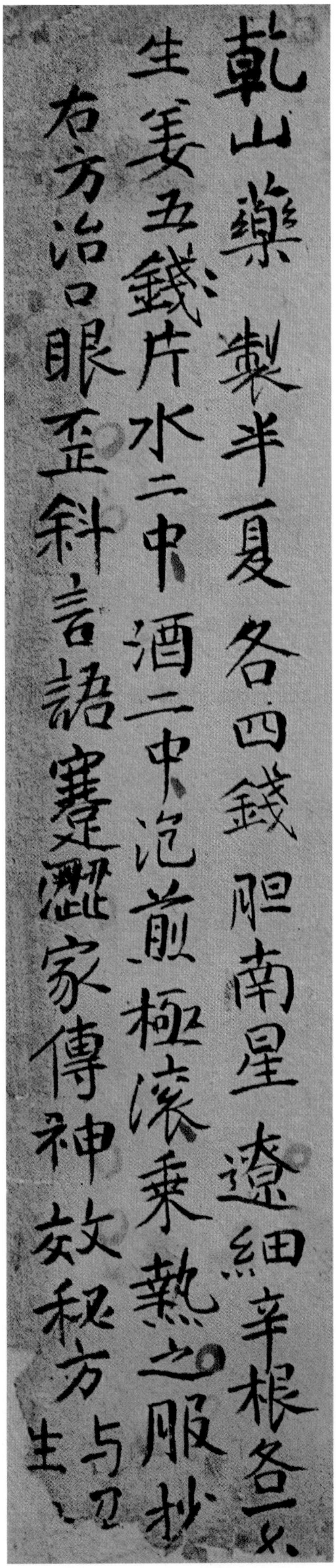

干山药、制半夏各四钱，胆南星、辽细辛根各一钱，生姜片五钱。水二中，酒二中，泡，煎极滚，乘热服之。

右方治口眼歪斜，言语蹇涩，家传神效秘方。与□生□。

30. 如意丹方甚妙

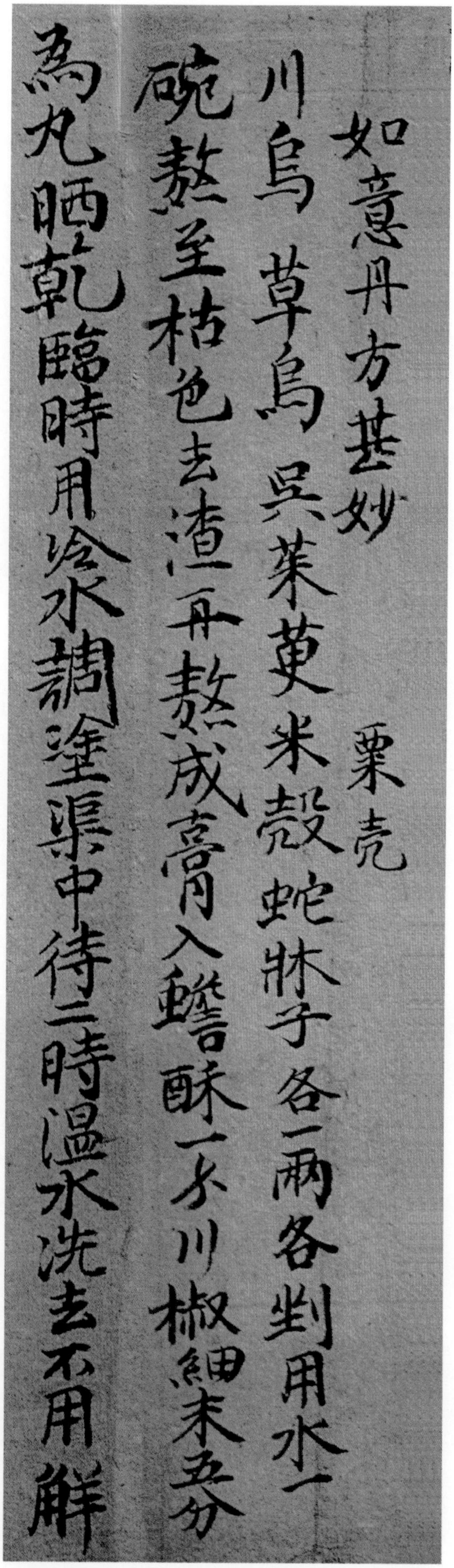
如意丹方甚妙　粟壳
川烏草烏吳茱萸米殼蛇牀子各一兩各剉用水一
碗熬至枯色去渣再熬成膏入蟾酥一錢川椒細末五分
為丸晒乾臨時用冷水調塗渠中待二時溫水洗去不用解

粟壳、川乌、草乌、吴茱萸、米壳、蛇床子各一两，各锉，用水一碗，熬至枯色去渣，再熬成膏，入蟾酥一钱，川椒细末五分。为丸，晒干。临时用冷水调涂渠中，待二时，温水洗去，不用解。

31. 牙痛方 32. 白带方 33. 记室守宫方

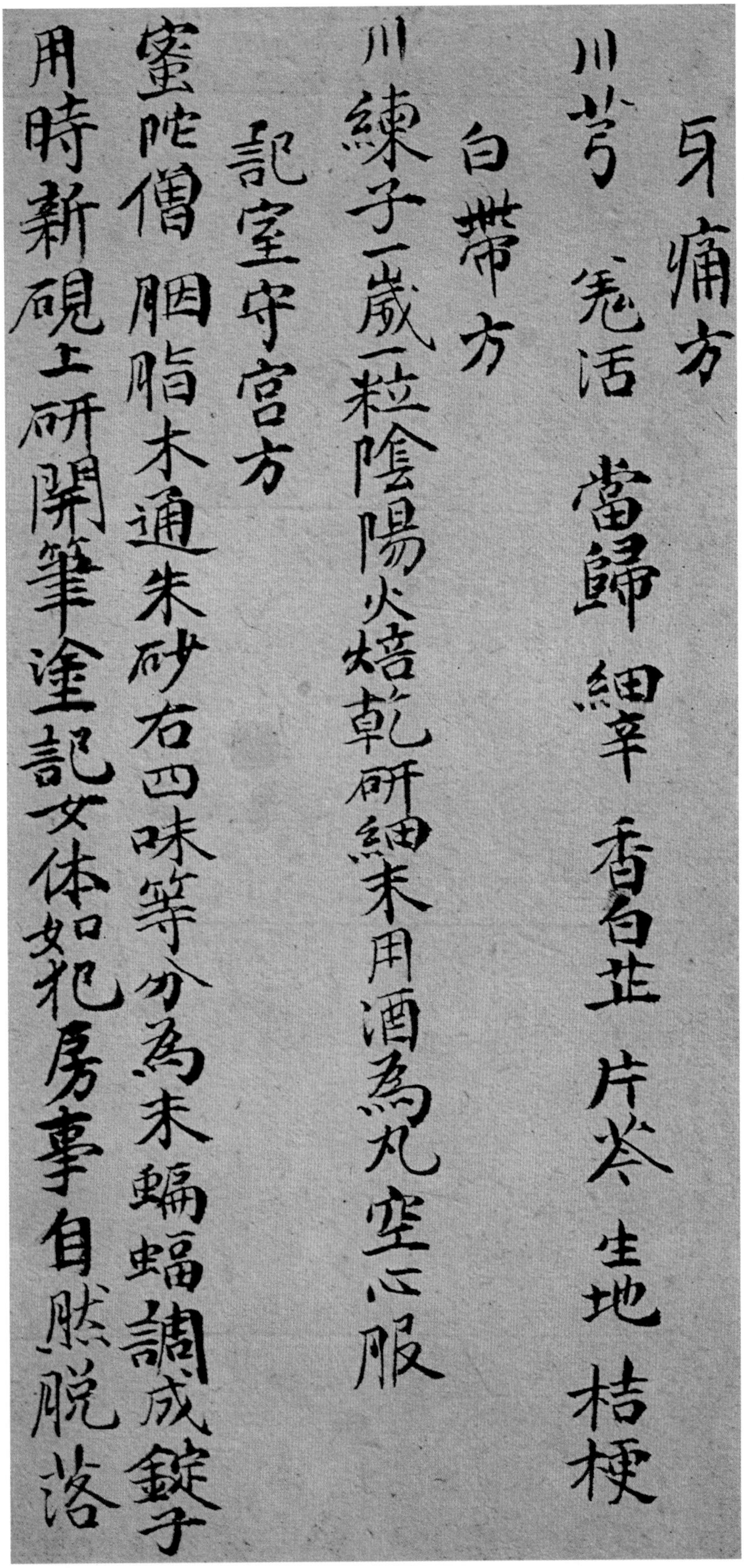

牙痛方
川芎 羌活 當歸 細辛 香白芷 片苓 生地 桔梗
白帶方
川楝子一歲一粒陰陽火焙乾研細末用酒為丸空心服
記室守宮方
蜜陀僧胭脂木通朱砂右四味等分為末蝙蝠調成錠子
用時新硯上研開筆塗記女体如犯房事自然脱落

牙痛方：川芎、羌活、当归、细辛、香白芷、片芩、生地、桔梗。

白带方：川楝子一岁一粒，阴阳火焙干，研细末，用酒为丸，空心服。

记室守宫方：蜜陀僧、胭脂、木通、朱砂、右四味，等分为末，蝙蝠调成锭子，用时新砚上研开，笔涂记女体，如犯房事，自然脱落。

34. 药酒方

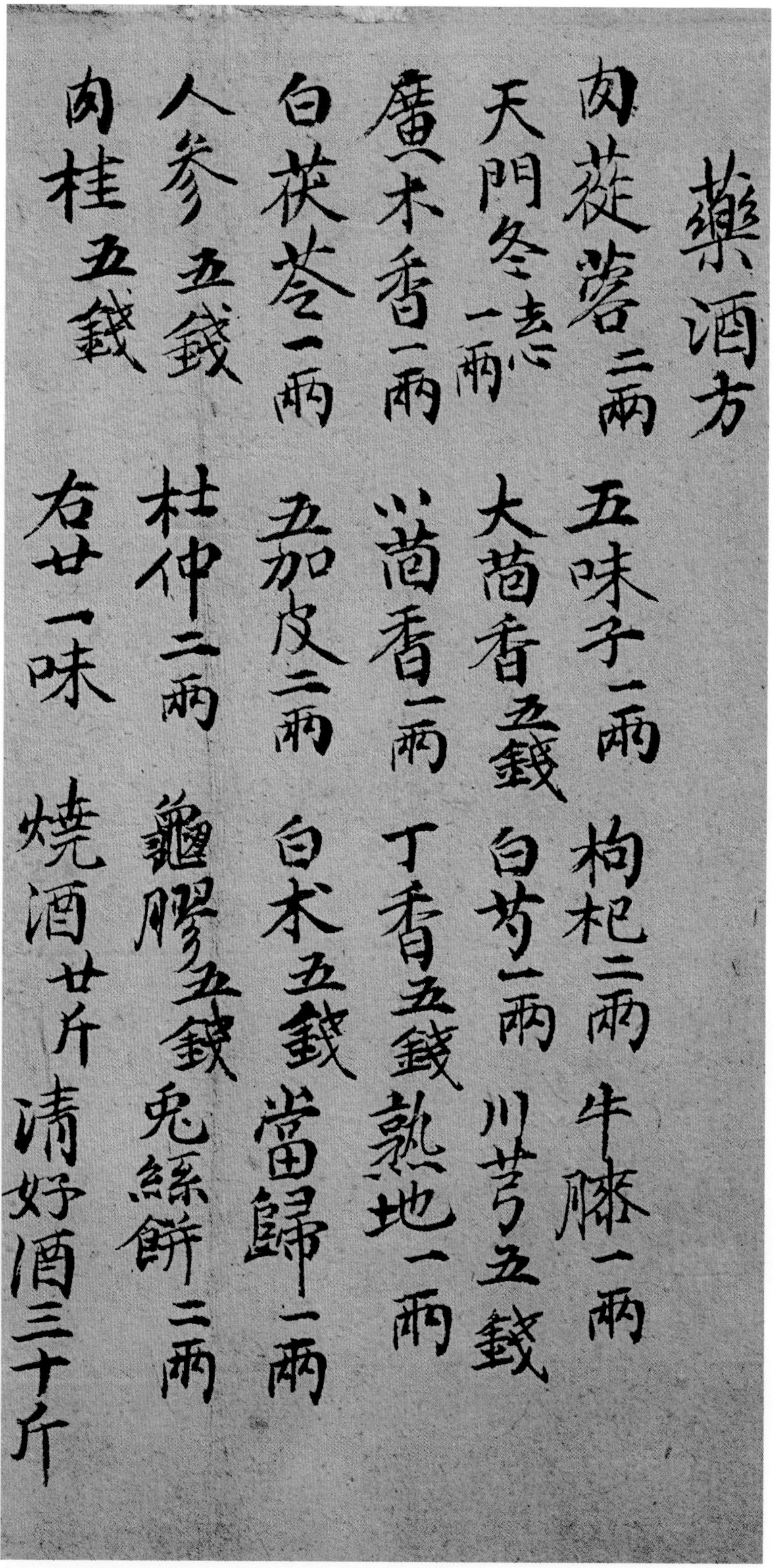

藥酒方

肉蓯蓉二兩 五味子一兩 枸杞二兩 牛膝一兩

天門冬去心一兩 大茴香五錢 白芍一兩 川芎五錢

廣木香一兩 小茴香一兩 丁香五錢 熟地一兩

白茯苓一兩 五加皮二兩 白朮五錢 當歸一兩

人參五錢 杜仲二兩 龜膠五錢 兔絲餅二兩

肉桂五錢 右廿一味 燒酒廿斤 清好酒三十斤

肉苁蓉二两，五味子一两，枸杞二两，牛膝一两，天门冬（去心）一两，大茴香五钱，白芍一两，川芎五钱，广木香一两，小茴香一两，丁香五钱，熟地一两，白茯苓一两，五加皮二两，白术五钱，当归一两，人参五钱，杜仲二两，龟胶五钱，兔丝饼二两，肉桂五钱，右二十一味，烧酒二十斤，清好酒三十斤。

35. 滋阴补精丸

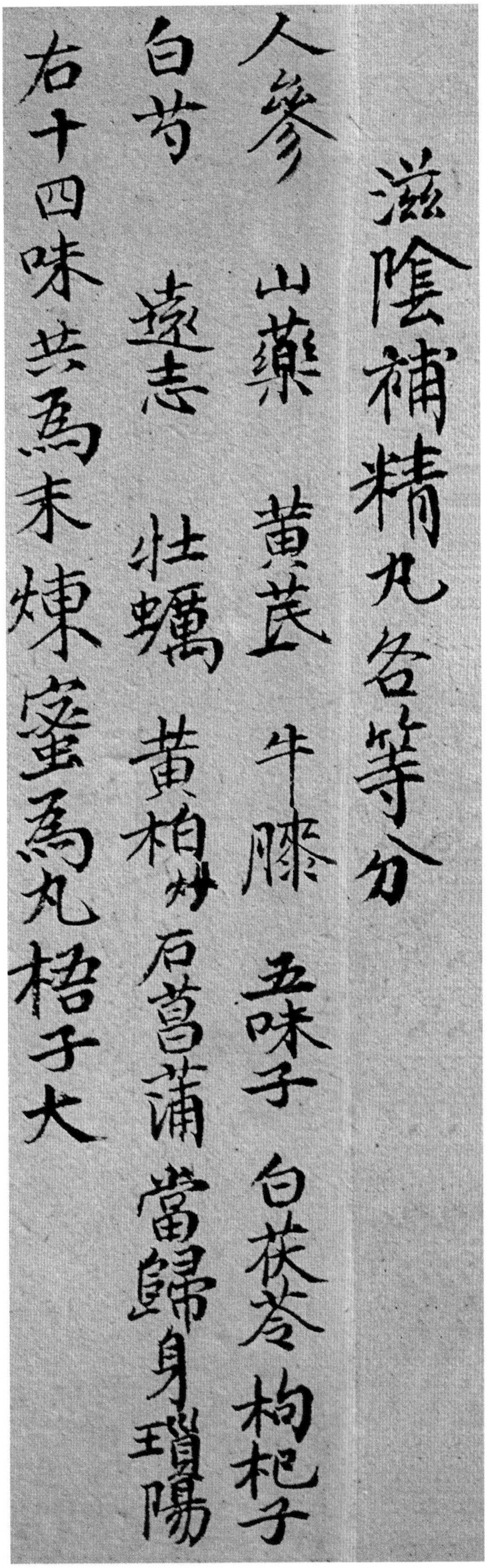
滋陰補精丸各等分
人參　山藥　黃芪　牛膝　五味子　白茯苓　枸杞子
白芍　遠志　牡蠣　黃柏炒　石菖蒲　當歸身　瑣陽
右十四味共為末煉蜜為丸梧子大

滋阴补精丸各等分：人参、山药、黄芪、牛膝、五味子、白茯苓、枸杞子、白芍、远志、牡蛎、黄柏（炒）、石菖蒲、当归身、琐阳。右十四味共为末，炼蜜为丸，梧子大。

36. 治鼠疮瘰疬方

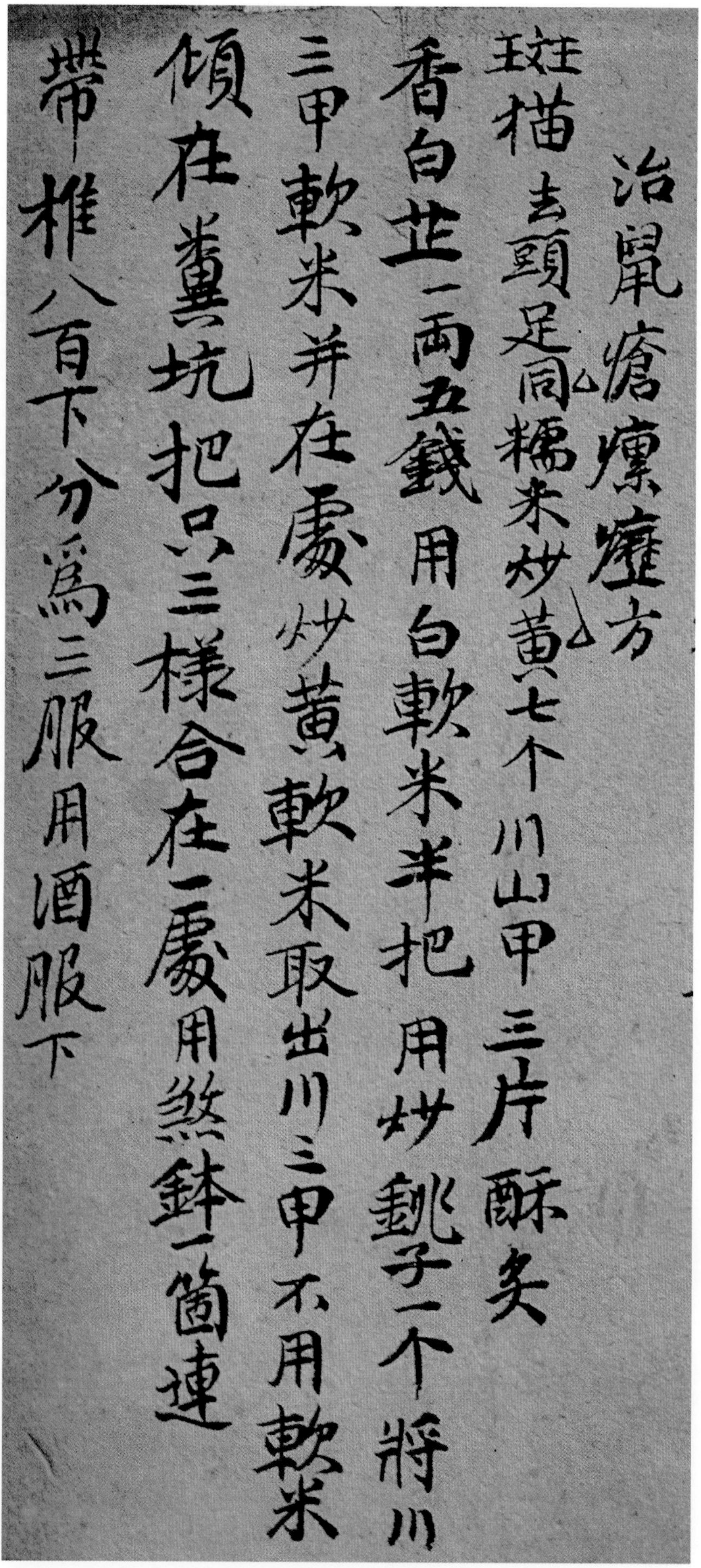

治鼠瘡瘰癧方

斑猫去頭足同糯米炒黃七個川山甲三片酥炙

香白芷一兩五錢用白軟米半把用炒銚子一個將川

三甲軟米并在處炒黃軟米取出川三甲不用軟米

傾在糞坑把只三樣合在一處用煞鉢一箇連

帶椎八百下分爲三服用酒服下

斑猫（去头足同糯米炒黄）七个，川山甲三片（酥炙），香白芷一两五钱，用白软米半把，用炒铫子一个，将川三甲、软米并在处，炒黄软米，取出川三甲不用，软米倾在粪坑，把只三样合在一处，用煞钵[1]一个，连带椎八百下，分为三服，用酒服下。

① 煞钵：石钵，石臼。

37. 元气虚弱者宜服归灵汤

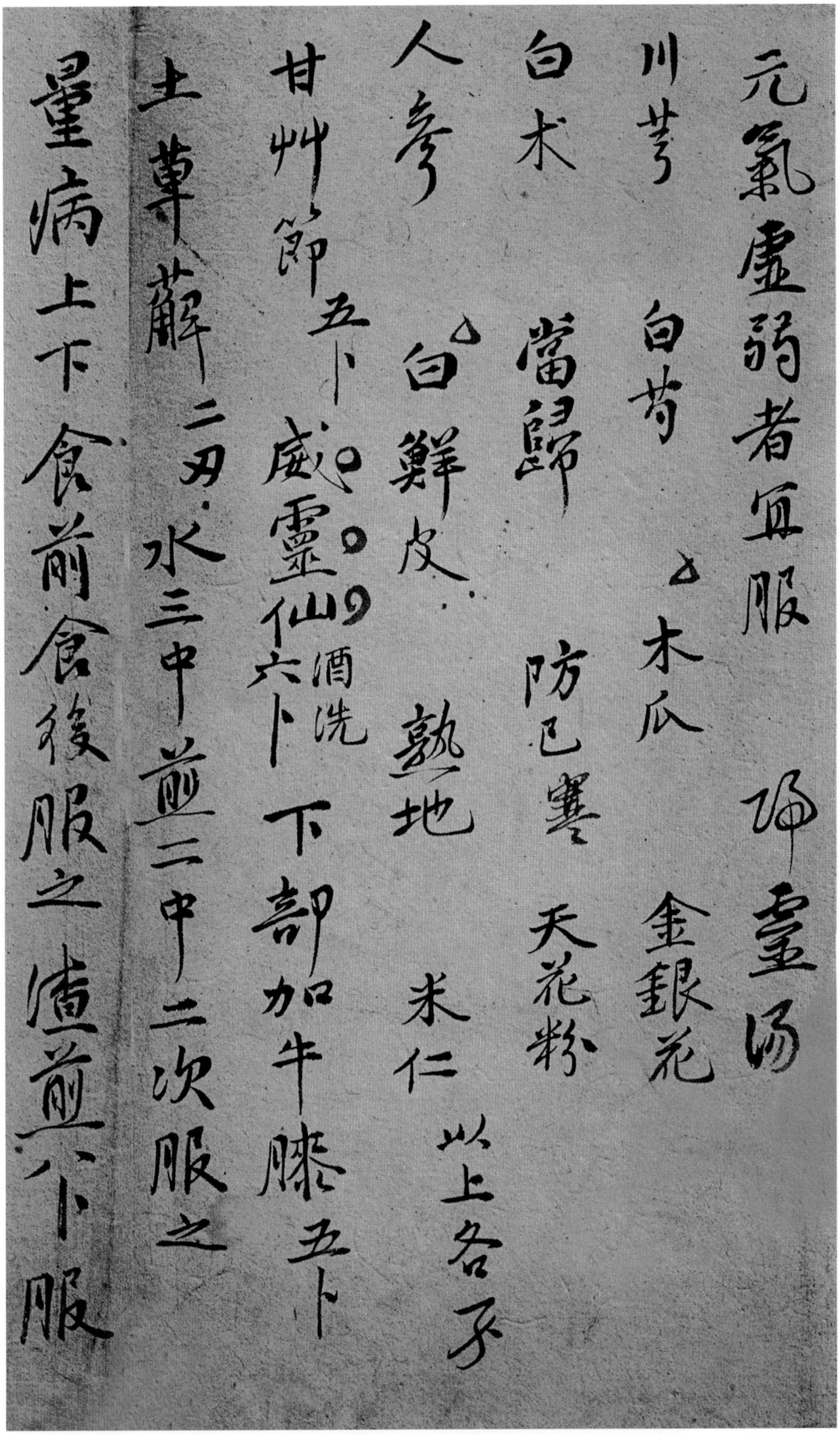

川芎、白芍、木瓜、金银花、白术、当归、防己寒、天花粉、人参、白鲜皮、熟地、米仁，以上各一钱，甘草节五分，威灵仙（酒洗）六分，下部加牛膝五分，土萆薢二两，水三中，煎二中，二次服之。量病上下，食前食后服之，渣煎八分服。

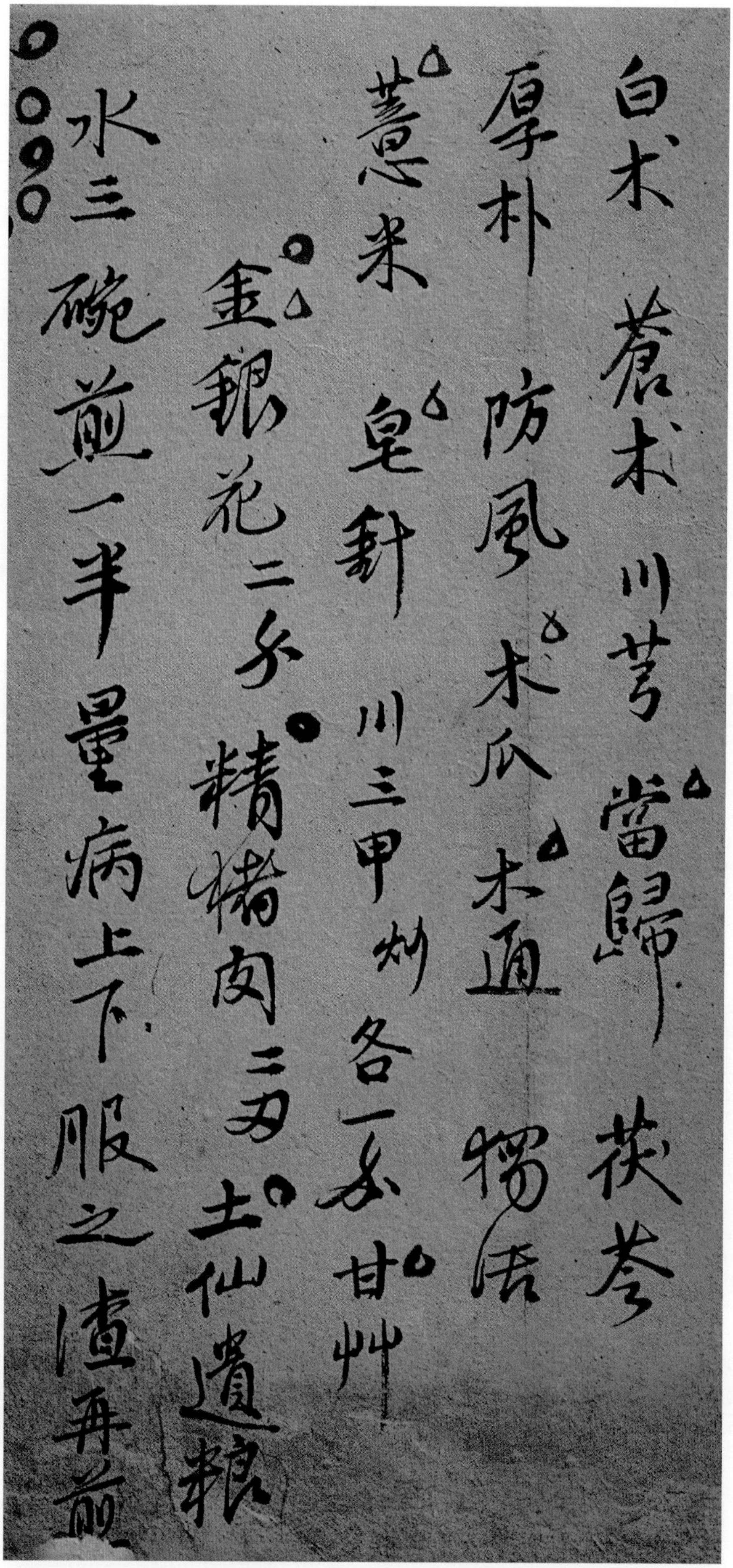

白术 蒼术 川芎 當歸 茯苓
厚朴 防風 木瓜 木通 獨活
薏米 皂針 川三甲炒 各一钱 甘草
金銀花二钱 精猪肉二两 土仙遺粮
水三碗 煎一半 量病上下服之 渣再煎

又方：白术、苍术、川芎、当归、茯苓、厚朴、防风、木瓜、木通、独活、薏米、皂针、川三甲（炒）各一钱，甘草、金银花二钱，精猪肉二两，土仙遗粮。水三碗，煎一半，量病上下服之，渣再煎。

38. 芎归二术汤

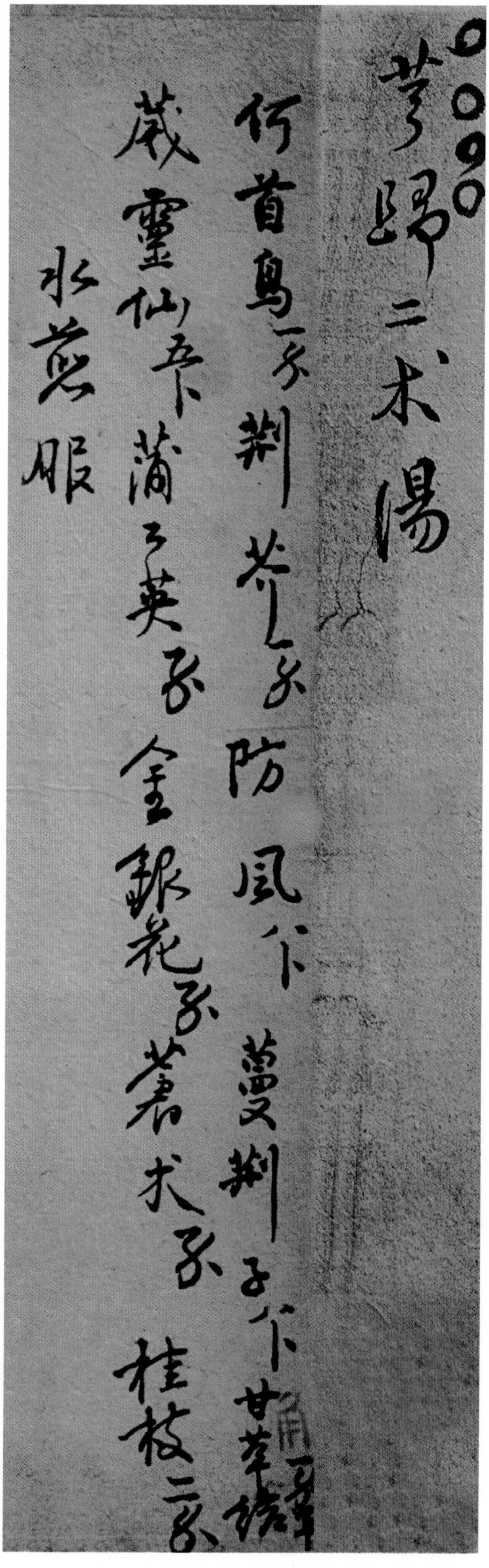

何首乌一钱，荆芥一钱，防风八分，蔓荆子八分，甘草（去节）一钱，葳灵仙五分，蒲公英一钱，金银花一钱，苍术一钱，桂枝二钱。水煎服。

39. 治杨梅方

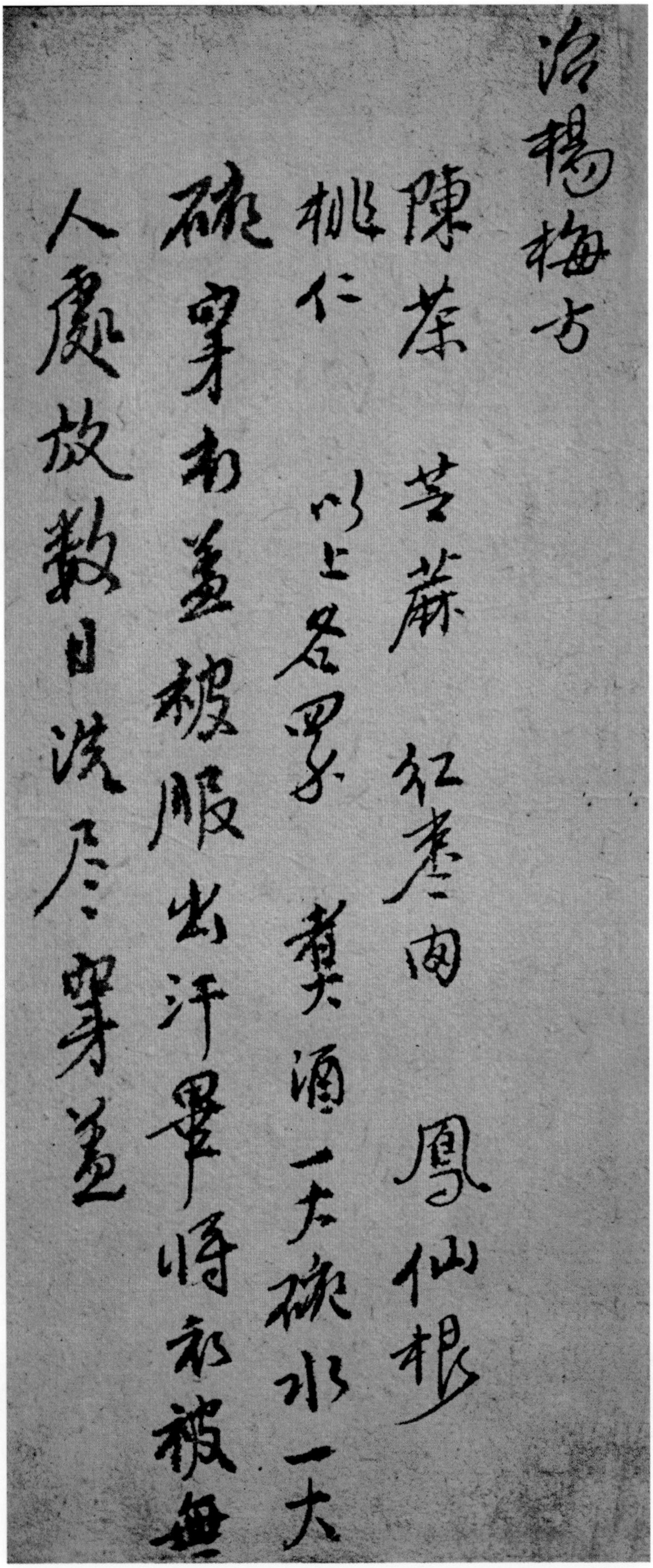
治楊梅方
陳茶 芝麻 紅棗肉 鳳仙根
桃仁 以上各四錢 煮酒一大碗水一大
碗穿衣蓋被服出汗畢將衣被無
人處放數日洗盡穿蓋

陈茶、芝麻、红枣肉、凤仙根、桃仁，以上各四钱。煮酒一大碗，水一大碗，穿衣盖被服，出汗毕，将衣被无人处放数日，洗尽穿盖。

40. 神效验方

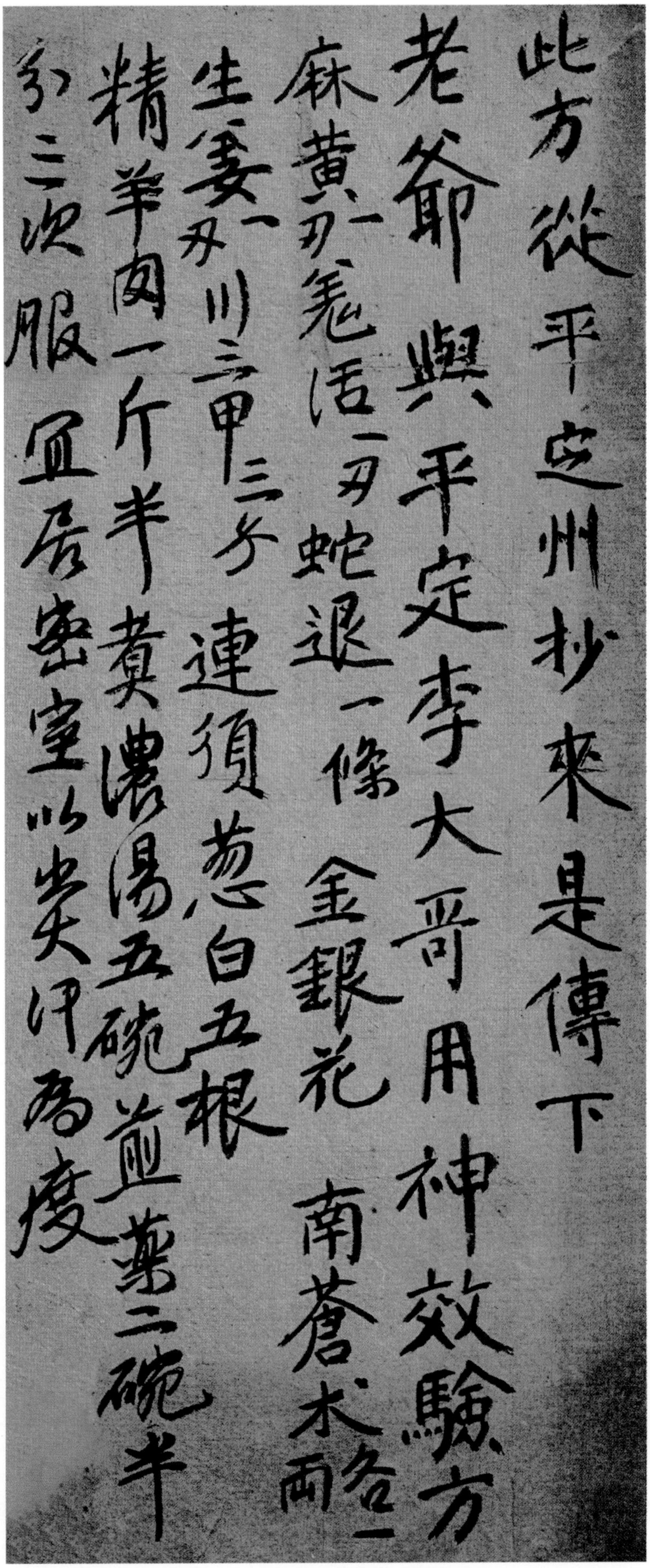

此方从平定州抄来是传下，老爷与平定李大哥用神效验方：

麻黄一两，羌活一两，蛇退一条，金银花、南苍术各一两，生姜一两，川三甲三钱，连须葱白五根，精羊肉一斤半，煮浓汤五碗，煎药二碗半，分二次服，宜居密室，以出大汗为度。

41. 残方

熟附子二两，生白术半斤，川芎半斤，半夏片二两，陈皮二两。

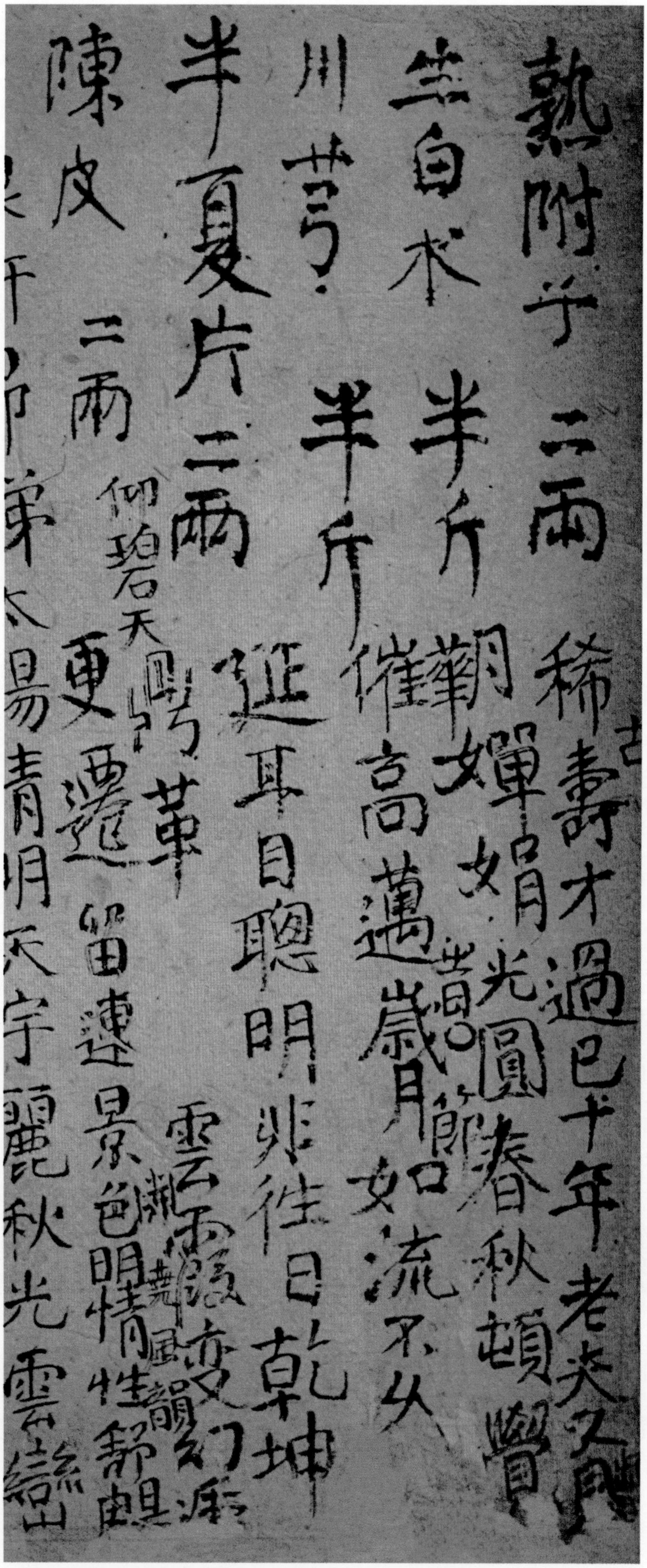

附 关于山东蓬莱慕湘藏书楼《傅青主手书墨迹》的几点看法

山东蓬莱慕湘藏书楼《傅青主手书墨迹》全部墨迹彩色照片共46件。作为杨中良先生《傅山的药方——浅谈<傅青主手书墨迹>册页》一文的附图，首次披露于《书法杂志》2005年第5期。

这46件《傅青主手书墨迹》，大致包含49件处方，其中有重复出现的处方。文章介绍：

> 现藏于山东蓬莱慕湘藏书楼的《傅青主手书墨迹》册页，外裱规格33cm×32.2cm，正文大小不一。封面钤有“北京图书馆藏”印，内有46页，钤有二印，分别是“国立北平图书馆收藏金石文字记”和“北京图书馆藏”。内容涉及药方、诗稿、信札、杂记，其中药方占大多数。

这篇文章的“编者按”说：

> 这套册页书法艺术水平不高，自不待言，而对其书法风格、文献考据、医学、艺术等全方位内涵的研究，还有待艺术界、学术界高明之士进一步深入进行，当然也包括真伪的确认。

慕湘藏书楼《傅青主手书墨迹》的墨迹释文，也收入《傅山全集》第十九册，《傅莲苏集》第382～396页中。脚注中标注：“此处仅录其药方部分而不涉及其余，由赵怀洲、赵尚华释文。”

本书选取了只涉处方方面的墨迹，为了方便阅读和观赏，按照处方的文字顺序，重新进行了挪移拼接，调整了次序。命名仍依赵怀洲、赵尚华的释文命名。共计有墨迹42件，含处方49首。

第三件处方中记载：“治口眼㖞斜速效方：傅家传方，平定李进士玉书抄来。”据《平定州志》卷七、《山西历代进士题名录》[①]记载，李玉书为平定人，康熙五十七年（1718）戊戌科进士，官汾州府教授。傅山卒于康熙二十三年（1684）。可以推断，这件处方产生于傅山去世30年后。

第15首“又搽蝎螯方”中记载：“崞县北社村李翰林华池，传余易产神效方及产后效方。”第20首“专治产后有瘀滞未尽恶漏作害腹痛方”中记载：“此方崞县北社李翰林传来。”据《崞县志》《山西历代进士题名录》记载，清顺治、康熙、雍正年间，崞县中进士者凡三名，即康熙二十七年（1688）的李期远、康熙三十年（1691）的李燕生和雍正元年（1723）恩科的李徽（李征）。李燕生字华宸、声池，自号易在翁。可知方中所记“李翰林”，就是李燕生。李燕生中进士，在傅山辞世七年。

其中第一“征君治侯孔皇先生眼疾三方”，第二“消食胀肿气最效汤药方”记有：“征君长孙方”，两件处方中都涉及对傅山“征君的称呼”。清康熙十七年（1678）正月，康熙下诏开博学鸿词科取士。南北143人进京参加了殷试并宴赐体仁阁。次年二月，时傅山73岁，傅山被迫舁至京，傅山七日不食，“临试告病”。刑部尚书魏象枢（河北省蔚县人，今河北省蔚县。清康熙三十二年（1693）以前隶属于山西省大同府治）请诏傅山免试。三月二十七日，康熙令吏部拟官，五月十七日下旨授官，特授傅山“内阁中书舍人”，阳曲知

①《山西历代进士题名录》，山西教育出版社，2005年。

县戴梦熊奉旨、部文，及“凤阁蒲轮”匾送傅山宅，傅山留而不悬。中书舍人官阶不高，为从七品，俸禄白银 54 两，米 54 斛（每斛约 200 斤），每年春秋两季分发。但地位显赫，为皇帝近身文官，掌诰敕（草拟官员、爵位的任命书）、制诏（草拟皇帝的命令）、银册（草拟皇帝册封妃、嫔及封郡王、郡王福晋的凭证文件）、铁券（草拟皇帝赐给功臣、重臣奖赏和盟约的凭证）等。

甲申之变，特别是清军铁蹄踏入，傅家家境每况愈下。傅山 48 岁时，涉南明总兵官宋谦“叛逆”案入狱一年余，雪上加霜。此后的 20 多年中，傅山多侨居太原东山的松庄。傅山极少结交仕清官员，一般是“有司以医则见，不然则不见”。对怀有故国之思、同情明遗民的仕清汉官，傅山不拒交，有的甚至私交颇深，如山西布政使魏一鳌、山西按察使杨思圣、山西按察副使曹溶、太原知府周树令等。其交往多保持在求医问药、诗书画交流的私人交往上，官场上多不敢正面往来。博学鸿词科后，尽管傅山拒绝了清廷授官，仍不肯承认清廷的统治，但是清廷却一厢情愿地肯定了傅山，等于扫去了笼罩在傅山头顶上的“叛逆”阴云，傅山的社会境遇比之前好了许多。傅山再出访，与傅山交好的仕清官员亦可以正大光明地接待。“征君”是人们对朝廷征辟士人的尊称。对于征君的身份，虽然傅山极不情愿，但却成为世人特别是仕清官员喜欢的称呼。

最早称傅山为征君的，是强令他应试博学鸿词，傅山栖身北京城外报国寺卧病时，作《奉送征君傅青主先生二首》的吏部尚书冯溥（山东临朐人），傅山离京时，又作《奉送征君傅青主先生还里二首》。傅山去世后，刑部尚书魏象枢（山西蔚州（今属河北）人）写有《挽青主傅征君兼悼寿毛处士二律》。后来，在清丁宝铨辑录的《霜红龛集》中，收录了 8 篇傅山传，其中有 4 篇在题目中使用了征君的称呼：阳曲知县戴梦熊（江苏江浦人）的《傅征君传》，傅山友人郭鋐（山西寿阳人）的《征君傅先生传》，文华殿大学士、吏部尚书、浙江巡抚、总督嵇曾筠（江苏无锡人）的《傅征君传》，阳曲县志的《征君事实》。征君的称呼，饱含着心怀民族大义的汉官对傅山的敬仰和爱护。有了官家的称呼，民间自然乐于效仿。处方中征君的称呼可以看出傅山及家传医术在人们心中的地位。

但是傅山一家在故土艰难生存的境遇，即便是傅山离世后也未得改观。傅山去世时，不得不遗书给文渊阁大学士、刑部尚书魏象枢，刑部山西郎中李约斋、孙长公，阳曲县知县戴梦熊，拜托他们护持两孙。后来傅莲苏在给魏象枢的信中也写道：“恶里凌侮，恨不一步即离，然欲弃不能，守之不得，苦况种种，难以尽陈。第因圹（坟墓）事襄，不获已暂与虎狼同居[①]。”

第二首方中所涉及的“征君长孙”，无疑是指傅山孙傅莲苏了。傅莲苏才华横溢，官灵石训导。傅山晚年，经常携傅莲苏外出云游，传授书学和医学真谛。

以上所列 42 件处方手稿，从笔体上看，不是一两人所为，最少为七八个人的笔体。其中一部分如：第 7 首“停食肋痛方”、第 10 首“治妊妇有胎痫方”、第 38 首“元气虚弱者宜服归灵汤”、第 39 首“芎归二术汤”、第 40 首“治杨梅方”等，点画精到，结体闲逸雅致，非饱学之士所不能为。但从用笔的风格、气韵等诸方面看，非傅山亲书。总

①《傅山全集》第十九册，附录二・傅莲苏集・卷七・文・与魏环溪书，第 377 页。

体时间上考察，书写时间大约在康熙末年至雍正初年。这些处方手稿，虽然不是傅山亲笔，但是同样十分珍贵，至少给我们提供了傅山及傅山家传医学对当时和后世影响的宝贵文献资料。

第六章

傅山医药文录

1. 药铺招贴

清初朝局已定后，傅山侨居在太原城东双塔寺东北方向的松庄（今太原市迎泽区民营经济区），有时也在城西的土堂村（西村的汾河对岸）或是崛围寺行医看病。他开设两个药铺，一个是儿傅眉在南门铁匠巷元通观设的“药局”，一个是侄傅仁在三桥街路东设的药铺“卫生馆药饵”。

在1925年前后，“卫生馆”牌匾还能见到。在“卫生馆药饵”门外有一楹联，内容为：

以儒学为医学物我一体
借市居作山居动静常贞

山西省博物馆藏有傅山行医“招贴”的底稿，全文如下：

世传儒医西村傅氏，善治男女杂症，兼理内感外伤；专长眼疾头风①，能止心痛寒嗽。除年深坚固之沉积，破日久闭结之滞瘀。不妊者亦胎，难生者易产。顿起沉疴，永消烦苦；滋补元气，益寿延年。诸疮内脱，尤愚所长。不发空言，见诸实效，令人三十年安稳无恙，所谓无病第一利益也。凡欲诊脉调治者，向省南门铁匠巷元通观阁东问之。

“招贴”是说，太原西村的傅家，世代相传儒家医学，善于诊治男科、妇科杂症，也治疗内感外伤疾病。擅长眼病和经久难愈之头痛病、心痛病，受寒咳嗽也在诊治之列。能除去年深积久的老病、久治不愈的瘀滞。不孕者可以怀孕，难产者可以顺生。几副药下去，就可让久治不愈的顽症离你而去，永远地消除疾病的折磨；还可以滋补您的元气，让您益寿延年。最擅长治疗各种疮疡，应手而效，30年内不复发（道家的丹药对各种疮疡有手到病除的神效，许多时候可永不复发）。

2. 不救既死之人②

苦者也，侨黄之人，亦尝学医，以医喻之。知所苦而苦之者，尚活人也，医得而救之者也。不知所苦而乐之者，则既死之人也，医安得而救之？大士即神医，能见微于毫毛骨髓，安能为人易已腐之心，续已断之肠哉？况小慈者，大慈之贼，大士即能起死人而自神其术，亦决不肯妄一播弄伎俩，以市幻于不忠、不孝、不仁、不义之人，以绝生人受救苦之种者也。

“不救既死之人”这一段话，是引自傅山《叙灵感梓经》中的一段话。

明末清初是天主教在中国影响较大的时期。傅山的一位好友李中馥信仰天主教，并为之刻经，经刻成之后请傅山为之作叙，叙中有言：“孝廉居士《灵感梓经》，既精乎，其謦欬矣。以乔黄之人亦略与闻诸西方之言也，而属申之以孟浪。”便是《叙灵感梓经》一文

① 头风：病证名，指经久难愈之头痛，是以慢性阵发性头痛为主要表现的一种疾病，类似西医所指的紧张性头痛和偏头痛。

②《霜红龛集》卷十六·叙·叙灵感梓经，第488页。

的来源。这里的“灵感梓经”即指《圣经》。由此可知，此时天主教已在山西太原流传广泛，傅山当时“亦略与闻”。傅山对天主教做出了积极的回应，文中表明了反对和批判态度。

傅山在段话中说：像《圣经》中所说的“受苦者”，有没有，有，可以说遍布天下，如我等有家无归的“侨黄”之人。我曾学医，那我就从医学的角度说说我的看法，活着的人才有疾苦的感觉，他们“知所苦而苦之”，这样的人是可以通过治疗，得到拯救的。而死去的人是无法得到拯救的。

3. 题幼科证治准绳①

姚甥持此令老夫稍为指定一二方，欲习之为糊口资。既习此实无省事之术，但细细读诸论，再从老医口授，自当明解。扁鹊②以秦人爱小儿，即为小儿医，慈和恺悌③，便入药王④之室，慎无流于恶姿，如李醯⑤也。

姚姓的外甥拿着一本小册子《幼科证治准绳》，让我给他挑选其中一两个常用的方子，也想行医图谋糊口。我告他说，既然想学医道，就没有省事的方法。先必须认真地读医学经典及各家论述，然后师从老中医，才能有所长进。扁鹊行医游至秦国时，因为秦人爱惜小儿，他就专门为小儿医病。扁鹊对待病人慈爱和蔼，平易朴素。人们便把他列入药王家室，与药王相提并论。借此，我要告诫你们：行医一定要有慈善之心，千万不要流于医德败坏、嫉贤妒能的庸医中，如李醯之辈。

4. 奴人害奴病⑥

奴人害奴病，自有奴医与奴药，高爽者不能治。胡人害胡病，自有胡医与胡药，正经者不能治。妙人害妙病，自有妙医与妙药，粗俗者不能治。奴胡二种人无贵贱；妙人不可多得，定在慧业中。投药者亦需在慧业中求之。若但莽问之，杂愚医工，安得其窍？故治病多不救者，非但药之不对，亦多属病者、医者之人有天渊之隔也。何也？高爽之医治奴人，奴人不许；以正经之医治胡人，胡人不许。所谓不许治者不治也。吾于此经旨，最有先事之验。

傅山这篇杂记中列出了诊病对象的三种人不可乱治。三种人分别是奴人、胡人和妙人。傅山非常憎恨奴人奴性，因此，反奴性是傅山思想中的一项重要内容。“不拘甚事，

---

①《霜红龛集》卷十八·题跋·题幼科证治准绳，第540页。

② 扁鹊：姬姓，秦氏，名越人（秦越人），又号卢医，渤海莫人，战国时期医学家。因他医术高超，被认为是神医，时人借用上古神话黄帝时神医“扁鹊”的名号来称呼他。

③ 慈和恺悌：慈和，慈爱和蔼。恺悌，亦作恺弟，和乐平易。

④ 药王：文中指神农。

⑤ 李醯（xī）：战国时秦国人，任秦武王太医令。秦武王有病，太医令李醯治不好，秦武王召请名闻天下的扁鹊来治疗，秦武王病愈。李醯嫉恨，派人杀害了扁鹊。

⑥《霜红龛集》卷二十六·杂文·医药论略，第717页。

只不要奴，奴了，随他巧妙雕钻，为狗为鼠已耳[①]。”将奴人奴性痛斥为狗为鼠，把“大言取名”“未必中用”空谈误国的文、武斥为“奴君子”，将一身奴性的理学家斥为“奴儒”“奴书生”；将因循守旧、苟且偷生的文武斥为“庸奴”“腐奴”。这里再一次把奴人列出来，是傅山反对奴人奴性在医学中的体现。呼吁高洁之士的医者，不应该为这些人治病，这些人生病也不应找高洁之医诊病，应找奴医诊病即可。胡人是暗喻那些鱼肉百姓的清朝统治者。他们生病，正经的医者也同样不应给他们诊病。妙人指具有慧根，有佛缘、道缘之人。傅山十分尊崇具有佛缘和道缘的人，认为这些人是特殊的人，他们的心性体质异于常人，有的妙人还修炼功法，身体欠恙，往往非药石可及，一般儒医难以诊治，应找相应的佛医或道医诊病。

5. 治人事天，莫若啬节[②]

人不能早自爱惜，以易竭之精气，尽著耗散，及至衰朽怕死时，却急急求服食之药，以济其危，不知自己精气原是最胜大药，早不耗散，服而用之，凡外来风寒湿暑，阴阳之患，皆能胜之。此但浅浅者，所谓最易知、最易行而人不肯耳。

这是傅山读老子《道德经》第五十九章的一篇读书笔记。《道德经》第五十九章强调：治理天下的根本原则是推行天道需要早做准备，加深德行修为。这样才有可能从根本上掌握政权，达到长治久安。傅山将养生与《道德经》中的治国理念结合起来，认为“身是命之所依”，而精气又是身之根本，要及早爱惜，不能让其尽早耗散，待生命衰竭时，任何名医大药皆无助于事。

6. 养生[③]

但就养生上说，犹言以薪喻身，以火喻命，为身是命之所依，凡所以养身者，无所不至，惟恐其养有不至而丧命者，即似恐为薪之备而火忽然息也之义。指犹意也，意穷极于为薪者，为火因此而传也，却不知膏煎之义，所以养生之备，而有速其尽者矣。即有生必先无离形，形不离而生亡者有之矣之意。

这是傅山读《庄子外篇 · 达生》的一篇笔记。达生篇的主旨是谈如何养生，庄子的观点是要摒除各种外欲，心神宁寂则事事释然。对于身体和生命，都不要刻意追求，就是最好的养生方式。傅山借薪与火的关系，喻身与命之间的关系。认为人的身体就像薪柴，生命就像燃烧的火光，故身体是生命与灵魂的依托所在。人的精气是薪存在的根本，一定要及早爱惜自己的精气，这样薪才能正常燃烧，才能延年益寿。

①《霜红龛集》卷三十八 · 杂记三，第 1054 页。

② 治人事天，莫若啬节：《霜红龛集》卷三十二 · 读子一，第 859 页。

③《霜红龛集》卷三十八 · 杂记三，第 1072 页。

7. 不治恶俗[1]

韩康伯休卖药不二价，其中断无盈赢，即买三百卖亦三百之道，只是不能择人而卖，若遇俗恶买之，岂不辱吾药物。所以处乱世无事可做，只一事可做，吃了独参汤，烧沉香，读古书，如此饿死，殊不怨尤也。

东汉末年皇甫谧在《高士传》中记载的人物韩康，字伯休，京城霸陵人。常采药名山卖于长安集市，口不二价三十余年。汉桓帝时，朝廷得知韩康的品性，征召韩康出来做官，韩康死活不肯。后来韩康逃入深山老林，凭借高寿无疾而终。遗憾的是，韩康卖药不能择人而卖，若卖给了坏人，岂不是辱没了自家的好药？所以啊，处乱世没有什么事情可做，只能做一件事：吃独参汤，烧沉香，读古书，即便是饿死，死也不会怨天尤人。

8. 名字用药名者[2]

东汉周勰[3]字巨胜。晋凉州张天锡[4]小名独活。元魏房法寿[5]小名乌头。唐高固[6]小名黄芩。

傅山学识渊博，纵横捭阖，常常将历史、人物、地理、军事等各门知识融会贯通，放到一起思考和理解，文章、诗词、诊病，应手而得。

本篇杂记是傅山读史时发现用中药名起名的历史人物，傅山也随手记录下来。巨胜、独活、乌头、黄芩均为中药名。巨胜为亚麻科亚麻属植物亚麻的别称，因亚麻原产地为大宛，又俗称为胡麻。亚麻子入药。一说纯黑者名巨胜，一说茎方者为巨胜。独活为伞形科独活属植物，根入药。乌头为毛茛科乌头属植物，侧根经炮制后入药，称附子。黄芩为唇形科黄芩属植物，根入药。

9. 祝由[7]

《内经·移精变气论》："余闻之，古之治病，惟其移精变气于祝由而已。"注："祝说病由，不劳针石而已。"全元起[8]云："祝由，南方神。"以上下文言，恐非南

①《霜红龛集》卷三十七·杂记二，第1019页。

②《傅山全书》第三册，卷四十·杂记（四），第148页。现藏于山西省博物馆，王爱国重校。

③ 周勰：字巨胜，后汉人，汝南汝阳（今河南洛阳汝阳县）人，陈留太守之孙，光禄勋周举之子。以父任为郎，自免归。

④ 张天锡（338—398）：小名独活，初字公纯嘏，后改字纯嘏，为十六国时期前凉政权最后一位君主。

⑤ 房法寿：小字乌头，后魏清河（现河北邢台市清河县）人。少勇果，入魏后因军功封为平远将军。

⑥ 高固：渤海蓨县（今河北景县东）人。唐朝中期将领，安东都护高侃四世孙。出生卑微，幼年时便被叔父卖给他人，成为大将浑瑊的家奴，被取名黄芩。唐宪宗时入朝，官至检校左仆射、右羽林统军。

⑦《傅山全书》第三册，卷四十五·杂记（九），第349页。现藏于山西省博物馆。

⑧ 全元起：南朝时齐梁间人，医家，善医术。

方神，亦非祝说病由，似是祝术，即徙痈[1]之类是也。后复云"今之世不然"云云。故祝由不能已也。

这是傅山读《黄帝内经·素问·移精变气论》的笔记。《移精变气论》记载：

黄帝问道：我听说古时治病，只要对病人移易精神和改变气的运行，用一种"祝由"的方法，病就可以好了。现在医病，要用药物治其内，针石治其外，疾病还是有好、有不好，这是什么缘故呢？

岐伯回答说：古时候的人们，生活简单，巢穴居处，在禽兽之间追逐生存。寒冷到了，利用活动以除寒冷；暑热来了，就到阴凉的地方以避暑气。在内没有眷恋羡慕的情志牵挂，在外没有奔走求官的劳累形役。生活在一个安静淡薄、不谋势利、精神内守的意境里，这样邪气是不可能深入侵犯的。所以既不需要药物治其内，也不需要针石治其外。即使有疾病的发生，只要对病人移易精神和改变气的运行，用一种祝由的方法，病就可以好了。

傅山考证，隋唐间有一医家全元起说过，祝由是一位南方的神。但是根据《内经》上下文分析，祝由既不是南方神，也不是祝说病由、病即痊愈的医术。怀疑祝由术恐怕是一种民间徙痈的医术。对于祝由术，现在说法不一，还在争论中。

10. 千金方[2][3]

千金方细读之，知不为真人全书，后人夹杂于中者不少，然妙处实多，不胜引申触长也。

11. 先后阴阳之用[4]

鼻之下曰人中。自此而上，耳、目、鼻皆偶；自此而下，口与二阴皆奇，合成一泰卦也。余因而广之：人中之后，为督，为诸阳之会；人中之前，为任，为诸阴之海。偶窍开阳位，奇窍开阴位；阳之用在阴，阴之用在阳也。故耳、目、鼻主精气神，为五脏之用；口、二阴主传送出入，为六腑之用。阳奇，故耳、目、鼻聚于一；阴偶，故大、小二便与口分于二。五脏属阴，而精气神无形，乃为先天之阳自内而出；六腑属阳，而水谷有形，乃后天之阴自外而入。观先后阴阳之用，而水火互藏之妙昭昭矣。医家之术，神仙之道，天地之运，思过半矣。阴盛则引阳，阳盛则引阴，阴阳相引为欠，故人将死则欠也。一点阴气不尽，不得为仙；一点阳气不尽，不得为鬼。故阳升者，神从鼻出；阴降者，神从二便出。观其所出，而人之善恶可知已：善为阳，善至于无能名，是尧舜之重阳也；恶为阴，恶至于众恶归，是

① 徙痈：一种江湖医术，传说能移去痈疽。语出《南史·薛伯宗传》："时又有薛伯宗善徙痈疽，公孙泰患背，伯宗为气封之，徙置斋前柳树上。明旦痈消，树边便起一瘤如拳大。"

②《傅山全书》第三册，卷四十五·杂记（九），第350页。陈监先先生辑。

③ 千金方：又称《千金要方》《备急千金要方》，加上后来的续集《千金翼方》，后人简称为《千金方》。由京兆华原（今陕西耀州区）人、后人尊为"药王"的唐代医学家孙思邈所著。

④《霜红龛集》卷三十七·杂记二，第1013页；《傅山全书》第三册，卷四十五·杂记（九），第350页。

桀纣之重阴也。庄子曰："为善无近名，为恶无近刑，缘督以为经。"是阳也，是中也，是道路之经也，至矣尽矣！天人之理无余蕴矣！

傅山将天地运行之规律、医家之医理、道家内丹学的原理高度抽象总括为泰卦，即"阴阳之用"与"水火互藏"之理，提出人体泰卦说，体现了他的自然观和人体生命科学观。

傅山认为，人身九窍以人中分天地、阴阳、上下。上六窍眼、耳、鼻均为偶窍，合成一坤卦，下三窍口、前阴、后阴均为奇窍，合成一乾卦，即☰。坤在上，乾在下，又总合成一泰卦，即䷊。以人体官窍自然分布形成的泰卦之象，解人体之结构与功能，认为居于人体内部的脏腑通过经络联属，开窍于体表之官窍，因此，体表官窍自然是内在脏腑功能的体表征象。傅山认为，五脏主藏先天无形之精气神，自内而出，属阴，但其对应的官窍耳、目、鼻却居于人中之上的阳位。六腑属阳，主司后天有形之水谷，自外而内，属阳，但其对应的官窍口与前后二阴却居于人中之下的阴位。即人体阴阳在官窍的分布表现上呈现一幅泰卦之象，与天地阴阳运行之泰卦相合，体现了天人相应、天人合一的天人观。

阴阳互藏又是构筑阴阳双方相互依存、相互为用关系的基础和纽带。泰卦的形成正是天地阴阳交感变化的结果，泰卦象所反映的是阳气上升、阴气下降、阴阳交感、万象生机的通泰之象。

傅山以《易》解医，用《易》之泰卦解释人体之形态结构与功能活动，揭示了人体阴阳互根、互交、互用及人身水火互生、互济、互藏的深奥原理。

傅山的天人观、医学理论和道家内丹学理论均是建立在此哲学思想基础之上并由此引申而来的。

12. 为一体面人治病[①]

有一体面摇摆人来问疾，余诊之，为停痰。其人曰："从不唾痰。"余曰："得大口唾之，不至此。"从其人者，云是其弟子，云："不唾是生平所用工夫。"问之，其人曰："只为可惜耳。每每唾时，即忍，复咽之，久矣。"余笑曰："若论可惜，出恭岂不百千多于痰，更可惜？"为之一笑。

文中嘲讽一体面人爱财如命，惜痰如珍，以至于咎由自取。

13. 药名出塞

将军仗大戟，奔马取前胡。辛夷遍地血，胭脂彻夜呼。

14. 药名闺怨

偶把镜面对，略描青黛眉。一点梧桐泪，滴绉牡丹皮。

---

①《傅山全书》第三册，卷四十五·杂记（九），第 351 页。邓藏手稿。

15. 药名艳曲

依似蜜筩藤，鸳鸯死牵挂。欢似泽麦草，猫眼多变化。

以上3条杂记，皆是将中药名嵌入句中，可能是傅山为了便于记忆，或是把玩文字游戏。

《药名出塞》共嵌入8味中药名：

将军为蓼科大黄属植物大黄的别称，根入药，功能主治：攻积滞、清湿热、泻火、凉血、祛瘀、解毒等。

大戟为大戟科大戟属植物，根入药，功能主治：逐水通便，消肿散结。

奔马为唇形科鼠尾草属植物丹参的别称，根入药，功能主治：月经不调，闭经痛经，血瘀心痛。

前胡为伞形科前胡属植物，根入药，功能主治：解热、祛痰。

辛夷为木兰科玉兰属木兰花的花蕾入药名，功能主治：鼻渊、鼻塞。

地血，即地血香，为木兰科植物异型南五味子的根或茎藤入药名。功能主治：祛风除湿，行气活血。

胭脂指商陆科蕾芬属植物胭脂草，根入药，功能主治：泻水、利尿、消肿。

夜呼为商陆科商陆属植物商陆的别称，根入药，功能主治：逐水、散结等。

《药名闺怨》共嵌入4味中药名：

镜面指荨麻科冷水花属镜面草，全草入药，功能主治：消炎解毒、接骨等。

青黛为马蓝（爵床科板蓝属）、木蓝（豆科木蓝属）、菘蓝（十字花科菘蓝属）、蓼蓝（蓼科蓼属）等数种植物的入药名，茎叶入药，功能主治：清热解毒、凉血消斑等。

《药名艳曲》共嵌入7味中药。

蜜筩（tǒng），甜瓜的一种。蜜筩藤即甜瓜藤，功能主治：鼻中息肉，鼻塞不通。

鸳鸯藤即金银花藤，金银花的叶对生，花也是成对生于叶腋间，迎风起舞，如鸳鸯戏水，故金银花藤有鸳鸯藤之称。功能主治：温病发热、疮痈肿毒、热毒血痢、风湿热痹。

牵，指牵牛，旋花科牵牛属植物，子入药，分黑、白二色，以地支配生肖，丑属牛，故有二丑之称。功能主治：泻水通便、消痰涤饮、杀虫攻积。

欢，指合欢花，豆科合欢属植物，花序入药，功能主治：忧郁失眠、胸闷纳呆、风火眼疾、视物不清、腰痛、跌打伤痛。

泽麦，指泽泻、麦冬。泽泻为泽泻科泽泻属植物，根入药，功能主治：利水、渗湿、泄热。麦冬为百合科沿阶草属植物，根入药，功能主治：生津解渴、润肺止咳。

猫眼指猫眼草，别名泽漆，为大戟科大戟属植物，全草入药，功能主治：镇咳、祛痰、散结、逐水、拔毒、杀虫等。

16. 肿胀少妇

春天发肿不治，掀唇不治，经断不治，胀过腰膂（膂（lǚ）：脊梁骨。）不治。只是下脉未至细数，有一二分可望，处汤丸方各一试之，莫怪费钱也。若渐渐挨入夏命。脾土少旺，小便先长，始可望生也。且又吃过小壁清濠妙药，生气大受斧斤矣，教人如何收拾！如何收拾[①]！

春天发出来的肿不好治，特别是肿到嘴唇都翻出来了，就不好治了。月经也停了，就更不好治了。肿胀到腰和脊梁以上更就难治了。但是，趺阳脉还没有到了又细又数的程度，还是有一二分的希望，处以一个汤药方子，一个丸药方子试一下，恐怕要多花点钱了。若是挨到了夏天，脾土旺了，小便正常了（肿的病往往小便不利），活命的希望就大了，况且又服过“小璧清濠”这样一个好方子。主要是病家的元气受损太大了，真让人头疼。

17. 河漏[②][③]

河漏，鸡汤第一，羊汤次之。新秋荞麦初下，最宜河漏，鸡羊浓煮，杂以姜椒，隔数日一顿，颇利老脾也。

饸饹，是用饸饹床子把和好的面团轧成滚圆长面条，直接进开水锅煮熟。新收的荞麦面、高粱面、小麦面，皆可做饸饹。调和，傅山认为首选鸡汤，次为羊汤。再杂以鲜姜、花椒，则更为美味可口，颇利脾胃。但不可多食，隔日一顿正好。

18. 荞面[④]

或曰：中国之人短命，自吃荞面始。戕生之食之事，不知多多少，而独坐之荞麦，如无荞麦之处，人皆一二百岁耶？尤可笑。

荞麦性甘味凉，有开胃宽肠、下气消积之功效，对人体十分有益。但有人却说“中国之人短命，自吃荞面始”，那不产荞麦的地方，吃不到荞麦的地方的人就能活到一二百岁？实在可笑。

19. 薤[⑤][⑥]

王冕（王冕(1287～1359)，字元章，号“梅花屋主”等，浙江诸暨枫桥人，元朝著名画家、诗人、篆刻家。他出身贫寒，幼年替人放牛，靠自学成才）隐九里山，树梅华千，桃杏居其半；芋一区，薤韭各百本；引水为池，种鱼千余头，结茅屋三间，自题为“梅花屋”。今北方不知薤为何等物。《列仙》黄阮丘（黄阮丘：为《列仙传》中记载的睢山上的道士。在山上种葱薤有一百多年）种薤，真书名薤为“五光七白灵蔬”。《本草》又名“莱芝”，似与葱蒜同类，而或云“辛

---

①《傅山全书》第三册，卷四十五·杂记（九），第354页。此条据宁波天一阁博物馆藏手稿释文。由张文化颖整理。

②《傅山全书》第三册，卷四十五·杂记（九），第355页。

③ 河漏：亦称为河捞、饸饹，山西的一种面食。

④《傅山全书》第三册，卷四十五·杂记（九），第355页。

⑤《傅山全书》第三册，卷四十五·杂记（九），第355页。此条来自浙江省博物馆藏手稿。

⑥ 薤（xiè）：为百合科葱属葱属植物，茎叶与家薤相类。鳞茎入药，称薤白。主治胸痹心痛彻背、胸脘痞闷、咳喘痰多、脘腹疼痛、泄痢后重、白带、疮疖痈肿。

而不荤”，何也？

傅山读书一向刨根溯源，本段杂记是傅山记载“薤”的。傅山说的与现代植物形态分类学相同，“薤”与葱蒜同属为葱科葱属植物。薤的鳞茎入药，称薤白。

王冕隐居在山明水秀的老家会稽九里山的水南村。村上共有三户人家，王冕在村上种豆三亩，谷六亩，梅花树一千多株，桃杏树五六百株，芋头一块，薤、韭各几百棵；引水为池，养鱼千余头。搭了三间茅屋，自题为“梅花屋”。今北方不知薤为何种植物。《列仙传》中说黄阮丘种过薤，道教典籍《无上秘要》卷八十七《尸解品》中说：“五光七白灵蔬者，薤菜也。”《本草纲目》又名“菜芝”，好象与葱蒜同类，又说“辛而不荤”，不解何意？

20. 山栌①

今所谓山栌者，与梨大别。想来今之兔头梨。梨之类是古来谓栌也。

栌，《说文解字》：“果之美者”。傅山认为栌即是梨的古称，想来就是今天人们说的兔头梨（鸭梨）。而现在所人们说的栌，与古人说的栌差别很大（现在人们所指栌，为黄栌，是漆树科黄栌属的一种落叶小乔木或灌木）。

21. 令父母长生不死②

父母鞠养，辛劳劬（劬（qú）：过分劳苦）苦。而我长成，学术不深，无奇方异法，令父母长生不死，同得神仙。此期未克，供养又亏，为此惭愧不离心中。

父母养育我，异常辛劳勤苦，而我长大成人，学问上钻研不深，父母身体欠佳，医学方面寻找不出良方妙法，让他们身体健康长寿，过上神仙一样的生活。生活方面现在也没有好的出路，好好供养他们，为此负愧时时不能释怀。

22. 古人经历实在之言③

读三年方书（方书：指专门记载或论述方剂的著作。这里指医学典籍），天下无可治之病。治三年病后，天下又无可读之方。此古人经历实在之言。

这段杂记是傅山读唐代孙思邈《备急千金要方》卷一·大医精诚一文时的感概。《备急千金要方》中原文是：“读方三年，便谓天下无病不可治；及治病三年，乃知天下无方可用。”

傅山感概到：读了三年医书，似乎觉得天下没有治不了的病；等到行医治病三年，方才知道拟定一个治病除根的方子是难上加难。这是从古至今每一位医家的真实感受。

这段话最起码传达了古人对做一名良医的态度：从医不是一件简单的事情，做一方名医就更难了；想做一名好医家，理论必须与实践反复相互映证，批判地继承古人的理论和经验，经过多年苦心磨炼，才能成长起来，被病家认可。

①《傅山全书》第三册，卷四十五·杂记（九），第 355 页。

②《霜红龛集》卷二十六·杂文，第 724 页。

③《傅山全书》第三册，卷四十五·方书与治病，第 349 页。

第七章

傅山医药诗录

1. 儿辈卖药城市诽谐杜工部诗五字起得十有二章[①]

傅山在开设两个药铺期间还写了十二首"儿辈卖药城市"的诗，即《儿辈卖药城市诽谐杜工部诗五字起得十有二章》，这个标题句子很长，共21个字，包含了四层意思，第一层"儿辈卖药城市"为组诗的内容，第二层"诽谐"，是说组诗的题材隐喻、讥讽、调谑、噱笑；第三层"杜工部诗五字起得"，是说每首诗开头的第一句以杜甫五言诗中的一句作为开头；第四层"十有二章"是说组诗共有12首。

其一　**柴胡骨相寒**

生理[②]何颜面[③]，柴胡[④]骨相[⑤]寒。
为人储得药，如我病差安[⑥]。
裹叠[⑦]行云过，浮沉[⑧]走水看。
下帘还自笑，诗兴未须阑[⑨]。

【大意】生计不好，骨骼和面孔干瘦寒困，如同柴胡草一样。为病家把药配好，就像我的病体有好转一样。外伤包扎，切脉诊病，施方配药已经很是娴熟，如行云流水，自然而成。作者自嘲，放下门帘，闭门回味自己的行医生涯，不禁自笑，但也不影响自己的诗兴。

写自己行医的复杂心情，除了行医济世外，还有更大的抱负却难以施展。

其二　**花香杂柳烟**

诗是吾家事，花香杂柳烟。
岂堪尘市[⑩]得，或可药笼边。
世界疮痍久，呻吟感兴偏。
人间多腐婢，帝醉几时痊。

【大意】我傅家的门风，有好的环境，诗会作得更好。话说回来，诗兴岂可在闹市中得到，或许背着药篓子在山水间采药时会脱口而出。山河破碎，百姓涂炭，作诗的人日夜处在无奈的痛苦呻吟中，作出的诗句怎能不激越呢？庙堂之上，治理国家的官吏尽是些腐

---

①《霜红龛集》卷九·五言律，第232～234页。

② 生理：生计，生活。

③ 颜面：面容，气色。

④ 柴胡：中药名，为伞形科多年生草本植物的干燥根茎或全草。

⑤ 骨相：骨骼相貌。

⑥ 差安："差"通瘥，即病愈。差安即是病愈安好之意。

⑦ 裹叠：外伤包扎。

⑧ 浮沉：指脉象、药性的浮沉。脉象的浮沉即脉搏形象的一种。一般通过浮沉辨别表里。浮脉：脉象浮于肌表，下按则渐减，主表证（病邪在肌表，也就是感冒）。沉脉：脉象沉于深层，下按则渐增，抬起渐减，主里证（病邪在里，病位在内脏）。药性的浮沉指药物在体内的作用趋向性能。

⑨ 阑：尽。

⑩ 尘市：闹市。

臭的婢女，酒醉昏沉的天帝何时才能清醒？

此诗以卖药尘市为由，引出对清朝黑暗统治的抨击和人间满目疮痍的揭露。

其三　人间小局谋

天意高难问，人间小局谋。
破愁①书共架，劳倦②酒寻楼③。
烈行曾商秽，康名④正此羞。
广川千万里，智勇⑤一笼收。

【大意】上天高远，其难以去问，只能筹划人间这个小局了。只能以书消愁，以酒解倦。壮烈的行为因为卖药而受到污秽，因这种安逸的生活而带来的名气让我感到羞愧无奈。两广、四川虽远在千万里之外，但其所产良药在商人的精心运作下可以分布全国各地。只要有智勇之人，收复破碎的山河也是有希望的。

这首诗以卖药隐喻世事，表明作者的思想：不信天意，而是看重人谋，认为只要智勇兼备，有伊尹、吕尚之谋，孙吴、商鞅之才，必能收复河山。

其四　黄连自蜀中

只益丹心苦，黄连⑥自蜀中。
昔年胜附子⑦，今日贱芎䓖⑧。
霸略无昭烈⑨，奴才但李雄⑩。
药材还地道，天府⑪遂成空。

【大意】中药黄连以四川产的为最好。中药的价格让人难以掌握，往年是附子最贵，今年是川芎最便宜。蜀地因为没有了刘备这样雄才大略的汉蜀主，才让李雄这样的鼠辈得势。药材好了，自然买的人就多了，王朝的主子不争气，百姓再努力也无用。

这首诗借药材价格的不稳定说大势已去，世事难料，我们忠心扶持的明王朝不能出现像明太祖朱元璋这样雄才大略的皇帝，才成就了像李自成这样的枭雄。明王朝是扶不起的

---

① 破愁：消愁。

② 劳倦：慰劳辛苦。

③ 寻楼：寻找酒楼。

④ 康名：因安逸而得到的名气。

⑤ 智勇：经商之道。《史记·货殖列传》记周人白圭经商："吾治生产，犹伊尹、吕尚之谋，孙吴用兵，商鞅行法是也。是故其智不足以权变，勇不足以决断，仁不能以取予，强不能有所守，虽欲学吾术，终不告之矣。""白圭"是天下公认的经营民生之鼻祖。经营之道，由此可见。

⑥ 黄连：中药，为毛茛科多年生草本植物黄连的根茎。《本草纲目》："今虽吴、蜀皆有，惟以雅州（今四川雅安）、眉州（今四川眉山市）者为良。"

⑦ 附子：中药，为毛茛科植物乌头的侧根。

⑧ 芎䓖：川芎的别名，中药，为伞形科植物川芎的根茎。

⑨ 昭烈：指三国时期蜀汉开国皇帝刘备，谥号昭烈帝。

⑩ 李雄，义军李特之子，十六国时期成汉（今四川）开国皇帝。

⑪ 天府：四川别称，诸葛亮《隆中对》："益州险塞，沃野千里，天府之土，高祖因之，以成帝业。"

草绳，从心理上接受甲申之变是天意难违的事实。

其五　**穷忙乱菟丝**

失学从儿懒，穷忙乱菟丝。
似非豪杰事，聊代老夫为。
卦面人通倪，文心自诋谋。
俟汾今日卖，时语是□□。

【大意】傅山先生引用杜甫《屏迹》诗之三，用失学从儿懒来比喻家破失国后，他和娇惯下的宠儿一样懒散。我与儿子、侄儿在贫困中经营药铺以养家糊口。做没有价值的事，好像不是英雄豪杰所应做的事。但是他们以孝敬的心情在为我做事。对于占卜的卦辞，人人都愿相宜美好，文人平心而论，认为自己有所得，修身给国家做事谋划。可是我今天只能听天由命地在汾河边上开药店卖药，言谈举止不离施药治病的事！

其六　**鸡豕[①]帝之言**

安排用庄叟，鸡豕帝之言。
草木谁胠箧[②]，兴亡与见垣。
禁方须万一，冷药满乾坤。
若遇真人买，和笼价不论。

【大意】深奥的医学要用黄老思想作为指导，药理、药性是我们施方治病的圭臬。各种中药饮片有规律地都装入了药柜中，时代更替，旧朝代都成为残垣断壁的历史。即便是家中珍藏下来的秘方，用于病人时也要特别谨慎，平时不用的冷药，只要下功夫，也会从各地寻找到。如果遇到人品好、懂医术之人来买药，整笼药施予不说价钱。

其七　**群药尽教薰**

斯文[③]亦吾病[④]，群药尽教薰。
跞躁[⑤]谁摧[⑥]恧[⑦]，推陈即策勋。
慢愁无国老，还得用将军。
江海除糟腐，山林老斫轮[⑧]

---

① 鸡豕：鸡为桔梗，豕为猪苓的别名。

② 箧（qiè）：小箱子，藏物之具。大曰箱，小曰箧。

③ 斯文：礼乐制度。文中指道义。诗中指在卖药中担心道义所失。

④ 病：担心。

⑤ 跞躁（luòzào）：谓愤激不安。

⑥ 摧：挫折。

⑦ 恧（nù）：惭愧，自愧。炮制药材千万不能急躁。因急躁影响到质量我们将感到惭愧。

⑧ 老斫（zhuó）轮：语出《庄子·天道》："轮扁曰：'臣也以臣之事观之，斫轮徐则甘而不固，疾则苦而不入；不徐不疾，得之于手而应于心，口不能言，有数存焉其间，臣不能以喻臣之子，臣之子亦不能受之臣，是以行年七十而老斫轮。'"后因以"老斫轮"谓精于其艺、经验丰富的老手，亦省称"老斫"。斫轮的本意是砍伐、更替。

【大意】只会读书是我最大的毛病，所有的药材都要经过严格的炮制。扔掉愤激不安和惭愧，旧的做法不行总会有更好的办法。不要发愁国家没有人才，军队缺乏将军。大江大海自然而然地荡涤污垢，山林中树木的更新自然会有高明的人去完成。

诗中隐喻了他反清复明不成，反被捕下狱，险些丢了命，羞见世人。通过看病卖药，以解脱愤激和惭愧，以求得好心情。年老体弱也不是上阵杀敌的材料，只能把希望寄托给后人了。

其八　**今日定何如**

眼前无欲物，今日定何如。
辛苦龙蛇①意，和同薰莸②居。
王孙③迷草泽④，老子任樵渔。
薄暮能赊酒，柴扉待月虚。
文章憎⑤命达，远志到于今。
运气从谁辨，君臣寄此心。
凉州删⑥独活⑦，渤海爱黄芩⑧。
采摘春秋语，深山得失林。

【大意】眼前没有可以使人产生欲望的东西，那么今天到底要怎么样？人生如同合药，本来就是龙蛇混杂，五味俱全。有的人就像黄芪一样喜欢在水草丛生的荒野中生存，老子以砍柴、钓鱼自养为乐趣。在傍晚时能够赊到酒喝，在柴门前观赏天上的月亮。时运不济才学，国家昌明的远大志向何日才能实现？气血的运行，药剂中君臣佐辅的调配如同人生一样，掌握起来实属不易。凉州为羌地的一部分，独活以羌中者为良。黄芩以辽宁渤海湾一带产为良。当地人好以黄芩茶待客。药材的采摘要掌握好季节，深山的价值就是看树林和中药材的多寡了。

其九　**高情兴令孤**

丸药流莺啭，高情兴令孤。
奇方悲海上⑨，老病惫⑩山图⑪。
塞北多奔马，江南少寄奴。
殊功无反忌，兵法寓诸壶。

---

① 龙蛇：白花蛇、乌梢蛇、地龙等。
② 薰莸：喻善恶、贤愚、好坏等。
③ 王孙：黄芪的别称。
④ 草泽：水草丛生的荒野。
⑤ 憎：厌恶，嫌。
⑥ 删：割取，诗中指取用。
⑦ 李时珍：独活以羌中来者为良，故有羌活、胡王使者诸名，乃一物二种也。凉州为羌地的一部分。
⑧ 辽宁渤海湾一带产黄芩为良，当地人好以黄芩茶待客。
⑨ 海上：海边，海岛。《吕氏春秋·恃君》："柱厉叔事莒敖公，自以为不知而去，居于海上，夏日则食菱芡，冬日则食橡栗。"《史记·平津侯主父列传》："公孙弘家贫，牧豕海上。"
⑩ 惫（bèi）：极度疲乏。
⑪ 山图：是宋代诗人李石所作诗词之一。

【大意】制作丸药的声音如窗外的黄莺婉转鸣唱，看病施药高兴的心情让老夫不再孤独。侨居松庄一边施方治病，一边读书作诗。奔马草为唇形科鼠尾草属植物丹参的别名，多产于晋冀鲁豫等北方地区。寄奴指刘寄奴草，为菊科蒿属植物，多产于东北一带。各种中药不论产地，各有不同的功用。医者如兵，对待古代医籍如同对待古代兵法阵图，既要深入钻研，又不可泥古不化。

其十　皤然入会城

幽意[①]忽不惬[②]，皤然[③]入会城[④]。
乌头逃避命，巨胜[⑤]薄荣名。
草木时流揽[⑥]，稀疏见友生。
经方言十万，可惜一君卿。

【大意】突然间来到省城的边上，思绪变得惆怅起来。反清复明中的那些乌合之众四散逃命去了，那些读书人中的软骨头投到清廷门下，博取了功名，称臣做官好不威风。我经常忙于采药治病，很少见到昔日的好朋友。每天我只和儿傅眉、侄傅仁勤读医药经典。

其十一　迁化道如斯

水流心不竞[⑦]，迁化[⑧]道如斯[⑨]。
廉五加能减，贪三[⑩]奈已迟。
雍容[⑪]还可学，折阅[⑫]亦非亏。
自有吾参术，山雷玩朵颐[⑬]。

【大意】面对世道的变化，我的心境像水一样平静。设药铺卖药，要凭医技和良心，

---

① 幽意：幽深的思绪，悠闲的情趣。

② 不惬：不满意。

③ 皤然：迅速而彻底地。

④ 会城：即省城。

⑤ 巨胜：即亚麻，俗称胡麻，为亚麻科亚麻属一年生草本植物。种子入药：润燥通便，养血祛风。根：平肝，补虚，活血。茎叶：祛风解毒，止血。

⑥ 流揽：同浏览，大致地观看。

⑦ 不竞：不争逐。

⑧ 迁化：变化。

⑨ 如斯：像这样。

⑩ 廉五、贪三：贪三指贪图小利，得利会越来越少；廉五指只有薄利多销，得利才会越来越多。语出《汉书·货殖传》："子贷金钱千贯，节驵侩，贪贾三之，廉贾五之，亦比千乘之家。"颜师古注引孟康曰："贪贾，未当卖而卖，未当买而买，故得利少，而十得其三。廉贾，贵乃卖，贱乃买，故十得五也。"意思是说，贪心的商人牟取暴利，反得利少，只能十得其三；长此下去，生意越做越萧条。廉正的商人薄利多销，反而得利多，可以十得其五。廉正不贪的商人目光长远，薄利多销，讲究信誉，赢得顾客的信任，虽然一次获利不多，生意却越做越红火，得利越来越多。

⑪ 雍容：仪态温文大方。

⑫ 折阅：这里指降价销售。

⑬ 山雷颐：卦名。为异卦相叠，震下艮上。上卦为艮，艮为山下卦为震，震为雷。

千万不能贪图蝇头小利。对待病家要像对待自己的亲人一样，要不惜工本，诚心诊治。闲下来就认真钻研医理药理，把玩周易等书。

其十二　锥刀试小才

浩荡①难倚赖②，锥刀③试小才。

不用违背处，随在法华④开。

果识壶中定，莲心药上胎。

镇江子铡⑤好，会过那头来。

【大意】果识壶中定，是指中药饮片一种简单易行的水试鉴别方法，即根据某些中药在水中或遇水后产生的特殊理化现象，如沉浮、膨胀、溶解、颜色等，鉴别其品种的真伪或质量的优劣，是一种快速、简便、有效的方法。如：

胖大海：真品投入热水中膨大呈海绵状，可达原体积的8倍；伪品入水膨胀较慢，仅为原体积的两倍。

西红花：真品投入水中，水被染成黄色，不显红色，无沉淀，柱头膨胀呈喇叭状，无油状漂浮物；若水浸柱头呈条状或丝状，则为伪品；若掺杂细沙、淀粉、植物油等，则出现沉淀、油状漂浮物。

琥珀：真品不溶于水，煮沸不溶化，不变软；若加热且变软或溶化则可能是松香或其他树脂。

牛黄：真品投入清水中，可吸水变潮湿，但不变形、不溶解、不脱色、不浑浊，加少许清水调和，涂于指甲上，能将指甲染黄，俗称“挂甲”；伪品入水则迅速溶解、破碎、染水、浑浊。

蟾酥：真品表面或断面蘸水迅速泛出乳白色液状物并隆起；伪品蘸水也泛出乳白色液状物，但液状物泛出慢而且不隆起。

阿胶：真品阿胶放沸水中溶解，溶液呈棕红色，较澄清透明，下层无沉淀，清而不浊；伪品水溶液呈棕褐色，下沉大片胶丝结片及黑渣。

苏木：真品碎片入热水中，水染成红色；伪品浸入热水中，水呈浅黄色、黄色、橙黄色等。

莲心药上胎：莲子心是睡莲科多年生水生草本植物莲成熟种子中的幼叶及胚根，也称胎。莲心药上胎，即莲心是莲蓬中的胎入药。

成语“壶中日月”，来自于张道陵的弟子张申。传说正一天师张道陵的弟子张申有一把酒壶，只要念动咒语，壶中会出现日月星辰、亭台楼阁等奇观，更令人惊奇的是他晚上

---

① 浩荡：广大，这里指志大才疏。

② 倚赖：依靠。

③ 锥刀：比喻从事微贱工作。

④ 法华：法华经，佛经之一。

⑤ 铡（zhá）：同铡，铡刀。镇江铁、铜、锌、钼、铅、银、金等矿产资源丰富，自古五金刀具出名。傅山谦虚，不说医术好，而是说镇江铡刀好。

钻进壶中睡觉。后人用“壶中日月”指道家悠闲清静的无为生活。

莲花出淤泥而不染；莲花的花死根不死，来年又发生，象征人灵魂不灭，不断轮回中。莲花的圣洁品格和特性与佛教的教义相合，佛教有“花开见佛性”之说，这里的花即指莲花，人有了莲的心境，就会出现佛性。

傅山的诗中引入“壶中”“莲花”，颇有深意。意即告诉弟子们，“悬壶济世”与修道、礼佛一样，理出一源，一丝一毫都不能有差池，只有脚踏实地从小事做起，才能干成大事。药材必须要选取真的、道地的、上等的，如有些药材放入水中就可以鉴别真假，莲蓬中的胎即莲子心必须要选好的。工欲善其事，必先利其器，炮制药材，要严格讲究工具和工艺，铡药的刀要选镇江的，只有把每个环节都做好了，才会有人找你看病。

2. 寓居平定《无聊杂诗》三首[①]

傅青主在己丑（1649 年，年号永历三年、顺治六年，时傅山 43 岁）秋寓居平定马军村时 写有《无聊杂诗》计二十首。其中三首诗比较集中地 反 映了他的行医情景。

其二　药岭负秋色

药岭[②]负秋色，石楼[③]登告劳。
黄冠[④]非独懒，白秃[⑤]亦孤骚。
豆秸偎烬尽，柴门闲日高。
村翁问寒药，茶果致胡桃。

【大意】秋日，登上药岭山，在清凉石上建造的大佛殿稍事休息，放眼望去，层林尽染，不是我侪黄老人偷懒不采药，实在是山上的中药惹眼，让人目不暇接。清闲时坐在柴门下，看着豆秸慢慢燃尽。乡亲们拿着胡桃等土特产来问病，我端茶递果热情地招待他们。

其四　火齐何曾解

火齐[⑥]何曾解，冰台[⑦]偶尔藏。
西邻分米白，东舍馈梨黄。

---

①《霜红龛集》卷七 · 五言律，第 186 ~ 191 页。

② 药岭：平定药岭山位于县城南20公里，山上有明嘉靖十三年（1534）重修的清凉寺，又名药岭寺，为抗日战争时期太行二分区利华制药厂遗址。

③ 石楼：在药岭山山腰有一巨石曰清凉石，清凉石上建有大佛殿，殿内有大小佛像七百余尊。石楼指清凉石上的大佛殿。

④ 黄冠：黄色的冠帽，多为道士所戴，诗中傅山指自己。

⑤ 白秃：马勃的一种，为马勃科马勃属真菌植物脱皮马勃干燥子实体，有消炎、解热、利喉、止血作用。这里指漫山遍野的中药。

⑥ 火齐：火，指针灸等所用的一整套中医治疗器械。齐，为剂，指治病的药剂。

⑦ 冰台：为菊科蒿属植物艾草的别名，全草入药。

食乞眼前足，医无肘后方①。

果然私捧腹，笑倒鹊山堂②。

【大意】给人们解除病痛的药剂随身带着，艾蒿和针灸等器具也不离身。南边的乡邻为感恩分给我白米，东边的邻家为谢我送来了黄梨。眼前吃食一大堆，遗憾自己的药不灵，没有《肘后方》中的灵丹妙药，有愧乡亲们的盛情。责怪自己无用，捧腹大笑难以抑制，笑声把祭祀扁鹊的鹊山祠堂也给震倒了。

其十二　**云林白马贵**

云林白马贵，花史黑驴闲。

石径时遭坠，青鞋暂得完。

长鸣红树里，缓蹀③翠微间。

生怕嫌吾俗，虚哦似有删。

诗下自注："花史母君得危疾，余设医愈之。每往来皆以其所爱黑驴驮之。"

【大意】大画家倪云林娇贵的白马舍不得让医家骑，然而花史君心爱的小黑驴却任我使用。虽然省了我许多脚力和青鞋的破损，但却常因路生技拙常常摔下来。悠闲地行走在这鸟语花香、满眼翠绿的山林间，是一件多么令人快意的事。生怕病家嫌我俗气，不请我为其诊病。

该诗生动地反映了傅山流寓行医的情景和他与村民的密切关系。他自谦医术平凡，偶然行医，但踵门求医者不断。傅山不收酬金，只求眼前食足。结果东家送米，西家馈梨，农家对他十分友好热情。

诗中所引倪云林，为元末明初书画名家（1301～1374），是为孝子，有洁癖。传说一次母病，请神医葛仙翁为其母诊病。倪云林有匹白马，爱惜有加，尘埃不染。时正值下雨，葛仙翁非要骑他的白马才肯出诊。

朱花史是傅山的书画同仁，居山林幽静处，其书斋号曰"不窥园"。傅山曾为其题联——"桑海以来，几卷丹黄何处好；秋冬之际，一坡苍翠此中偏。"朱花史有一头心爱的小黑驴。有一次朱花史的母亲得了急症，病情危急，傅山骑着那头主人心爱的黑毛驴前往"不窥园"，为其母问疾诊病。傅山往返在崎岖的山间石径上骑驴代步，因为道路难行，心情急切，所以不止一次地从驴背上摔下来。

3.《墨池》④

墨池生悔吝⑤，药庋⑥混慈悲。

子敬今犹在，真人到底疑。

---

① 肘后方：指葛洪《肘后备急方》。

② 鹊山：原注州有鹊山，山有越人之祠。

③ 蹀（dié）：小步走。

④ 墨池：《霜红龛集》卷九·五言律，第247页。

⑤ 悔吝：悔恨。

⑥ 庋（guǐ）：置放器物的架子。

佳书须慧眼，俗病枉精思。

投笔于今老，焚方亦既迟。

【大意】悔恨一生无能只能写写字、看看病。“二王”的书法为绝世佳作，但也需慧眼才可识得。面对社会的衰败，我这一生从事的是写字与看病之事。现年老力衰，“投笔”“焚方”都已经迟了，悔之晚矣！

全诗反思自己一生带有日常性的两件事：写字（书法）和行医，单句写书法，双句写行医，互文见义。他感到自己一生临池，为人写字，同时行医，为人治病，不过是混充“慈悲”，回顾起来，不免生出一种“悔吝”心情。

王羲之王献之书法虽佳，但须慧眼方识，而今谁又是慧眼者呢？孙思邈讲究医德，说“凡要和合汤药、针灸之法，宜应精思”，可面对“俗病”，面对社会的腐败，再“精思”也是枉然！如今年纪已老，无论“投笔”“焚方”都已经迟了，悔之晚矣！从表面看，这种悔吝心情与傅山一贯遵行的“医王救济本旨”的医德修养似乎矛盾，有些令人难以理解，但如果熟悉傅山的全部经历和思想，则不难看出其中的思想轨迹，从表面的矛盾中看到内在的一致。

4.《卖药》①

衡尹②传汤液③，畴④箕⑤不见书。

想来明晦际⑥，亦事鬼臾区⑦。

所以长沙老⑧，相承金匮⑨俱。

既无尝药圣，谁是折肱儒。

即不千缗⑩也，其能一视欤。

真人十六字，一半老夫除。

【大意】相传商汤时的伊尹把《汤液经》传之于世，但在商末周初时箕子给周武王讲述的九畴——《尚书·洪范》中却并没有记载这件事。长沙太守张仲景的《伤寒杂病论》，应该是在伊尹《汤液经》的基础上形成的。既然没有曾经出现过药圣，那谁才是久经磨练而富有经验的大医呢？为医者既要有高超的医技，更要有贫富贵贱一视同仁的高尚医德，不能只看病家手中的银两。孙真人的十六字真言讲得非常好，但从我行医的经历来看，也

---

① 霜红龛集·卷十一·五言排律，第286页。

② 尹：为伊尹，一说名挚，小名阿衡。为商汤时的宰相。

③ 汤液：传为伊尹的汉代中医著作《汤液经》。

④ 畴：指九畴，即传说中天帝赐给禹治理天下的九类大法。

⑤ 箕：即箕子，名胥余，殷商末纣王的叔父，封于箕殷之太师。周武王推翻殷时曾访箕子，箕子为其讲述九畴，即《尚书·洪范》，治理天下的大事。

⑥ 明晦际：指人类社会由蒙昧发展到昌明的时期。

⑦ 鬼臾区：指黄帝时精医、善卜的星官。《黄帝内经·素问》中有关于黄帝和鬼臾区谈论五运六气的记载，黄帝对鬼臾区很尊敬，以师礼相事。

⑧ 长沙：因张仲景曾任长沙太守，故称张长沙。

⑨ 金匮：指《金匮要略》。

⑩ 缗：指穿铜钱的绳子，诗中指用绳子串起来的一千文字钱。

得打一半的折扣。

这首诗传达了傅山对待医技、医德的态度。在医德方面，要贫贱富贵一视同仁。在医技方面，既虚心学习前贤的典籍和经验，但又不完全拜倒在前人的脚下，泥古不化，批判的继承才是正确的方法。

5.《七律 · 大宁堂》[①]

不学韩康[②]隐市中，
好将妙药学雷公[③]。
者（这）番更得夷一木[④]，
却火[⑤]徒输一炬红。
寿世婆心[⑥]为货殖[⑦]，
青囊方术[⑧]古今灵。
阎浮[⑨]病苦能除却，
不愧堂名是大宁。

【大意】陈右玄不学韩康学雷公，虽不仕清廷，但也不像韩康那样隐遁山林，而是大隐于 市，像雷敩那样精心炮炙妙药，医世救人。

大宁堂失火后虽经扑救，但依然有灾，却火鸟竟输给了“一炬红”，但重建后，将更加宏伟 牢固，可以预期平安了。

“大宁堂”一直坚持前店后坊的经营方式，遵循“炮制虽繁，必不敢省人工；品位虽贵，必 不敢减物力”的堂训，其成药各具特色，远近驰名，批量畅销各地，从清代中叶到民国期间，店中经常住有太谷广帮、祁州帮、鲍店帮的老板和货主。直至太原解放初期，“大宁堂”仍为山 西中部地区有名望的中药批发庄。

大宁堂的创始人名陈谧，字右玄，“阳曲人，聚徒汾西，妙解医术，与傅征君为友”（《山西通志》卷一五九《艺术录》）。与傅山同乡同道，据考证约于清初年间，傅山帮助陈

---

① 见于大宁堂二层楼建筑的门市山墙。

② 韩康：字伯休，东汉人士，皇甫谧著《高士传》中人物，因卖药30多年从不接受还价而为世人得知。遂以“韩康”借指隐逸高士，亦泛指采药、卖药者。

③ 雷公：指雷敩（xiào），为南北朝时刘宋人，曾深入研究中药炮制方法，著有《炮炙论》，近人辑其佚文为《雷公炮炙论》。

④ 夷一：夷，古代称东部的民族为夷。夷一，谓太平统一。“夷一木”即太平木，一种消灾免难、祈愿平安的良好祝愿。

⑤ 却火：指却火雀，是中国古代传说中的鸟名。其状如燕，能灭火，置火中，火即散去。

⑥ 婆心：《景德传灯录 · 临济义玄禅师》：“黄檗问云：‘汝回太速生。’师云：‘只为老婆心切。’”后以“婆心”指仁慈之心。

⑦ 货殖：指经商营利。

⑧ 青囊方术：青囊指存放秘方医书的黑袋子。传傅山著有用于治疗疮痈的《青囊秘诀》。

⑨ 阎浮：为须弥山四方的四洲之一，现多泛指人间世界。

右玄创办了“大宁堂”。“宁”者，“长久”之意。大宁堂药店开设在太原市闹市区按司街西口 17 号，坐北朝南，一直坚持前店后坊的经营方式。初创期间，傅山经常坐堂行医，亲自配有“和合丸”“二仙丸”“小儿葫芦散”“脾肾两助丸”等妇、儿、男科秘方，声名大起，生意兴隆。从陈右玄开始，大宁堂遵循“炮制虽繁，必不敢省人工；品位虽贵，必不敢减物力”的堂训，在选料上坚持“不怕价高，但求货好”，在制药上坚持精工细做，所制成药各具特色，远近驰名。经过 300 多年的薪火传承，风雨洗涤，现今“大宁堂”已发展成资产过亿的一家现代化综合制药企业，“大宁堂”百年老店的金字招牌更加显亮，声誉卓著。

附傅山家谱

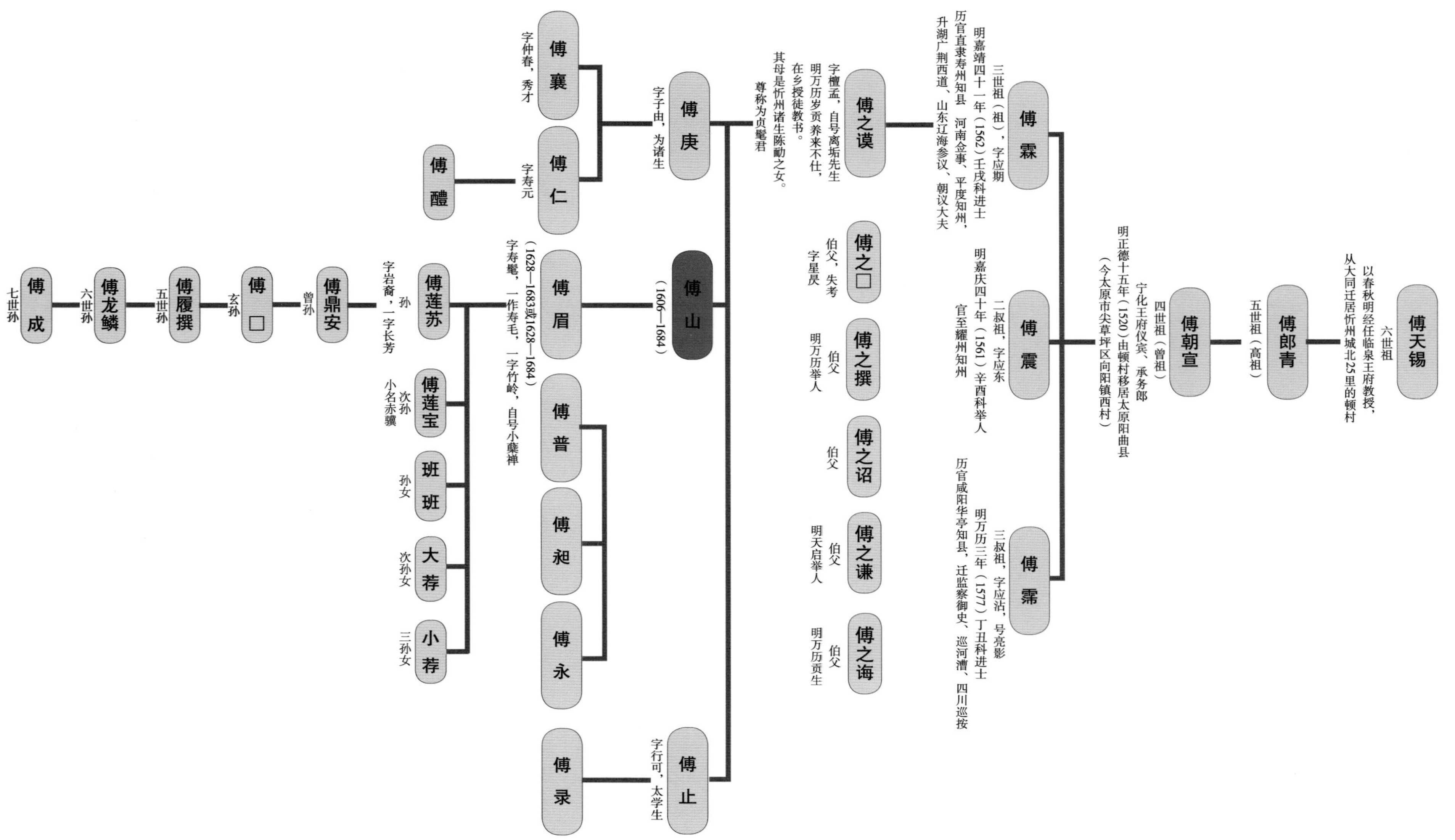

傅天锡
六世祖
以春秋明经任临泉王府教授，
从大同迁居忻州城北25里的顿村
傅郎青
五世祖（高祖）
傅朝宣
四世祖（曾祖）
宁化王府仪宾，承务郎
明正德十五年（1520）由顿村移居太原阳曲县
（今太原市尖草坪区向阳镇西村）
傅霖
三世祖（祖），字应期
明嘉靖四十一年（1562）壬戌科进士
历官直隶寿州知县　河南佥事、平度知州，
升湖广荆西道、山东辽海参议，朝议大夫
傅震
二叔祖，字应东
明嘉庆四十年（1561）辛酉科举人
官至耀州知州
傅霈
三叔祖，字应沾，号亮影
明万历三年（1577）丁丑科进士
历官咸阳华亭知县，迁监察御史、巡河漕、四川巡按
傅之谟
字檀孟，自号离垢先生
明万历岁贡养来不仕，
在乡授徒教书。
其母是忻州诸生陈勔之女。
尊称为贞髦君
傅之□
伯父，失考
字星昃
傅之撰
伯父
明万历举人
傅之诏
伯父
傅之谦
伯父
明天启举人
傅之海
伯父
明万历贡生
傅庚
字子由，为诸生
傅山
（1606—1684）
傅止
字行可，太学生
傅襄
字仲春，秀才
傅仁
字寿元
傅醴
傅眉
（1628—1683或1628—1684）
字寿髦，一作寿毛，一字竹岭，自号小蘖禅
傅普
傅昶
傅永
傅录
傅莲苏
孙
字岩裔，一字长芳
傅莲宝
次孙
小名赤骥
班班
孙女
大荐
次孙女
小荐
三孙女
傅鼎安
曾孙
傅□
玄孙
傅履撰
五世孙
傅龙鳞
六世孙
傅成
七世孙